Natürlich heilen
mit Bakterien

Dr. Anne Katharina Zschocke

Natürlich heilen mit Bakterien

Gesund mit Leib und Seele

at VERLAG

Dieses Buch wurde nach bestem Wissen sorgfältig recherchiert. Es ersetzt jedoch weder medizinische Diagnostik noch Behandlung. Autorin und Verlag übernehmen keine Verantwortung für die Anwendung der in diesem Buch erwähnten Heilweisen oder Präparate noch für etwaige daraus entstehende gesundheitliche Folgen. Bei Erkrankungen ist ärztliche Hilfe angeraten.
Für Inhalte von Websites, auf die in diesem Buch verwiesen wird, sind ausschließlich die jeweiligen Anbieter und/oder Betreiber verantwortlich; Verlag und Autorin haben darauf keinen Einfluss.
In diesem Buch erwähnte Produkte, die als Marken eingetragen sind und dem Markenrecht unterliegen, sind als solche nicht gesondert gekennzeichnet. Aus dem Fehlen dieser Kennzeichnung ist nicht abzuleiten, dass es sich bei den genannten Produkten nicht um eingetragene Marken handelt.

7. Auflage, 2024

AT Verlag, Aarau und München
Lektorat: Ralf Lay, Mönchengladbach
Bildbearbeitung: Vogt-Schild Druck, Derendingen
Druck und Bindearbeiten: CPI, Ulm
Printed in Germany

ISBN 978-3-03800-902-3

Dieses Buch ist auch als E-Book erhältlich.

www.at-verlag.ch

Der AT Verlag wird vom Bundesamt für Kultur mit einem Strukturbeitrag für die Jahre 2016–2020 unterstützt.

Inhalt

Bakterien der verschiedenen Körperbereiche in der Übersicht

Die Anwendung von Bakterien in der Übersicht

Bakterien beim Menschen äußerlich anwenden

Anwendungsarten:

Anwendungsindikationen:

- Bakterienanwendung bei geschlossener Haut *(Bluterguss, Prellung, Zerrung, Gelenkbeschwerden, Verstauchung, Hautflecken, Juckreiz oder prophylaktisch), Seite 253*
- Bakterienanwendung bei gereizter Haut *(Insektenstich, leichte Verbrühung, geschlossener Abszess, Sonnenbrand, Druckstelle, geschlossene Fußblase, Akne, Nagelbettentzündung, Windeldermatitis, Kopfhautschuppen), Seite 253*
- Bakterienanwendung bei kranker Haut *(Hautpilz, Fußpilz, Neurodermitis, Ekzem, juckender Ausschlag, Gürtelrose, Akne, Schuppenflechte, Herpesbläschen, Warzen, Pickel), Seite 254*
- Bakterienanwendung bei Verletzungen *(frische offene Wunde und Schürfwunde, verschmutzte Wunde, Zahnwunde, stumpfe Verletzung, Prellung, Verstauchung, Verrenkung, Muskelzerrung, Bluterguss, Verbrennung, Verbrühung, Sonnenbrand, chronisch offene Wunde, eiternde Wunde, Druckgeschwür, offene Beine, geöffneter Abszess, Operation, MRSA-Prophylaxe), Seite 255*
- Weitere Bakterienanwendungen *(bei resistenten Bakterien, Sepsis, Augen-, Bindehautentzündung, Heuschnupfen, Hämorrhoiden, Genitalerkrankung, Blasenentzündung, Geschlechtskrankheit, Vaginalpilz, Zytomegalie-Virus, der Geburt, im Wochenbett und bei Brustentzündung), Seite 257*

Bakterien einnehmen und innerlich anwenden

Anwendungsbereiche:

- Nase *(Schnupfen, Nasennebenhöhlenentzündung, Heuschnupfen, Asthma, Atemwegserkrankungen), Seite 261*
- Mund *(Mundgeruch, Zahnfleischentzündung, Zahnfleischbluten, Mundpilz, Speicheldrüsenentzündung, Aphthen, Mundverletzung, vor und nach Zahnbehandlung, Amalgamausleitung), Seite 261*
- Hals *(Halsschmerzen, Erkältung, Mandelentzündung, Heiserkeit, Kehlkopfentzündung), Seite 262*
- Atemwege *(Bronchitis, Husten, Asthma, Heuschnupfen, Lungenentzündung), Seite 262*
- Magen *(Magenschmerzen, Erbrechen, Übelkeit, Sodbrennen, Magengeschwür, Reizmagen, Magenschleimhautentzündung, Helicobacter-Überbesiedelung, Völlegefühl), Seite 263*
- Bauchspeicheldrüse *(Bauchspeicheldrüsenentzündung, Diabetes), Seite 264*

Vorwort

Selten stehen wir inmitten einer solchen Wandlung, wie wir sie gerade in Hinblick auf die Bakterien erleben. Während die allgemein verbreitete Antwort auf die Frage, was jemandem beim Wort »Bakterien« spontan einfällt, bisher »Krankheit« lautete, ist die Wahrheit, dass Bakterien im Gegenteil für die Gesundheit notwendig sind, und zwar sowohl für den Körper als sogar für die Seele.

Seit mein Buch »Darmbakterien als Schlüssel zur Gesundheit« im Herbst 2014 erschienen ist, erhalte ich nahezu täglich positive Rückmeldungen. Von Menschen, denen die darin beschriebenen Zusammenhänge, Tipps und Hilfen nicht nur wieder Hoffnung, sondern vor allem auch Gesundheit geben, von anderen, die sich dadurch ermutigt fühlen, ihrerseits Bücher zum Thema zu schreiben, und von Ärzten und Heilpraktikern, die sich für die Erweiterung ihrer therapeutischen Perspektive bedanken.

Die meisten Fragen, die mir darüber hinaus gestellt werden, handeln davon, wie man die neuen Erkenntnisse am besten im eigenen Leben für die Gesundheit umsetzt. Um all diese Fragen zu beantworten und die Hintergründe zu beleuchten, habe ich dieses Buch geschrieben. Ich hoffe, dass es denen, die krank sind, neue Hilfe und Heilung bringt und dass alle anderen ebenfalls die Befreiung erleben, die sich mit der Wahrheit über die Bakterien verbindet.

Mit Bakterien natürlich zu heilen, bewirkt oft Erstaunliches und weckt bei vielen Begeisterung. In diesem Sinne wünsche ich Ihnen herzlich Begeisterung beim Lesen des Buches und viel Freude mit den Bakterien.

Anne Katharina Zschocke
Nettersheim, im April 2016

Bakterien, Mensch und Medizin

Einleitung: Eine Revolution mit den Bakterien

Es mag für die meisten Menschen befremdlich anmuten, dass Kleinstlebewesen, nämlich Bakterien, auf einmal heilsam sein sollen. Dass mit ihnen Krankheiten kuriert werden können, mit denen zahllose Menschen sich bislang plagen, dass sie Probleme lösen können, die noch bis vor Kurzem als unüberwindbar galten – und dies einfach, preiswert und universell. Haben wir nicht von klein auf gelernt, dass Bakterien Krankheitserreger sind, vor denen man sich und seine Gesundheit schützen muss? Dass sie eine Gefahr für den Körper darstellen und es ein Immunsystem gibt, das wir stärken müssen, um uns gegen Bakterien und Infektionen zu »verteidigen«?

Ja, das haben wir gelernt, und es ist immer noch die übliche Meinung der allermeisten. Doch wir stehen mitten in einer Revolution in der Medizin. In einer Umwälzung, die Diagnostik, Menschenbild und Therapiekonzepte so verwandeln wird wie schon lange nichts mehr. Die nicht aus einfachen Neuerungen besteht, nicht der gängigen Medizin eine weitere Methode beschert, sondern die unseren Blick ändert und uns mächtig herausfordert, unser Bild vom Menschen in Gesundheit und Krankheit grundlegend umzukrempeln: Heraus kommt große Hoffnung für viele Kranke, Erleichterung für Therapeuten und sogar mehr Frieden in der Welt.

Seit wenigen Jahren gibt es neue Entdeckungen zur Bedeutung der Bakterien für den Menschen, die zahlreiche sicher geglaubte Leitsätze in der Medizin völlig über den Haufen werfen und Grundgerüste therapeutischen Handelns erschüttern: Bakterien sind die Partner unserer Gewebezellen im Körper, und wenn diese Partner fehlen, wenn sie verändert sind oder gestört, werden wir krank. Sobald dieses Miteinander wiederhergestellt wird, kann sich auch Gesundheit wieder einstellen.

Bereits 1949 sagte einer der Pioniere der Medizin mit Bakterien: »Bakterien heilen kranke Menschen besser, natürlicher und nachhaltiger als alle Methoden, die *gegen* die Bakterien gerichtet sind. Bakterien heilen Krankheiten, die durch Bakterien verursacht werden.«[1]

Auch wenn diese Erkenntnis also nicht gänzlich neu ist, bedurfte es doch der neuen Entwicklung mikrobiologischer* Techniken, um nach-

* Der Begriff »Mikrobiologie« ist abgeleitet von den griechischen Wörtern *mikrós* für »klein«, *bíos* für »Leben« und *lógos* für »Wort, Vernunft«: Er bezeichnet die Wissenschaft von den Lebewesen, die dem bloßen menschlichen Auge unsichtbar sind.

zuweisen, dass sie der Wahrheit über die Beziehung von Mensch und Bakterien entspricht. Allmählich entdecken selbst anfängliche Zweifler die wahrhaft lebens-not-wendige Bedeutung der Bakterienbesiedelung, und mit großem Schwung widmet sich jetzt die internationale Forschungsgemeinschaft der Neuentdeckung ihrer selbst.

Es ist, als würde ein Schleier beiseitegezogen, und hervor tritt die erstaunliche – und auch erschütternde – Erkenntnis: Wir haben die Bakterien nicht nur durch Mikroskope gesehen, sondern auch durch eine psychische Brille, die uns den wahren Blick auf ihr Wirken gänzlich verstellte. Sobald wir diese Brille abnehmen und ihre wahre Bedeutung sehen, kann es uns wie Schuppen von den Augen fallen: Wir erkennen, warum wir krank sind, und wir finden Wege, wieder gesund zu werden. Und zwar auf einfache, natürliche und jedermann zugängliche Weise.

Über 120 Jahre lang galten Bakterien als Feinde des Menschen, die bekämpft werden sollten. Dazu wurden die raffiniertesten Mittel und Technologien entwickelt. Mit den daraus entstandenen Strategien haben wir das Miteinander von Bakterien und Mensch auf der Erde gründlich zerstört. Dass wir zugleich unseren Körper seiner gesunden Grundlage beraubten, war uns nicht klar. Inzwischen wissen wir es, und jetzt brauchen wir bloß noch die richtigen Schlüsse daraus zu ziehen. Dieses Buch möchte Sie hineinnehmen in die neuen Erkenntnisse, möchte Ihnen zeigen, wofür Bakterien eigentlich da sind und was sie für uns Großes bedeuten. Sie werden lesen, warum man ohne sie krank wird und wie man mit ihnen sowohl mit Leib und Seele als auch an Leib und Seele wieder gesund werden kann.

Dieses Buch ist für Laien wie Fachleute aus heilenden Berufen gleicherweise geschrieben. Es ist in vier Teile gegliedert, die zwar auch jeder für sich gelesen werden können; doch empfiehlt sich die vollständige Lektüre, um tatsächlich über das notwendige Wissen für die praktische Anwendung (ab Seite 209) zu verfügen.

Der erste Teil dient dem Verständnis dafür, wie das bisherige Denken über Bakterien entstand und welches Menschenbild davon abgeleitet wurde. Es wird gezeigt, wieso es zur Fehldeutung der Mikroorganismen kam (Seite 18ff.), welche Folgen die Bekämpfung der Bakterien hatte und warum es das heutige gewaltige Problem resistenter Krankheitskeime gibt (Seite 32ff.). Als Reaktion auf die Antibiotika wurde das Konzept der Prä- und Probiotika entwickelt, die auf Seite 49ff. und 143ff. vorgestellt werden.

Aus den elementaren Entdeckungen über die Lebensweise von Bakterien und ihren Austausch untereinander und mit der Umgebung

(Seite 63ff.) leitet sich die Erkenntnis ab, dass alle Bakterien im Menschen eine Gemeinschaft sind, die mit den Gewebezellen in Beziehung steht. Man nennt dieses kürzlich neu entdeckte Organ das »Mikrobiom«*. Diese Gemeinschaft der Bakterien ist im Menschen lebensnotwendig. Sie ist die eigentliche Grundlage für die Gesundheit. Gesundes Leben erwächst aus dem geordneten und natürlichen Verhältnis von Bakterien und Körperzellen im Menschen, das zugleich in einem Miteinander mit dem Immunsystem ist. All dies und wie es den Menschen gesunderweise in seinem Gleichgewicht erhält, erfahren Sie ab Seite 76.

Fehlen Bakterien oder ist ihr Miteinander gestört, können Krankheiten entstehen. Daraus ergibt sich ein neues Bild von Krankheit und Gesundheit, und es ergeben sich große Behandlungschancen für eine neue Medizin, die viele bisher schwer zu behandelnde Krankheiten heilen kann (Seite 84ff.).

Gemeinsam spannen diese Kapitel einen Bogen über den Wandel im Bakterien- und Menschenbild, der Ihnen, liebe Leserin, lieber Leser, ermöglicht, die Revolution in der derzeitigen Medizin mitzuvollziehen.

Die Entwicklung des Mikrobioms beim Menschen vom Embryo bis ins Alter wird ab Seite 96 und die Bakterienzusammensetzung des Menschen in all seinen Körperregionen ab Seite 103 beschrieben. Die Kenntnisse über das Wirken der Bakterien in den unterschiedlichen Organen und ihre gängige Störungen eröffnen Möglichkeiten der Pflege, Heilung und zur Gestaltung eines gesunden Lebens. Sie sind Voraussetzung zur praktischen Anwendung bakterieller Heilmittel.

Die Bakterienzusammensetzung im Menschen bildet sich besonders durch die Ernährung (Seite 131ff.) und durch deren Ballaststoffgehalt (Seite 143ff.). Diäten, Stress, ein Leben in psychischen Abhängigkeiten und Ähnliches verändern immer das Mikrobiom (Seite 149ff.), und auch Lebensrhythmen sind bei der Bakterienbesiedelung wichtig (Seite 164ff.). Es wird beschrieben, wie man dies am besten zugunsten der bakteriellen Gesundheit gestaltet und was Hygiene wirklich ist.

Das folgende Kapitel stellt bisherige Therapien mit Bakterien vor. Schon immer haben Menschen mit Mikroorganismen geheilt (Seite 172ff.). Auch während der Phase überwiegend antibiotischen Denkens seit dem 20. Jahrhundert wurden mikrobiologische Therapien ent-

* Ursprünglich waren nur die Gene damit gemeint, und die Mikrobenvielfalt wurde als »Mikrobiota« bezeichnet; rasch hat sich aber umgangssprachlich die Verwendung des Begriffs für die Mikrobengesamtheit eingebürgert.

wickelt, von denen einige alte sowie die heute noch üblichen ab Seite 185 beschrieben sind.

Der letzte große Abschnitt schließlich stellt die erste ganzheitliche Mikrobiomtherapie vor. Welches neue Therapiekonzept sich aus den Erkenntnissen zum Mikrobiom ableiten lässt und warum, erfahren Sie ab Seite 210. Welche Grundsätze gibt es und wann ist sie sinnvoll? Und wie sieht die nötige oder mögliche Mikrobiom-Diagnostik aus (Seite 215ff.)? Um ein gestörtes Mikrobiom wieder in ein Gleichgewicht zu bringen und die damit verbundenen Krankheiten zu heilen, benötigt man unter anderem eine Zufuhr von Bakterien sowie deren Ernährung und eine bewusste Gestaltung bakterienförderlicher Lebensumstände. Alle zugehörigen Elemente und wie man sie am besten praktisch umsetzt, werden mit Tipps und Anleitungen ab Seite 219 beschrieben.

Seite 242–273 sind der praktischen Anwendung einer Bakterienmischung bei äußerlichen und innerlichen Erkrankungen mit genauen Dosierungen und mit Fallbeispielen gewidmet. Zu einer gründlichen Heilung gehört auch die bakterielle Sanierung der Umgebung (Seite 271).

Viren, Pilze, Parasiten und andere Mikroorganismen werden hier nicht gesondert behandelt, obwohl auch sie überall im menschlichen Körper vorkommen. Genau genommen müssten auch die *Archaea* separat besprochen werden, die zweite große Domäne der Prokaryoten* im Menschen, was jedoch über den Rahmen dieses Buches hinausginge. Der leichteren Verständlichkeit halber wird stattdessen allgemein von »Bakterien« gesprochen, auch wenn dies wissenschaftlich nicht ganz korrekt ist. Heilt man die Gemeinschaft der Bakterien, also das Mikrobiom als Ganzes, reguliert sich erfahrungsgemäß damit die Gemeinschaft einschließlich aller anderen Mikroorganismen.

In diesem Buch geht es also um eine besondere Weise der Heilung. Bakterien sind Lebewesen. Ihre heilende Wirkung entfaltet sich dann, wenn wir sie, anders als bisher, als diejenigen respektieren, die sie sind: Mitgeschöpfe, die als Wegbereiter des Lebens in Milliarden von Jahren die Erde zu dem Planeten entwickelt haben, der uns überhaupt erst eine Existenz ermöglicht, und die seither mit uns und in uns in friedlicher Gemeinschaft unermüdlich im Dienste höherer Ordnungen leben.

* Einzeller, zelluläre Lebewesen ohne Zellkern. Vom griechischen *pró* für »vor, vorher« und *káryon* für »Nuss« oder »Kern«.

Welt der Widersprüche

Krankheiten nehmen weltweit zu

Kaum ein Konzept in der derzeitigen Medizin ist derart mit krassen Widersprüchen gespickt wie die therapeutische Bekämpfung von Bakterien. Das fängt mit der Bezeichnung an. Wie kann etwas Heilmittel sein, was »gegen *(anti)* das Leben *(bíos)*« gerichtet ist?

Antibiotika wurden entwickelt, um Infektionskrankheiten bestenfalls auszurotten. Im Jahr 1962 schrieb der damalige Nobelpreisträger für Medizin, Frank Macfarlane Burnet (1899–1985), noch: »Die Beherrschung der Infektionskrankheiten stellt den überhaupt größten Erfolg dar, den der Mensch über seine Umwelt zu seinem Nutzen errungen hat. Dieser Erfolg ist (...) ein prinzipiell vollständiger.«[2] In Wirklichkeit nahmen Infektionskrankheiten seither weltweit zu, und dieser Versuch brachte für Mensch und Umwelt größere Probleme als je zuvor. Auch die Vorhersage, dass die Tuberkulose im Jahr 2000 ausgerottet sein würde[3], trat nicht ein. 2013 erkrankten mehr als sieben Millionen Menschen weltweit neu daran, und auch ihre Zahl nimmt zu.[4] Dennoch wird das antibiotische Konzept keineswegs grundsätzlich infrage gestellt.

Selbst wo Antibiotika nichts nützen, verwendet man sie. Beispielsweise bei Viruserkrankungen wie der Grippe. Bei 30 bis 50 Prozent der Antibiotikatherapien, ambulant wie in Krankenhäusern, ist ihre Anwendung überflüssig oder unangemessen.[5]

Trotz der Nebenwirkungen, die eine lange Liste zum Teil langwieriger Erkrankungen umfassen, gelten Antibiotika als gute Medizin: Üblich sind Durchfälle, Verdauungsstörungen und Gewichtsverlust, aber auch Hautausschläge und Allergien bis hin zum plötzlichen schweren Schock. Manche Antibiotika führen zu Blutbildungsstörungen oder psychischen Erkrankungen, können die Blut-Hirn-Schranke durchdringen und zu Sehstörungen, Psychosen, Halluzinationen und Verwirrtheitszuständen führen*. Das Reaktionsvermögen kann so verändert sein, dass man nicht mehr am Straßenverkehr teilnehmen oder Maschinen bedienen kann, und es kann bis hin zu einer erhöhten Selbstmordrate kommen**.[6] Trotzdem führte all dies nicht etwa zur intensiven Suche oder Wahl gesünderer Alternativen. Als wären

* Zum Beispiel das Antimykotikum »Voriconazol«.

** Zum Beispiel bei »Ciprofloxacin«.

die Symptome von »Nebenwirkungen« gar keine Erkrankung, sondern gewissermaßen bloß nebensächlich, lässt man sie oft genug unbehandelt in der Hoffnung, dass sich nach dem Absetzen des Auslösers der Mensch einfach wieder von selbst reguliert.

Der größte Widerspruch jedoch ergibt sich aus den Erfahrungen mit den Bakterien selbst, nämlich als die Entstehung von Resistenzen. Dieses Unempfindlichwerden gegenüber der gewünschten Wirkung ist nichts anderes als eine natürliche Reaktion von Lebewesen, die sich dadurch vor existenzieller Bedrohung schützen wollen. Es ist ein Gesetz des Lebens, das sich erhalten will. Bakterien sind lebensnotwendig. Paradox mutet allerdings unser Umgang damit an. Wir verhalten uns nämlich den Resistenzen der Mikroorganismen gegenüber so, als sei der Homo sapiens nicht lernfähig.

Auf jedes Antibiotikum folgt Resistenzbildung

Als erstes Antibiotikum, damals noch »Chemotherapeuticum« genannt, wurde im Jahr 1910 das Salvarsan produziert. Man wusste bereits während dessen Erforschung über die Ausbildung von Resistenzen.[7] Nach wenigen Anwendungsjahren waren dagegen zahllose Bakterien resistent geworden. 1935 wurden Sulfonamide eingeführt, im Jahr darauf gab es Resistenzen. Als 1942 Penicillin erstmals als Arzneimittel offiziell eingesetzt wurde, war bereits zwei Jahre zuvor die Penicillinase als Resistenzfaktor entdeckt worden. Streptomycin wurde entwickelt, kurz darauf gab es Resistenzen dagegen. Es kam 1947 das erste Breitbandantibiotikum, Chloramphenicol, das nicht gegen nur eine Bakterienart, sondern gegen eine Vielzahl gerichtet ist. Wenig später gab es darauf eben eine Vielzahl bakterieller Resistenzen. Im Jahr 1952 kam der als neu gepriesene Wirkstoff Erythromyzin auf den Markt, bald gefolgt von Resistenzen. 1953 wurde mit Tetracyclin wieder ein neuer Wirkstoff patentiert, kurz darauf gab es Resistenzen von 50 Prozent der wichtigsten Bakterien bis 1984. Schon längst sprach man vom Wettlauf der Antibiotika-Neuentwicklungen gegen die Resistenzbildung der Bakterien. Man ahnt, wie es weitergeht.

Vancomycin, in den fünfziger Jahren entwickelt, wurde ab 1980 als sogenanntes Reserveantibiotikum zur Bekämpfung antibiotikaresistenter Bakterien eingesetzt, wenige Jahre darauf gab es auch dagegen Resistenzen.

Dann kam Methicillin auf den Markt, das den resistent gewordenen Bakterien mit einem prägnanten Namen zur Berühmtheit verhalf:

MRSA, Methicillin-resistenter *Staphylococcus aureus*, ist seither der menschengemachte Schrecken, der durch Krankenhäuser, Altenheime und Pflegeeinrichtungen geistert. 1976 waren 1,4 Prozent der in deutschen Krankenhäusern untersuchten Bakterien resistent, 1995 waren es 8,7 Prozent, im Jahr 2007 waren es schon 20,3 Prozent.[8] Und während dieser Prozentsatz nun nicht mehr steigt, kommen weitere Antibiotika nach, und notgedrungen gesellen sich beständig neue resistent gewordene Bakterienstämme hinzu, die nicht nur Krankenhaushygieniker in Angst und Schrecken versetzen, sondern auch die inzwischen international alarmierte Politik.

Als sich im Jahr 2015 im beschaulichen bayrischen Städtchen Elmau die Staatslenker der sieben sich als führend verstehenden Länder der Welt trafen, um über die dringlichsten Fragen der gegenwärtigen Zeit zu konferieren, war das Thema »Kampf gegen die resistenten Bakterien« auch dabei. Wohlgemerkt der »Kampf gegen«, nicht etwa die Frage nach Alternativen.[9]

Derweil wurde nicht der Umgang mit Krankheiten, sondern der Umgang mit resistent gewordenen Bakterienstämmen zum größten Problem in den Krankenhäusern. Laut offiziellen Zahlen[10] werden 400 000 bis 600 000 Menschen jährlich in deutschen Krankenhäusern und Ambulanzen mit ihnen besiedelt, geschätzte 10 000 bis 30 000 sterben daran. Schon die Schwankungsbreite der Zahlen zeigt, dass man gar nicht weiß, wie viele es wirklich sind. Zu viele in jedem Fall.

Es ist gewöhnlich eine Grundfähigkeit des Menschen, aus Erfahrung zu lernen. Wer auf eine heiße Herdplatte fasst und sich dabei schmerzlich die Finger verbrennt, hat dazugelernt und wird in Zukunft überprüfen, ob die Platte heiß ist, bevor er darauflangt. Mit der Bakterienbekämpfung scheint dies offensichtlich und aus unverständlichen Gründen nicht der Fall zu sein. Das Konzept ist von grundlegender Erfolglosigkeit begleitet und wird dennoch ständig weiterverfolgt. Im Januar 2016 hieß es, man wolle »den Vorsprung gegenüber resistenten Bakterien wahren«.[11] Dabei stolpern wir den Bakterien in Wirklichkeit einige Milliarden Jahre hinterher (siehe Seite 63ff.).

Medikamentenentwicklung und Wirksamkeitsverlust aufgrund bakterieller Resistenzen folgen in schöner Regelmäßigkeit aufeinander, und was geschieht? Es wird immer lauter nach neuen Mitteln derselben Art gerufen und nach »intelligenterem« Umgang in der Anwendung der bisherigen.[12] Mit der Frage, warum dies so ist, könnte man Psychologen beschäftigen. Mit der Erfahrung, dass es so ist, können wir eigentlich nur eins, nämlich damit aufhören. Und das Erfreuliche ist: Es gibt tatsächlich Alternativen.

Diese beginnen billig, gefahrlos, leicht und für jeden machbar: mit einem einfachen Umdenken. Bakterien sind keine Feinde. Wir haben ihnen das Leben auf der Erde zu verdanken, jeden Tag neu, auch das ganz persönliche. Wir brauchen sie nicht zu bekämpfen. Sobald man das Leben der Einzeller in und um sich versteht und die Erfahrung nutzt, die die Menschheit schon seit Anbeginn der Zeit mit ihnen macht, kann einem gesünderen Weg in der Medizin, auch für Infektionskrankheiten, nichts mehr entgegenstehen.

Wenn dies so einfach ist, wieso konnte es dann überhaupt erst so weit kommen? Wieso erscheint die Menschheit seit über einhundert Jahren wie mit Blindheit geschlagen? Wieso praktiziert man eine Methode, die so viele Probleme nach sich zieht, dass es die Allgemeinheit ein Vermögen und Menschen das Leben kostet und dass wir als Gesellschaft seither kränker anstatt gesünder geworden sind? Die durchschnittlich höhere Lebenserwartung, die überwiegend der besseren Säuglingshygiene und geringeren Kindersterblichkeit zu verdanken ist, bedeutet ja nicht etwa, dass wir gleichzeitig weniger krank geworden wären. Das Gegenteil ist der Fall.

Kampf als Kulturentwicklung des 19. Jahrhunderts

Um dies besser zu verstehen, hilft ein Blick in die Zeit, aus der die Idee der Bakterienbekämpfung stammt: ins 19. Jahrhundert. Damals traf einiges zusammen: Europa wurde immer wieder von Kriegen überzogen, an denen zwangsläufig auch Ärzte beteiligt waren. Die damaligen Militärkrankenhäuser waren exzellente Ausbildungsstätten für Ärzte, auch solche, die wissenschaftlich forschten. So unterstand das königliche Charité-Krankenhaus in Berlin, an dem viele Ärzte arbeiteten und forschten, dem Kultur- und dem Kriegsministerium. Kriegsdenken und kämpferische Strategien waren folglich in ihnen verinnerlichte Lebensprinzipien, und viele von ihnen dienten in den Kriegen als Soldaten an der Front. Auch die führenden Mikrobiologen von damals hatten diese Erfahrungen entweder selbst gemacht oder bei den Vätern miterlebt. Es war Teil des gesellschaftlichen Daseins. Wie tief sich dies in die Seele einschreibt, ist aus Sicht eines Menschen, der Krieg nicht erlebt hat, kaum einfühlbar.

Nicht einmal das Verhältnis der Forscher untereinander und ihrer Arbeit blieb dabei von Kampfgedanken frei. Es gab um die Entdeckung von Krankheitserregern und Heilmethoden geradezu einen Wettbewerb, weil davon Ehre und gutbezahlte Stellungen abhingen. Ironisch wurde diese Stimmung skrupellosen Strebens um Berühmtheit im Jahr 1905 vom spanischen Arzt und Nobelpreisträger Ramón y Cajal (1852–1934) mit der Erzählung *Die Rache des Professors Max von Forschung* literarisch aufgearbeitet.[13]

Obendrein sah man sich als Vertreter der Nation im Kampf um Entdeckungen. Noch bis zur Ernüchterung nach den beiden Weltkriegen las man Sätze wie: »Die beiden Männer haben einen ehrlichen Forscherkampf miteinander ausgefochten, aus dem Koch als Sieger hervorging. Dieser Kampf war im Grunde nichts anderes als der dramatische Ausbruch einer neuen Epoche unseres biologischen und ärztlichen Denkens.«[14] Rückblickend sehen wir die so gepriesene Epoche allerdings als eine Sackgasse.

Charles Darwin (1809–1882) hatte darüber hinaus mit seinem »Kampf ums Dasein«[15] etwas veröffentlicht, was allgemein so aufgefasst wurde, als ob Bekämpfung von Lebendigem eine Grundlage natürlicher Lebensentwicklung sei. Damit wurde das Töten quasi legitimiert. Dass das Gegenteil zutrifft, wurde übersehen und erst mithilfe der Gehirnforschung ab Ende des 20. Jahrhunderts gründlich und eindeutig widerlegt.[16]

Die Entfremdung der Forschung vom Leben

Überhaupt brachte das 19. Jahrhundert eine Weichenstellung in der Betrachtung des Lebens mit sich – mit zunehmender Entfremdung von ihm. Die Naturwissenschaften erhoben den Anspruch, eine »objektive« Wissenschaft zu sein, in der subjektive Erfahrungen, Intuition oder Sinneseindrücke beim forschenden Menschen keine Rolle spielen sollten. Deren Bedeutung ging verloren, und messbare Werte aus rational wiederholbaren Versuchen traten in den Vordergrund. Von Empfindungen beim Forschen wie Staunen, Ehrfurcht und Liebe, wie sie frühere Gelehrte ganz natürlich äußerten, darf seither in den Naturwissenschaften nicht mehr geredet werden, so als müsste sich selbst der Forscher auf seine Stofflichkeit reduzieren. Nicht mehr die Betrachtung, sondern die Analyse wurde zur wissenschaftlichen Methode der Wahl. Zur üblichen Forschungstechnik wurde es, Dinge in immer kleinere Teile zu zerlegen und mit diesen Teilstücken zu experimentieren. Man verstand die Welt fortan als die Summe dieser Teile: Lebensmittel als Summe von Kohlenhydraten, Fetten, Eiweißen, Mineralien et cetera, Bodenfruchtbarkeit als die Summe von Mineralsalzen wie Phosphor, Stickstoff und Kalium, den Menschen als Summe seiner Organe. Und diese Teile ließen sich beliebig trennen und unabhängig voneinander nicht nur beschreiben, sondern scheinbar auch wie Bausteine benutzen. Lebensvorgänge in Zellen betrachtete man als die Summe chemischer Gesetzmäßigkeiten, die man bloß kennenlernen musste und dann beeinflussen konnte. Essen wurde auf Stoff- und Kalorienaufnahme reduziert. Vereinzelung galt als Methode zum Erkenntnisgewinn. Der Widerspruch, dass sich Teilstücke aus etwas Lebendigem nie wieder in dessen Ursprung zusammensetzen lassen, aus Nährstoffen beispielsweise weder wieder Birne noch Brötchen werden, gesundes Leben folglich aus mehr bestehen muss als bloß der Summe seiner Teile, wurde geflissentlich übersehen.

In der Forschung ebenso wie im Alltagsleben begann eine Technisierung. Mit aller Ernsthaftigkeit folgten daraus später Texte wie beispielsweise in einem Buch über Landwirtschaft: *Die Kuh – eine chemische Fabrik*.[17] Oder folgender: »An dem Tage, an welchem man die entsprechend billige Kraft bekomme, werde man mit Kohlenstoff aus der Kohlensäure, mit Wasserstoff und Sauerstoff aus dem Wasser und mit Stickstoff aus der Atmosphäre Lebensmittel aller Art erzeugen. Was die Pflanzen bisher taten, werde die Industrie tun, und zwar vollkommener als die Natur. Es werde die Zeit kommen, wo jedermann eine Dose mit Chemikalien in der Tasche trage, aus der er sein Nahrungsbedürfnis an Eiweiß, Fett und Kohlenhydraten befriedige, unbekümmert um Tages- und Jahreszeit, um Regen und Trockenheit, um Fröste, Hagel und verheerende Insekten. Dann werde eine Umwälzung eintreten, von der man sich jetzt noch keinen Begriff machen könne: Fruchtfelder, Weinberge und Viehweiden werden verschwinden; der Mensch werde an Milde und Moral gewinnen, weil er nicht mehr von Mord und der Zerstörung lebender Wesen lebe. Die Erde werde ein Garten, in dem man nach Belieben Gras und Blumen, Busch und Wald wachsen lassen könne, und das Menschengeschlecht werde im Überflusse und der sagenhaften Freude des goldenen Zeitalters leben.«[18]

Man muss diesen Zeitgeist kennen, um die Irrwege in der Geschichte der Mikrobiologie zu verstehen. Heute wissen wir, dass diese Entwicklung uns weltweit Not und Krankheiten einbrachte, Mangel und Armut und statt eines »Gartens« eine geplünderte, missachtete und verschmutzte Erde. Auf Gewinn an Milde und Moral warten wir noch.

Diese Zeit der Technisierung brachte Fortschritte in der Mikroskopie mit sich. Einzeller konnten nun bequem einzeln vergrößert dem menschlichen Auge sichtbar gemacht werden, und durch chemische Färbung ließen sie sich unterscheiden, sodass man fasziniert begann, diese neue Welt im Kleinsten vermehrt zu erforschen.

Auch politisch wurde Neuland erobert: Mit Schiffsflotten und Exkursionen machten Delegationen der europäischen Länder sich auf, um in anderen Kontinenten Land zu besetzen und dies zu Kolonien zu erklären. Prompt erklärte man Bakterien, die auf einer Nährlösung wachsen, ebenfalls zu einer Bakterien»kolonie«.

In dieser Zeitenstimmung wurde mikrobiologische Forschung betrieben und Neues beobachtet. Und die Forscher dachten dazu, so gut sie konnten, doch offensichtlich konnten sie – jedenfalls die führenden, deren Meinungen beherrschend wurden – dabei nicht aus ihrer Haut. Vielleicht setzten sie sich gerade deshalb gegenüber anderen durch, weil ihre Ansichten sich bequem mit der allgemeinen Zeitenströmung deckten. Mikrobiologische Forschung wurde durch diese Geistesbrille hindurch gedeutet, und diese Brille war nicht paradiesisch rosa, sondern militärisch und vereinzelnd imprägniert.

Militärisches Vokabular als Hindernis in der Bakteriologie

Bis zum heutigen Tage kann man dies allein bereits am Sprachgebrauch ablesen, der sich in Zusammenhang mit Einzellern eingebürgert hat. Da ist von »angreifenden« Bakterien und der »Verteidigung« durch ein wachsames Immunsystem die Rede. »Eindringlinge« müssen durch »Antikörper« in Schach gehalten werden, und wenn diese »Verteidigungslinie« zu schwach ist, kommt es zur »Invasion«. »Heerscharen« irgendwelcher »Killer« »lauern« in der Umgebung und »bedrohen« den Menschen. Stoffwechselprodukte von Bakterien wurden als »Kampfstoffe« bezeichnet,[19] und Mikroskopieren galt als Betrachten der Bakterien mit »bewaffnetem Auge«.

Typischerweise klingt es dann so: »Der Eroberungsfeldzug unserer Körpergenossen beginnt in der ersten Lebensminute.«[20] Oder: »Die bakterielle Landnahme geht schrittweise voran.« Beides ist im Übrigen falsch. Als wäre es das Selbstverständlichste der Welt, strotzen selbst Texte von renommierten Instituten, in Fachbüchern und akademischen Forschungsberichten, sobald es um Einzeller geht, von verbalem Kriegsgeklapper.[21]

So wurde das aus dem 19. Jahrhundert stammende, heute jedoch nicht mehr gültige Denken der Zeit im Vokabular über Bakterien langfristig festgeschrieben und erschwert bis heute ihre unvoreingenommene Betrachtung. Wir hängen verbal noch im vorletzten Jahrhundert fest. Vieles wäre schon einmal gewonnen, wenn man Aussagen über

Bakterien von jeglichen kämpferisch-militärischen Begriffen gründlich befreite. Sie drücken nicht die Wahrheit aus. Die Forscher damals projizierten ihre Politik, Psyche und Stimmung blindlings auf die Kleinstlebewesen, und wir dürfen diese jetzt wieder vollständig daraus entlassen.

Wenn man unbedingt Bakterien in Zusammenhang mit Krieg betrachten wollte, würde nämlich auffallen, dass Bakterien zu allen Zeiten viel eher daran beteiligt waren, Feldzüge, Belagerungen und Schlachten zu beenden. *Rickettsia* mit Fleckfieber, *Salmonella* mit Typhus, *Corynebacterium* mit Diphtherie oder *Vibrio* mit der Cholera zwangen mehr Heere zum Frieden, als es Menschen jemals vermochten.

Mikroben können sich nicht wie Menschen verhalten. Uns Menschen unterscheidet von Einzellern, Steinen, Pflanzen und Tieren unser individuelles Ich-Bewusstsein. Wir haben die Freiheit, in unserem Denken und Handeln zu wählen. Mit dieser Freiheit geht Verantwortung einher und bilden sich moralische Werte wie »gut« und »schlecht« aus. Bakterien als »gut« oder womöglich gar als »böse« oder »gewalttätig«[22] zu bezeichnen, ist zwar ein Kompliment für sie, weil man ihnen vieles zutraut, es geht jedoch völlig an ihrer Wirklichkeit vorbei. Und wenn daraus Handlungen abgeleitet werden wie »die ›guten‹ Bakterien schützen, die ›schlechten‹ bekämpfen«, so kann das nur gründlich schiefgehen.

Die Erfindung bakterieller Reinkultur

Entscheidend für die Meinungsbildung über Bakterien waren Forschungen mithilfe einer Technologie, die der in Paris wirkenden Chemiker (!) Louis Pasteur (1822–1895) bereits 1857 für seine Versuche mit Bakterien nutzte: der »Reinkultur«. Der Berliner Arzt und Mikrobiologe Robert Koch (1843–1910) erweiterte diese Technik auf das Prinzip fester Nährstoffplatten, auf denen Bakterienwachstum besser sichtbar wurde als in flüssiger Lösung zuvor.

Die Reinkultur besteht darin, Einzeller »von allen fremden, toten oder lebendigen Materialien, die sie begleiten«, abzulösen.[23] Dass das gar nicht möglich ist, weil auch jede künstliche Nährlösung im Labor noch »tote oder lebende Materialien« hat, die sie begleiten und beeinflussen, wurde satte 150 Jahre lang geflissentlich übersehen. Selbst die Eigenschaften unterschiedlicher Gläser beim Experimentieren und Mikroskopieren beeinflussen das Bakterienwachstum. Schon Spuren von Kupfer, Zink, Bor, Alkali und anderem führen zur Abtötung oder

Vermehrung, das heißt zur Auswahl bestimmter Stämme.[24] Man lebte also generationenlang in Forschungsillusionen.

Louis Pasteur hatte beobachtet, dass Gärungen von bestimmten Einzellern vollzogen werden, die man auch prompt nach diesen Gärungen benannte. Man dachte sich eine einfach Ursache-Folge-Kette. Milchsäurebakterien bewirken die Milchsäuregärung, Essigsäurebakterien die Essigsäuregärung und so fort. Es lag nahe, daraus zu schließen, dass auch »Krankheitsbakterien« die jeweils passende Krankheit »machen«. Man müsste, so glaubte man, dazu nur die jeweils zugehörige Mikrobe identifizieren.

Bei einer Reinkultur werden im Labor Bakterien so angezüchtet, dass aus einer Mischkultur schließlich die einzelnen, darin vorkommenden Bakterien jeweils vereinzelt als Monokultur auf jeweiligen Platten als Kolonien wachsen. Diese lassen sich unter geeigneten Bedingungen beliebig lang weiter vermehren. Robert Koch beispielsweise experimentierte mit Reinkulturen von Tuberkelbakterien, die er bis zu neun Jahren im Labor fortgezüchtet hatte.[25] Derart gewonnene bakterielle Reinkulturen dienten und dienen bis heute für anschließende Tierversuche.

Die Vorgehensweise war relativ simpel: Man spritzte eine gewisse Menge einer bakteriellen Reinkultur in gesunde Organe lebender Tiere. Wurden diese Tiere daraufhin krank, galt dies als wissenschaftlicher Nachweis dafür, dass diese Bakterie der Verursacher der Krankheit sei. Wenn das Bakterium am Wachstum gehindert würde, so schloss man daraus, wäre damit zugleich die Krankheit zum Verschwinden gebracht. Diese Vorstellung war bestechend. Man glaubte, endlich den Weg zur Heilung gefunden zu haben. Voller Euphorie jubelte man Robert Koch zu, als er seinen dazu wegweisenden Vortrag vor 5000 Ärzten in Berlin im Jahr 1890 mit den Worten beendete: »Und so lassen Sie mich denn diesen Vortrag schließen mit dem Wunsche, dass sich die Kräfte der Nationen auf diesem Arbeitsfelde und im Kriege gegen die kleinsten, aber gefährlichsten Feinde des Menschengeschlechts messen mögen und dass in diesem Kampfe zum Wohle der gesamten Menschheit eine Nation die andere in ihren Erfolgen immer wieder überflügeln möge.«[26]

Dass Robert Koch es eigentlich für angemessen hielt, bloß das Wachstum der Bakterien im Körper zu stoppen, ohne sie dabei gänzlich zu töten, ging im späteren Schwung der Entwicklung von Antibiotika unter.

Unabhängig davon enthielt die damalige Idee verschiedene grundlegende Irrtümer. Zwar war die Zucht einer mikrobiellen Reinkultur eine interessante Erfindung. Nur hatte sie mit den Gegebenheiten in der Natur – auch von Mensch und Tier – nichts mehr zu tun. Nirgendwo in der Natur gibt es eine solche Monokultur*, vielmehr ist das Leben, wo immer es in Erscheinung tritt, auf große Vielfalt ausgelegt: eine Vielfalt aus untereinander in Beziehung lebenden Lebewesen, deren Miteinander im jeweiligen Lebensraum umso gesünder ist, je vielfältiger es eben ist. Aus der Vielfalt eines solchen Lebensraumes etwas zu entnehmen, es zu einer Monokultur umzuzüchten und diese Monokultur wieder in einen vielseitigen Lebensraum hineinzugeben, macht schon aufgrund der Methode krank, denn sie bewirkt dort in jedem Fall ein Ungleichgewicht. Das ist überall gültig. Gibt man also eine Monokultur in einen gesunden Lebensraum, wird dieser in Abhängigkeit des Verhältnisses zwischen Vielfalt und Monokultur krank. Einfacher ausgedrückt: Ein bisschen Monokultur in einem großen vielfältigen Lebensraum macht nicht viel aus, viel Monokultur in einer geringen Vielfalt macht krank. Es ist also eine Frage der Dosis.

Der Irrtum, Bakterien seien »Krankheitserreger«

Somit ist nicht dasjenige, was zur Monokultur herangezüchtet wurde, der Verursacher eines Ungleichgewichts Vielmehr ist die Methode an sich die Ursache der daraus folgenden Probleme. Würde beispielsweise ein Mensch, dessen gesunde Ernährung bekanntlich in einer abwechslungsreichen Mischkost besteht, stattdessen nur noch Äpfel essen – morgens Äpfel, mittags Äpfel, abends Äpfel, täglich Äpfel, dauernd Äpfel –, würde er seinem Körper also eine Monokultur von Apfelernährung zufügen, so würde er kurz über lang krank werden, egal wie gesund Äpfel eigentlich sind. Und zwar einfach deswegen, weil ihm der Rest der Nahrung fehlt. Die Medizin kennt zahlreiche solcher Mangelerkrankungen. Man behebt sie, indem das Fehlende wieder zugeführt wird. Er würde auch krank, wenn er eine gewaltige Masse Äpfel auf einmal äße. Gemäß Kochscher Bakterienlogik wäre aber dann der Apfel der »Erreger« der Krankheit, der Schuldige, der nun am Wachsen gehindert werden müsse, um das Entstehen dieser Krankheit zu verhindern. Man müsste ein »Antiapfelbiotikum« erfinden und Äpfel bekämpfen, um diese Krankheit zu beheben. Dasselbe träfe zu, wenn jemand täglich nur noch ständig fortwährend dasselbe Lied trällerte. Oder seinen Blick unermüdlich auf nur eine einzige Buchseite richtete.

* Vom griechischen *mónos* für »einzig, allein« und lateinischen *cultura zu colere* »pflegen, bebauen«.

Der gesunde Menschenverstand weiß, dass all dies Unfug wäre, sooft man dies auch erfolgreich wiederholen würde.

Es sind folglich nicht die Einzeller an sich, die krank machen. Es ist schlichtweg ein Übermaß in ihrer Anzahl und Aktivität im Verhältnis zu dem Lebensraum, in den sie gerade gelangen. Gerät eine geringe Zahl an Mikroben, die an sich nicht in seinen Körper gehören, in einen gesunden Menschen, beispielsweise ein paar Salmonellen, geschieht nicht viel. Ist es aber eine große Menge, oder der Betroffene ist arm an Bakterien, können sie das Gleichgewicht aus dem Lot bringen, und der Mensch erkrankt. Das ist auch ein Grund dafür, dass nur jeweils ein Teil derjenigen, die in Kontakt mit den Mikroben kommen, krank wird, ein anderer Teil nicht. Wären gewisse Bakterien »per se Krankheitserreger« – fachsprachlich nennt man dies »obligat pathogen« –, wären wir längst alle krank oder tot. Das ist aber nicht der Fall. Eine Mikrobe macht noch keine Krankheit. Dazu gehört zwingend die Verfassung des Menschen. Selbst bei großen Epidemien – die in der Regel hygienischen Mängeln geschuldet sind – wurden nicht alle krank. Warum Menschen der Industrienationen anfälliger für mikrobielle Störungen geworden sind, wird auf Seite 84ff. noch weiter ausgeführt.

Dass alles in allem Widersprüche in der bakteriellen Forschung fahrlässig gedeutet wurden, bemerkte bereits Friedrich Sander, praktischer Arzt in Barmen, im Jahr 1875 (!) in einem Aufsatz in der *Deutschen Medizinischen Wochenschrift*: »Die zweite Thatsache, welche mit der Bakterientheorie sich schwer vereinigen lässt, ist das Vorkommen massenhafter Vegetationen [Bakterien] im gesunden menschlichen Körper und bei nicht infectiösen Krankheiten … Man hat dieser zweiten Thatsache gegenüber sich mit der Ausrede zu helfen versucht, es gebe zwei Sorten von Bakterien: harmlose und gefährliche.«[27]

Weil er das damals ebenfalls erkannte, schluckte der Hygieneprofessor Max von Pettenkofer (1818–1901) demonstrativ am 7. Oktober 1892 eine Portion Cholera-Vibrionen, tatsächlich ohne dadurch an der Cholera zu erkranken. Er wollte damit beweisen, dass Bakterien alleine keine Krankheitserzeuger sind. Leider glaubte man auch seinen Ausführungen nicht.

Laborforschung führt zu Fehleinschätzung

Ein weiterer Irrtum ist, zu glauben, man könne Ergebnisse aus dem Labor dem Verhalten gleichsetzen, das ein Lebewesen in natürlicher Umgebung an den Tag legt. Man wird ihm damit nie gerecht. Laborergebnisse mit Bakterien darf man nie verallgemeinern. Das Bakterium *Escherichia coli** verdoppelt sich, auf einer Nährstoffplatte angezüchtet, alle zwanzig Minuten. In seiner natürlichen Umgebung hingegen ist die Verdoppelung abhängig von den begleitenden Mikroben und dem Milieu und dauert viel länger. Im Körper geschieht sie je nach Bedingungen beispielsweise zweimal am Tag. Man läge also ziemlich daneben, würde man die Laborverdoppelungszeit auf das Leben von *E. coli* im Darm übertragen.

Mikroskopiert man Bakterien, insbesondere solche, die im Labor herangezüchtet wurden, gelten die Ergebnisse ehrlicherweise nur für das Leben im Labor. Man sieht dort etwas anderes als im ursprünglichen Lebensraum. Genau dies wurde jedoch bisher nicht bedacht. Man würde ja auch Eichen nicht allgemein danach beurteilen, wie eine einzelne erscheint, wenn sie in einem Wohnzimmertopf wächst. Aus einer solchen einsamen Eiche, die sich weder entfalten könnte noch befruchtet würde oder Eicheln trüge, auf deren Äste keine Vögel sängen, die keine Wurzelkontakte zu anderen Bäumen pflegen könnte, würde man ja auch keine Rückschlüsse auf einen Eichenwald ziehen. Logischerweise kann eine Analyse von Lebendigem, das aus seinem Zusammenhang gerissen wurde, keine Aussage über das nicht mehr vorhandene Zusammenleben machen. Eine einzelne Kuh im Stall kann beobachtet werden, und man kann ihr Verhalten erkunden, während man sie beobachtet. Aber damit weiß man noch lange nicht, wie sie sich verhalten würde, sobald sie in einer Herde wäre. Man kann es sich höchstens in seiner Fantasie vorstellen. Und genau das hat man mit den Bakterien getan. Bei der Mikrobiologie im 19. Jahrhundert flossen Beobachtungen und menschliche Vorstellungen so unbemerkt ineinander, dass bis heute fraglos an den alten Irrtümern festgehalten wird.

Man ging obendrein damals davon aus, dass die Bakterien, die man durch Anzüchten auf einer Platte fand, alle Bakterien waren, die in dem betreffenden Lebensraum vorkamen. Es fehlte gänzlich die Bescheidenheit, zu denken, dass dies nur ein winziger Ausschnitt der Wirklichkeit sein könnte. So irrte man gewaltig. Mittlerweile geht man davon aus, dass vielleicht ein winzig kleiner, unter ein Prozent betragender Ausschnitt der Einzeller eines Lebensraums »kultivierbar« ist. Selbst die anderen, kürzlich mit neuen Methoden entdeckten Einzeller, die man »nicht kultivierbare« Mikroorganismen nennt, stellen mit großer Wahrscheinlichkeit noch immer nicht alles dar, was es gibt. Wer weiß, was wir in weiteren Jahrzehnten noch entdecken. Man hat

* Auch kurz *E. coli*. Benannt nach dem Kinderarzt und Bakteriologen Theodor Escherich (1857–1911) und dem griechischen Wort *kōlon* für »Darm«.

also ausgehend von einer winzigen Zahl von Bakterien leichthin auf das ganze Leben geschlossen, ohne zu bemerken, welche Fehldeutungen damit einhergingen.

Der Mensch versteht sich selbst nicht

In jener Zeit der Industrialisierung und Technisierung wurde es üblich, mit einzelnen Teilen der Welt zu hantieren, als seien es Bausteine, aus denen sich das Leben beliebig kombinieren ließe. Man dachte sich den menschlichen Körper aus vielen Organen zusammengesetzt, die aus vielen Zellen bestehen. Diese teilte man später in ihre kleinen Elemente bis in abgeteilte Gene als Bausteine der Erbinformation, mit denen schließlich heute biotechnologische Genmanipulation betrieben wird. In der weiteren Entwicklung verlor man das Miteinander bei Einzeller und Mensch völlig aus dem Blick. Man dachte, der Mensch könne nur überleben, wenn er sich vor Bakterien schützt. Diese Vorstellung ging mit einer allgemeinen Entfremdung vom Zusammenleben mit der Natur einher, die der schleichende Verlust bäuerlicher Landwirtschaft und die fortschreitende Industrialisierung mit sich brachten. Gespeist wurde dies wie gesagt aus einem Geist der Trennung, untermalt von der Idee des Kampfs aller Teile um ein Überleben ihrer selbst.

Diese Mischung von Beobachtung, Fehldeutungen, Fantasie, Zeitgeist und Projektion ergab folgende Vorstellung: Es gibt einen abgegrenzten Menschen. Außerhalb des Menschen gibt es Krankheitserreger, die ihn ständig damit bedrohen, in den Körper einzudringen. Zur Abwehr dagegen hat der Körper ein Immunsystem. Bakterien geben angeblich obendrein Gifte ab, »Toxine«*, die zerstörend wirken.[28] Dagegen bildet der Organismus »Antikörper«. Schleim und Speichelfluss, so stellte man sich vor, dienten dazu, innere Oberflächen ständig von aus der Umwelt aufgenommenen Bakterien und deren Gifte »freizuspülen«.[29]

Gesundheit, so folgte daraus, bestehe darin, zu verhindern, dass krank machende Bakterien in den Körper gelangen können. Wird der Mensch krank und findet man Bakterien, handelt es sich um eine »Infektion«**. Krankheit wird also als ein von außen an den Mensch

* Als »Toxin« bezeichnet man in diesem Zusammenhang bakterielle Eiweiße, die von lebenden Bakterien an die Umgebung abgegeben (Exotoxin) oder aus zerfallenden Bakterien freigesetzt werden (Endotoxin). Heute weiß man, dass diese Toxine »mikrobielle Vitamine« sind, die als Botenstoffe das Gleichgewicht im Immunsystem aufrechterhalten.

** Vom lateinischen *inficere*, aus *facere* für »machen« und *in* für »in, hinein«.

herantretendes Schicksal gedacht, und bei einer »Infektionskrankheit« gilt eine zugehörige Mikrobenart als Verursacher. Dies wird wiederum außerhalb des kranken Menschen diagnostiziert, nämlich durch Bakterienkultur im Labor. Ein von außen einwirkendes Mittel zur Bekämpfung dieser Bakterien in Menschen, das Antibiotikum, wiederum gilt dazu als Therapie. Heilung besteht in der möglichst »vollkommenen Desinfektion des infizierten Organismus«.[30]

Dieses Denkmodell und Menschenbild ist noch immer weit verbreitet, obwohl es längst überholt ist. Gute Hygiene, so folgte aus dieser Idee, besteht in weitgehender Befreiung des Lebens von Bakterien. Daraufhin setzte sich der Glaubenssatz »Steril ist gesund« in den Köpfen und Handlungen der allermeisten Menschen fest.

Wie widersprüchlich solch eine Vorstellung war, wird einmal mehr daran deutlich, dass man damals sehr wohl beobachtete, dass im gesunden Körper zahlreiche Bakterien leben. Man deutete sie jedoch als Schmarotzer, die sich von abgestorbenen Körperzellen ernährten, dadurch das Leben verkürzten und potenziell zu Krankheitserregern werden konnten. Folglich benannte man sie bei ihrer jeweiligen Entdeckung statt nach ihren typischen Eigenschaften gern nach der Krankheit, mit der man sie in Verbindung beobachtete, zum Beispiel *Streptococcus pneumoniae**.

Dieses im 19. Jahrhundert entstandene Lebensbild von Bakterien ist ein mit großer Tragweite für die Weltgesundheit entstandener Irrtum mit unerfassbaren Folgen für das Leben und die Zukunft der gesamten Erde.

* Pneumonie, die Lungenentzündung. Vom griechischen *pneũma* für »Wind, Atem, Luft«.

Antibiotische Mittel: Ein Missverständnis

Die Suche nach bakterientötenden Mitteln

Nachdem Bakterien zu Krankheits»erregern« von Infektionskrankheiten erklärt worden waren, die nicht nur Wundheilungsstörungen verursachten, wie man bereits länger glaubte, sondern auch Erkrankungen innerer Organe, suchte man nach Wegen, um sie im Körper zu beseitigen. 1877 hatte man die bakterientötende Wirkung von UV-Strahlen und 1892 die von elektrischem Licht entdeckt. Man unternahm mit Körperteilen Versuche zur Bakterienvernichtung durch Röntgenstrahlen und Uran, mit Radium und spezifischen Wellenspektren, mit α- und γ-radioaktiven Strahlen, mit Kurzwellen, Hochfrequenzströmen und mit elektrischem Gleichstrom.[31] Sie alle scheiterten daran, dass der Mensch dabei zu große Schäden litt, bis die Bakterien wie gewünscht beseitigt waren.

Gleichzeitig suchte man nach bakterientötenden chemischen Stoffen. Der Erste, der ein chemisches Mittel gegen körperinnere Lebewesen entwickelte, war der Pathologe Albert *Adamkiewicz* (1850–1921). Er ging davon aus, dass Krebs von einem Parasiten namens *Coccidium sarcolytus* hervorgerufen werde, und entwickelte dagegen im Jahr 1890 aus Leichengift das »Cankroin«.[32] Sein Werk wurde allerdings kaum gewürdigt.

In einem Arzneimittelbuch von 1916[33] werden noch vier Wege aufgezählt, Infektionskrankheiten zu behandeln: die vorsorgliche »Abhaltung der Organismen vom Körper«, die »Zustandsverbesserung der befallenen Organe«, eine »Bindung der produzierten Toxine« oder eine »unmittelbare Wirkung auf die Mikroben«. Vier Wege also, Heilung zu bewirken. Im Text behandelt wird jedoch nur der letzte. Dafür unterschied man »Antiseptika«, die bakterielles Leben hemmen, von den »Desinficientia«, die Bakterien töten. Zur Entfernung der »Fäulniserreger« aus dem Darm werden kräftige Abführmittel empfohlen.[34] Die anderen drei Heilungsansätze werden nirgends weiter ausgeführt. Damit beschränkte sich die Arzneimittellehre auf die Beseitigung der Bakterien.

Die große Schwierigkeit dabei bereitete die generelle Wirkung der dazu eingesetzten Desinfektionsmittel, die nicht bloß die Einzeller, sondern zugleich auch Körperzellen schädigten. Man überlegte sogar, verschiedene Antiseptika gemischt anzuwenden, die alle zusammen auf Bakterien wirken, aber dabei verschiedene Körperorgane je nur ein bisschen schädigen. Darauf, eine Mischung verschiedener Einzeller als Heilmittel einzusetzen (siehe Seite 242ff.), wäre man im damaligen Denken im Traum nicht gekommen.

Stattdessen entstanden künstliche Stoffe. Paul Ehrlich (1854–1915) änderte im Jahr 1910 das altbekannte Arsen chemisch ab zum Arsphenamin, das den Wunsch nach Abtöten von Einzellern unter Erhalt von Körperzellen erfüllte. Es war gegen die *Treponema pallidum* wirksam, eine Spirochäte*, die 1905 als Verursacher der Syphilis identifiziert wurde. Weil es durch eine chemische Strukturänderung einer natürlichen Substanz entstand, nannte man es ein »Chemotherapeutikum«. Mit diesem Mittel, dem »Salvarsan«, verdiente die herstellende Firma, die Farbwerke Höchst, im ersten Geschäftsjahr knapp drei Millionen Mark.[35] Der Kampf gegen die Bakterien hatte die Farben- und chemische Industrie damit erstmals im großen Stile zum Partner der Medizin gemacht. Schon damals rief dies heftige Kritik bei den Zeitgenossen hervor. Es war eine Weichenstellung in der Medizin. Allein für die Entwicklung des Streptomycins, das 1947 auf den Markt kam, hatte die chemische Industrie Amerikas den beteiligten Forschungsstellen zuvor eine Million Dollar zur Verfügung gestellt.[36]

Der Erfolg dieser chemischen Therapie schien die Richtigkeit des eingeschlagenen Wegs zu bestätigen. Die »innere Desinfektion« bei bakteriellen Krankheiten erschien als die zukunftsweisende Medizin, folglich die Entwicklung chemisch-synthetischer Mittel dazu der geeignete Weg – bis heute. Diesem folgend, wurde im Jahr 1932 von Gerhard Domagk (1895–1964), einem medizinischen Forscher bei der I. G. Farbenindustrie in Wuppertal, die bakterienhemmende Wirkung der Sulfonamide entdeckt.** Dies galt als die lang ersehnte erste medizinische »Chemotherapie der bakteriellen Infektionen«.[37]

Der heute übliche Begriff »Antibiotikum« wurde erst ab 1942 benutzt und meinte damals »antimikrobiell wirkende Substanzen von Mikroorganismen«.[38] Er entstand aus dem Missverständnis, Mikroben würden sich untereinander genauso verhalten wie die Menschen sich ihnen gegenüber, nämlich einander bekämpfen. Heute wissen wir, dass diese Substanzen Botenstoffe zur Kommunikation sind und Einzellern wie Mehrzellern ein gesundes Miteinander ermöglichen (siehe Seite 63ff.). Es war eine tragische Fehlbezeichnung. Damals unterschied man damit die natürlichen von den chemischen bakterientötenden Mitteln.

* Spiralförmige Mikroorganismen, deren bekannteste derzeit die Borrelien sind.

** Ab 1935 als »Prontosil« im Handel.

Heute wird die Bezeichnung »Antibiotikum« generalisiert für bakterienhemmende und -tötende Mittel natürlichen, halbsynthetischen oder chemischen Ursprungs verwendet. »Antibiose« meint die medikamentöse Therapie mit diesen Mitteln. Neuerdings wird vorgeschlagen, von »Antiinfektiva« zu sprechen. Wörtlich übersetzt heißt dies »gegen das Hineinmachen«. So ein Begriffswechsel ist jedoch kein Fortschritt, weil sowohl die Idee, *gegen* Bakterien zu behandeln als auch die, *gegen* eine Infektion, dem Irrtum unterliegt, Bakterien würden von draußen den Körper bedrohen und müssten beseitigt werden. Wie wir noch sehen werden, hilft erst ein anderes Verständnis von Gesundheit und Krankheit, die passenden Begriffe für wahre Wege in Bezug auf Bakterien und Heilung zu finden. Der Begriff »Chemotherapie« wird heutzutage für chemische Medikamente in der Krebsbehandlung verwendet.

Die Entwicklung des Penicillins

Dass der Londoner Bakteriologe Alexander Fleming (1881–1955) der »Entdecker des Penicillins« sei, wie landläufig behauptet wird, ist eines der Märchen, mit denen in der Bakteriologie zahlreiche angebliche »Helden« hervorgebracht wurden. Ein anderes rankt sich um »Streptomycin«, das erste bei Tuberkulose wirksame Antibiotikum. Es wurde durch Albert Schatz entdeckt, nicht durch Selman Waksman, der dafür 1952 den Nobelpreis erhielt[39]. Zum einen waren Schimmelpilze, aus denen man Penicillin zunächst zog, seit alters ein bewährtes Heilmittel (siehe Seite 177). Man hatte auch bereits lange beobachtet, wie arabische Stallknechte Pferdesättel in dunklen, feuchten Räumen lagerten, um das Leder zum Schimmeln zu bringen, weil dies die Wundheilung förderte, wenn die Beine der Reiter aufgescheuert waren.

Zum anderen war der »Antagonismus«* zwischen Schimmelpilz und Mikrobe längst wissenschaftlich bekannt und wurde bereits in den Lehrbüchern erwähnt.[40] Er war bereits seit Ende des 19. Jahrhunderts Thema zahlreicher wissenschaftlicher Veröffentlichungen gewesen, und man wusste, dass auf einer Kulturplatte nach Pinselpilzen, wie *Penicillium* damals hieß, keine Bakterien mehr wachsen.[41] In England, Deutschland, Italien, Russland sowie den USA hatten Ärzte mit den hemmenden Wirkungen verschiedener Schimmelpilzkulturen der Gattung *Penicillium* auf Bakterien experimentiert.

* Vom griechischen *antagōnisma* für »Widerstreit«. Eine bei Mikroben irreführende Bezeichnung für ihre Kommunikation untereinander.

Der angehende französische Arzt Ernest Duchesne (1874–1912) schrieb schließlich im Jahr 1897 seine Doktorarbeit über die Wechselwirkungen bei Mikroben. In gemeinsamer Kultur mit *Penicillium glaucum* blieben je nach Nährstoffmilieu mal die Bakterien, mal die Pinselpilze am Leben. Spritzte er *Penicillium* jedoch im Tierversuch gleichzeitig mit »giftigen Kulturen pathogener Mikroben« wie *Bacillus typhosus* oder *Bacterium coli* in Meerschweinchen, wurde ihre gefährliche »Wirkung in so bemerkenswertem Maß verringert«, dass er vorschlug, diese Ergebnisse wegen ihres Nutzens für Hygiene und Therapie noch einmal zu wiederholen und zu kontrollieren.[42] Dazu kam es jedoch nicht. Er starb mit 38 Jahren. Die Forschung interessierte sich derweil mehr für Impfungen mit Serumbestandteilen oder Bakterien in die Haut, um zu heilen (siehe Seite 185ff.).

Man isolierte auch andere Bakterien und Pilze, reicherte sie an und untersuchte, ob sie das Wachstum von »Krankheitserregern« änderten. Dabei stellte man immer wieder fest, dass Bodenpilze das Bakterienwachstum zu hemmen vermochten, allerdings waren die Pilze mit der stärksten Wirkung am seltensten.[43] Man deutete dabei die feinen Signalbotenstoffe als Mittel »gegen das Leben« der jeweils anderen Art und übersah, dass sie in isoliert angereicherter Menge natürlich eine andere Wirkung zeigten als in ihrem natürlichen Miteinander. Darüber ging der Erste Weltkrieg ins Land.

Krieg in den Köpfen führt zum Krieg gegen Bakterien

Es ist interessant zu erkennen, dass die Entwicklung der Antibiotika schon früh mit politischem Gedankengut verflochten war. Bakterien wurden für staatliches menschliches Denken und Handeln vereinnahmt, sei es als Projektionsobjekte oder als unbewusste Rechtfertigung. Eine Zeitlang galt das Leben der Einzeller noch als verschieden deutbar. Die entscheidende Weichenstellung hin zur Antibiose fand interessanterweise genau in der Zeit statt, als auch die Kriege im 20. Jahrhundert durch die Köpfe von Wissenschaftlern, Entscheidungsträgern, Bevölkerung und Europa zogen. Das Prinzip der Ausrottung von Leben galt daraufhin allgemein als berechtigt. Womöglich half das Gefühl, die Bakterien besiegen zu können, über das Empfinden anderer Niederlagen hinweg?

Aus solch einer antibiotischen Perspektive wurden Forschungstexte sogar im Rückblick verfälscht. So legte im Jahr 1966 der leitende Professor für Mikrobiologie in Wien, und Mitentwickler des Penicillins

Richard Brunner (1900–1990), dem Arzt und Botanikprofessor Anton de Bary (1831–1888) in den Mund, er habe im Jahr 1879 den Begriff »Antibiose« geprägt.[44] Tatsächlich beschreibt de Bary damals in *Die Erscheinung der Symbiose** bloß seine Erkenntnisse zum »eigenthümlichen Genossenschaftsverhältnis« ungleicher Pflanzen. Er entdeckte, dass Flechten eine Gemeinschaftsbildung aus Pilzen und Algen sind.[45] Da, wo auch er, dem Zeitgeist folgend, einen »Kampf« zwischen Parasiten und Wirt deutet, spricht er von »Antagonismus«, übersetzt: »Wechselwirkungen«. Die Frage, wie denn die Lebewesen zueinander stehen, wurde zu Barys Zeiten erst noch intensiv erforscht. Erst mit und nach den Weltkriegen wurde das Miteinander von Bakterie und Mensch tatsächlich ebenfalls zum Krieg.

Dass man damals die Wahl hatte, einen bakterienfreundlichen Weg zu gehen, kann man daran ablesen, dass de Bary selbst bereits im Jahr 1885 die Bakterien im menschlichen Körper als »unschädliche Gäste, Wohnparasiten«** und »selbst nützliche Beschützer gegen die Invasion störender Gährungserreger« beschrieb, also genau so, wie wir es heute neu als hilfreich erkennen.[46]

Die aus der Bakterie *Pseudomonas pyocynea* gewonnene und »Pyocyanase« genannte Substanz war die erste antimikrobielle Substanz aus natürlicher Herkunft, deren antibakterielle Wirkung sich therapeutisch bewährte. Sie wurde schließlich ab 1928 durch das sächsische Serumwerk Dresden als Medikament hergestellt. Im selben Jahr zeigte sich dem – später im Rückblick berühmt gemachten – Alexander Fleming beim Züchten von Bakterien im Labor die hemmende Wirkung des Pinselpilzes. Aus dem Filtrat der Pilzkultur gewann er die Substanz, die das Wachstum der Bakterien hemmte, und nannte sie »Penicillin«. Er fand diese Entdeckung bloß »an sich« interessant und verfolgte sie nicht weiter. Erst zehn Jahre später, mit einer seit Kriegsbeginn 1938 aufflammenden Kampfesstimmung einhergehend, griff man diese Forschungsergebnisse wieder auf.

Bis schließlich daraus dann das Medikament Penicillin wurde, vergingen noch Jahre. Zahlreiche Forscher in Europa und Amerika befassten sich mit der Isolierung, Reinigung und Anreicherung des Penicillins, um eine therapeutisch ausreichende Menge reiner Substanz zu erhalten. Diese Forschung geschah während des Zweiten Weltkriegs unter großer Geheimhaltung, da man hoffte, mit Antibiotika Wunden und Infektionen der Soldaten zu kurieren und sich somit militärische

* Vom griechischen *symbíōsis* für »Zusammenleben«.

** Als »Parasit« galt damals ein Lebewesen an oder in einem Organismus, der ihm Nahrung gibt, also auch Bakterien im Körper (vom griechischen parásitos für »Tischgenosse«).

Vorteile zu verschaffen. In England und den USA überwachten regierungseigene Agenturen den Wissensaustausch über Produktionsweisen und Neuigkeiten.[47] Erst im Jahr 1941 waren die erforderlichen Prozesse so weit entwickelt, dass versuchsweise Patienten mit einer ausreichenden Menge Penicillin behandelt werden konnten. Mit Erfolg. Kaum bewährt, begann die industrielle Produktion. Die Substanz war anfangs so kostbar, dass man den Urin der Behandelten sammelte und, da Antibiotika den Organismus zum größten Teil unverändert wieder verlassen, das darin ausgeschiedene Penicillin wieder daraus extrahierte.[48] Im Jahr 1947 zahlte man auf dem Nachkriegsschwarzmarkt in Deutschland für eine einzige Ampulle 5000 Zigaretten, derweil ein Zentner Kohle nur vierzehn Zigaretten kostete und ein Stück Butter 250.[49]

Inzwischen begann ein Wettsuchen um das Auffinden weiterer antibakterieller Substanzen. Die man gefunden hatte, wirkten ja nur gegenüber einem Teil der Bakterien. Nachdem man wusste, dass sie in Pilzen vorkamen, besorgten Forscher sich Erdbodenproben aus aller Welt, isolierten daraus, was sie konnten, fanden Zehntausende von Mikrobenarten in Komposthaufen, Marmeladengläsern, Säften und Früchten, und prüften, welches Bakterienwachstum womit gehemmt werden konnte. Mal wurde man in einer Bodenprobe aus Venezuela fündig,* mal in Wundeiter** oder in einem Abwasserkanal***.

Mikrobenjagd macht Menschen blind

Man jagte damals die Mikroben gleich in zweierlei Richtung: Man suchte die einzelnen »Krankheitserreger« der verschiedenen Krankheiten, und man suchte die Mikrobenstämme, aus denen man Substanzen zum Bekämpfen Ersterer isolieren konnte. *Mikrobenjäger* hieß dann auch das 1926 in Amerika erstmals erschienene und jahrzehntelang in Hunderttausenden Exemplaren und zahlreichen Übersetzungen verbreitete erste für jedermann geschriebene Buch über die Geschichte der Bakteriologie. Der Autor war Professor für Bakteriologie und arbeitete unter anderem am Pasteur-Institut in Paris und am Rockefeller-Institut in New York. Im Vorwort der 13. deutschen Auflage von 1937 heißt es über die Forscher: »Helden …, nicht geringer als die bewunderten Helden der Kriege, werfen doch auch sie ihr Leben in

* »Chloramphenicol«.

** »Bacitracin«, nach der Patientin namens Tracy benannt.

*** »Cephalosporin«.

den Kampf, in ein mutiges, verbissenes Ringen gegen heimtückische, unfassbare Menschheitsgeißeln … Sie retten geheimnisvoll Tausende, vielleicht Millionen von Menschenleben, die früher als Opfer würgender Seuchen dem ebenso geheimnisvollen Angriff winziger Mikroben erlagen.« Und: »… die uns auch eine Befreiung und ein Neuland erkämpften: ein gesundes, längeres, schöneres Leben.«[50]

So kann man sich irren. Interessanterweise fragten die Antibiotika-Forscher sich nicht, welche Aufgabe die von ihnen gefundenen Substanzen natürlicherweise bei Pilzen und Bakterien hatten. Man sah im Labor die erwünschte hemmende Wirkung auf mutmaßliche »Krankheitserreger« und bewertete sie zielgerichtet nach dem selbst erklärten Zweck. Hätte man die Frage nach ihrem eigentlichen Sinn gestellt und wäre man bereits damals auf die Idee gekommen, dass diese »Antibiotika« in Wirklichkeit Signalbotenstoffe der Mikroben untereinander für einen gesunden Dialog zur Verständigung zwischen Zellen sind, hätte man sie vielleicht klüger eingesetzt.

Dann hätte man vielleicht auch schneller bemerkt, dass es schwerwiegende Folgen für einen Lebensraum hat, wenn man sich ungefragt in die Kommunikation der kleinsten dort lebenden Wesen einmischt.

Stattdessen trafen mit dem kriegerischen Propagandavokabular der Weltkriege wiederum martialisches Gedankengut und bakteriologische Forschung zusammen. Die Beziehung, in die der Mensch sich dadurch zu den Bakterien setzte, entsprach den diktatorischen politischen Kräften der damaligen Zeit. Man entnahm sie und ihre Stoffe, laborierte damit nach Gutdünken und versuchte, ihr Dasein zu beherrschen. Statt eines respektvollen Miteinanders, wie man es zwischen dem Menschen und seinem Ursprung erwarten könnte, prägt ein liebloses Dominieren und Manipulieren seither die medizinische Mikrobiologie. Dass Einzelne den Spieß heute umdrehen und die Mikroben als »Herrscher der Welt« bezeichnen,[51] macht deutlich, wie weit entfernt man immer noch von der Wahrheit des Miteinanders ist.

Um eine therapeutische Wirkung zu erzielen, mussten die ausfindig gemachten Substanzen labortechnisch gereinigt und stark angereichert werden. Dazu züchtete man die »Produzenten«stämme im Labor in speziellen Nährlösungen und manipulierte sie auch zwecks größerer Ausbeute. Schließlich konnte man einzelne Substanzen chemisch verändern, woraus die »halbsynthetischen« Antibiotika entstanden. Der Eingriff in das Zwischenzell-Leben wurde dadurch noch entfremdender.

Man merkte zwar sehr deutlich, dass der Einsatz von Mitteln, die im Körper auf Bakterien zielen, für den Patienten von Gefahren begleitet war, viele Nebenwirkungen hatte und keine echte Stärkung des Kranken bedeutete. Todesfälle unter den so Behandelten und das Auftreten von Bakterienresistenzen riefen früh schon Kritiker wach. Das allein reichte jedoch nicht aus, um die Bakterienbekämpfung an sich zu hinterfragen.

Wie antibiotische Mittel wirken

Antibiotische Medikamente, die gegen Bakterien gerichtet sind, haben unterschiedliche Wirkmechanismen:* Sie greifen in Lebensprozesse im Bakterium ein und stören damit ihr Leben, ihre Vermehrung oder ihre Aktivität. Wird dabei die Vermehrung der Bakterien gehemmt, spricht man von »bakteriostatischer«**, werden sie getötet, von »bakterizider«*** Wirkung. Manche blockieren den Zellwandaufbau, sodass Bakterien bei der Teilung sterben, weil die neu gebildeten Zellwände missgestaltet und zu durchlässig für den Zellinhalt sind. Andere blockieren die Ablesung der genetischen Information in der Bakterie, sodass Entstehungsschritte für Stoffwechselprodukte unmöglich werden, und der Einzeller stirbt. Wieder andere stören die Eiweißbildung, wodurch in der Bakterie missgebildete Eiweiße entstehen, die einen tödlichen Mangel verursachen. Oder es wird die Bereitstellung von Mikronährstoffen zum Beispiel der Tetrahydrofolsäure innerhalb der Zelle verhindert, woraufhin die Gene der Bakterie nicht mehr abgelesen werden können, was das Weiterleben der Art unterbindet.

Diese Form der »Unterhaltung«, die der Mensch mit den Bakterien eines kranken Körpers mit ursprünglich bakteriellen Botenstoffen pflegt, ist ziemlich barbarisch. Bedenkt man, dass sowohl Einzeller untereinander (siehe Seite 66ff.) als auch mit Körperzellen (siehe Seite 80ff.) ständig über Signale in Kontakt stehen, ist klar, dass dies von den Zellen beantwortet wird.

Mit der Zeit wurde das »Antibiotikum« zum Inbegriff des Beseitigungsmedikaments. Allen Widersprüchen, Nebenwirkungen und Resistenzen zum Trotz erhielt es eine positive Bedeutung und galt bis in die sechziger Jahre hinein als *das* »Wunder«mittel schlechthin. Keine andere Medikamentengruppe wurde so emotional besetzt. Es erschien

* Man unterscheidet die gegen Pilze gerichtete »antimykotische«, gegen Würmer gerichtete »antihelminthische«, gegen Viren gerichtete »antivirale« sowie eine gegen Protozoen gerichtete Therapie. Der übergeordnete Begriff ist »antimikrobiell«.

** Vom griechischen *statós* für »stillstehend«.

*** Vom lateinischen *caedere* für »töten, fällen, ermorden, schlachten«.

wie gesagt als das Mittel zur Rettung der Menschheit. Das erklärt auch, warum ihr Einsatz sich nicht auf die Medizin beschränkte, sondern es zu einer einzigartigen Entwicklung kommt, nämlich dass etwas, was als Medikament für ernsthaft Erkrankte entwickelt wurde, schließlich zu einem Konzept wird, das den gewöhnlichen und gesunden Alltag der Menschen tränkt. »Antimikrobiell« klingt in den Ohren der meisten Menschen gleichlautend mit »gesund«. Wobei bei der Werbung mit »antimikrobieller Wirkung« nicht einmal nachgewiesen werden muss, dass dieser Effekt auch tatsächlich eintritt.[52]

Massen von Konsumartikeln werden trotzdem antibiotisch präpariert, ob Tennissocke, Computertastatur oder Kühlschrank, von Bettzeug über Handseife bis zu Zimmerfarben. Man muss mittlerweile schon gründlich suchen, um Einlegesohlen zu finden, die nicht antibakteriell imprägniert wurden. Duschschläuche, Schneidebretter, Kinderspielzeug, sogar Besteck und Geschirr gibt es »antimikrobiell«. Kaum ein Lebensbereich wird davon ausgespart. Im Jahr 2016 waren in Deutschland mehr als 30 000 »Biozid«-Produkte zugelassen, im Jahr 2009 waren es noch 18 000.[53] Sie werden damit beworben, dass sie »befreien«, »abhalten«, »beseitigen«, »schützen« und »hygienisch« seien und »ein gutes Gefühl« geben. Alles positive Aspekte, die jeder Mensch sich wünscht. Leider am falschen Platz, denn beim pauschalen Beseitigen von Bakterien ist genau das Gegenteil der Fall, wie wir noch sehen werden.

Das gilt auch für den überflüssigen Ersatz des gründlichen Händewaschens mit Seife durch Handdesinfektion. Der Gesamtverbrauch an Händedesinfektionsmitteln stieg bei tausend Kliniken, die in Deutschland dafür registriert wurden, von 2008 bis 2015 um 81 Prozent, »ein positiver Trend, den es«, so die verantwortliche Professorin, »zu halten und weiter zu steigern gilt«.[54] So klafft die Schere zwischen dem Wissen um Bakterien und falsch verstandener Hygiene immer weiter auseinander. Der Einsatz von Desinfektionsmitteln im Haushalt ist völlig überflüssig.[55] Hygienisch ist nicht die Beseitigung der Bakterien aus einem Lebensraum. Hygienisch ist die passende Bakterienvielfalt und -mischung mit ihrer gesunden Aktivität und Kommunikation am jeweiligen Ort.

Mittlerweile wird der Begriff »antimikrobiell« derart grob verallgemeinert, dass schier alles damit gemeint ist, was irgendwie die Bakterienzusammensetzung irgendwo in einem Lebensraum verändert. Als sei dies von besonderem Wert, heißt es nun im Zusammenhang mit allem Möglichen stolz, es wirke auch »antimikrobiell«. Küchengewürze, Gartenpflanzen, Edelsteine, Öle, Textilfasern, Schlafanzüge,

Schmuck – oft sind es sogar Naturprodukte, die jetzt durch solch eine Brille fokussiert werden. Mit Buchtiteln wie *Antibiotika aus der Natur* wird unterstellt, in der Natur gäbe es einen Kampf gegen das Leben. Was für ein Unfug angesichts der Tatsache, dass Leben immer aus seinem lebenspendenden Ursprung heraus und im Miteinander lebt! Oft genug findet man in solchen Büchern bloß Auflistungen von allerlei Heilmitteln aus der Natur. Als sei, was heilt, automatisch »keimtötend«, ein Begriff, der dabei meist völlig aus der Luft gegriffen und gänzlich unwissenschaftlich verwendet wird. Vollkommen unbedacht wird dabei der Natur im aktuellen 21. Jahrhundert noch einmal neu das aus der Entfremdung von der Natur im 19. Jahrhundert entstandene Denkkonstrukt übergestülpt.

Vor dem Hintergrund, dass in der Natur alles miteinander lebt, kooperiert und es dabei Kommunikation und Regulation gibt, muten solche Bezeichnungen geradezu grotesk an. Nicht jede Fähigkeit eines Stoffes, zu wirken, selbst wenn sie eine Bakterienbesiedelung beeinflusst, ist mit einer »Bekämpfung« gleichzusetzen. Jede Veränderung eines Milieus bringt veränderte Lebensbedingungen mit sich, denen eine gewandelte Bakterienzusammensetzung folgt. Das ist Lebensgesetz. Wenn eine Pfütze austrocknet und da, wo vorher Wasserläufer und Mückenlarven lebten, Gras wächst, auf dem Marienkäfer krabbeln, würde ja auch niemand behaupten, die Marienkäfer hätten die Mückenlarven bekämpft. Oder wenn ein ausgetrockneter Gartenteich, in dem sich Ameisen und Spinnen tummeln, wieder mit Wasser gefüllt wird und sich dann Kaulquappen und Fische darin finden, käme auch niemand auf die Idee zu sagen, die Kaulquappen hätten die Spinnen bekämpft.

Genauso wenig »kämpfen« Heilmittel. Die Verwendung von Heilpflanzen und Heilsteinen unterscheidet sich grundlegend vom Einsatz der »Antibiotika«. Erstere beeinträchtigen die natürliche Bakterienbesiedelung nicht, während sie das Milieu regulieren. Das jedoch ist bei Letzteren in schwerwiegender Weise der Fall.

Was Bakterienbeseitigung für den Menschen bedeutet

Nimmt ein Mensch ein Antibiotikum, verändern sich in seinem ganzen Körper Bakterienzusammensetzung und -aktivität. Es kommt zu einem individuell unterschiedlich stark ausgeprägten Mikrobiomschock. Diese Veränderung ist unwiderruflich. Wissenschaftliche Studien zur Veränderung des Darmmikrobioms nach Antibiotikagabe zeigen übereinstimmend, dass direkt nach der Einnahme des Mittels, egal ob örtlich aufgetragen, eingenommen oder intravenös gespritzt, die Anzahl der Bakterien abnimmt, und zwar im gesamten Körper. Nutzt man also an Zähnen ein Antibiotikum, kann dies die Vaginalflora verändern. Antibiotische Vaginalzäpfchen können die Mundflora verändern. Auch die Zahl der verschiedenen Bakterienarten nimmt dabei ab, zum Beispiel um 50 Prozent im Darm.[56]

Dabei wird die Zusammensetzung der Bakterienarten im Mikrobiom verschoben, und einige Stämme verschwinden. Sie werden vielleicht durch andere ersetzt. Die Verhältnisse der verschiedenen Arten untereinander ändern sich grundlegend. Neu zu finden sind resistenzaktivierte Stämme. Lässt man per Computerbild die als Punkte in einer Tabelle aufgeführten Veränderungsdaten direkt optisch aufeinanderfolgen, zeigt sich ein wilder Zickzackkurs, bis sich das Mikrobiom allmählich mit einer neuen Zusammensetzung woanders stabilisiert als zuvor.[57]

Folgt auf eine kurze Antibiotika-Einnahme eine Erholungszeit, kann sich in einem gesunden Milieu die Bakterienmenge aus den verbliebenen Bakterien wieder vermehren, und die Funktionsfähigkeit des Mikrobioms wird so gut wie möglich wiederhergestellt. Die verbliebenen Bakterienstämme können ersatzweise Aufgaben der verschwundenen Stämme übernehmen, womöglich aber nicht in der gleichen Aktivität. Abhängig von den persönlichen Lebensumständen, kann nach einigen Wochen oder Monaten ein zwar verändertes, aber funktionsfähiges Mikrobiom wiederhergestellt sein.

In Studien wurde die Zusammensetzung der Darmbakterien bis zu vier Jahren nach einer antibiotischen Therapie beobachtet. Eine vollständige Rückkehr zum ursprünglichen Mikrobiom gibt es dabei nie.[58]

Nimmt man allerdings in der Erholungsphase, beispielsweise binnen eines halben oder eines Jahres, erneut ein Antibiotikum, kommt es zu keiner Wiederherstellung mehr. Die Verschiebung der Arten sowie die Verminderung in Vielfalt und Fülle bleiben in größerem Maße bestehen und können langfristig Störungen der Gesundheit in allen Organen mit sich bringen, da sie auf die Zusammenarbeit mit den Bakterien angewiesen sind. Bekanntlich folgen daraus Durchfälle und Unverträglichkeiten und schließlich chronische Reizdarmsymptome. Weniger bekannt sind Stoffwechselstörungen wie Übergewicht oder Diabetes. Es kann auch zu einer allgemeinen Infektanfälligkeit, Unverträglichkeiten und zu psychischen Störungen kommen. Typischerweise wiederholen sich Infektionen von da an immer wieder.

Es gibt weltweit mittlerweile achtzig Antibiotikaklassen. Viele weitere sind in Entwicklung.[59] Daraus waren im Jahr 2014 beim Bundesamt für Arzneimittel und Medizinprodukte 2429 verkehrsfähige Antibiotika zugelassen. Geschätzte 650 Tonnen Antibiotika wurden im Jahr 2011 in Deutschland von Menschen aufgenommen. 1706 Tonnen gebrauchte man in der Tierhaltung, wovon über Lebensmittel immer wieder Spuren auch beim Menschen landen. Vierzig Millionen Antibiotika-Verordnungen wurden im Jahr 2013 bei Krankenkassen abgerechnet, gut ein Drittel der Versicherten erhielt mindestens eine Antibiotika-Behandlung im Jahr, bei den vier- bis sechsjährigen Kindern sind es 41 Prozent, bei den über neunzigjährigen Menschen etwa jeder zweite.[60] Dabei ist bei Kindern ein stabiles Mikrobiom für eine gesunde Entwicklung unerlässlich, und alte Menschen haben ohnehin bereits eine verringerte Bakterienvielfalt im Körper, was sie anfälliger sein lässt (siehe Seite 96ff.).[61] Ein zusätzlicher Mikrobiomstress bringt im Alter ein geschwächtes Zusammenwirken zwischen Einzellern und Körperzellen womöglich völlig zum Erliegen, mit unter Umständen schwersten Folgen. Gerade dann ist eine mikrobiologische Therapie oft heilsamer, um das Wohlbefinden wiederherzustellen.

Die persönliche Verminderung von Vielfalt und Fülle im Mikrobiom der einzelnen Menschen summiert sich in den von dieser Entwicklung betroffenen Gesellschaften auf einen allgemeinen Bakterienmangel, der inzwischen dahin geführt hat, dass Menschen in industrialisierten Ländern erheblich weniger Bakterienarten im Körper haben als in naturnah lebenden Kulturen. Forscher verglichen die »zivilisierte« Bakterienbesiedelung mit jeweils der von Hadza-Jägern im Inneren von Tansania,[62] von Ureinwohnern in Papua-Neuguinea[63] und in Burkina Faso[64] und von erst im Jahr 2009 kontaktierten Dorfeinwohnern des Jäger-und-Sammler-Volksstammes der Yanomami im Urwald von Venezuela.[65] Letzterer lebt seit 11 000 Jahren dort, ohne von der antimikrobiellen Zivilisation berührt worden zu sein. Bei allen ermittelte man in Stuhlproben, Nasenabstrichen und Haut ein viel größeres Bakterienspektrum als bei uns. Bei den Yanomami fand man die höchste je bei Menschen gemessene Artenvielfalt überhaupt, um 40 Prozent mehr als beim durchschnittlichen US-Amerikaner. Fast ungläubig äußern die Forscher in den Studien die Vermutung, die größere Vielfalt und Fülle als bei uns hänge wohl mit dem von der Natur entfremdeten Lebensstil der Menschen in Industrienationen zusammen, der sie ihrer ursprünglichen Bakterienbesiedelung beraubt habe. Schon werden Überlegungen angestellt, ob diese Vielfalt bakterienreicher Völker nicht zu therapeutischen Zwecken für die Menschen in der westlich zivilisierten

Welt genutzt werden könne. Derweil schickt die Regierung Venezuelas fürsorglich zweimal jährlich per Helikopter medizinische Versorgung zu den Yanomami und behandelt sie – unter anderem mit: Antibiotika!

Wir leiden also aufgrund unserer desinfektiösen Lebensweise in unserer Zivilisation an persönlichem Bakterienchaos im Körper und an kollektivem Mikrobenmangel im ganzen Volk. Und wo die natürliche Vielfalt in einer großen Gemeinschaft verloren ist, kann sie selbst bei innigstem Körperkontakt nicht mehr ausgetauscht, nicht mehr von Mutter zum Kind weitergegeben und ohne Hilfe nicht mehr wiederhergestellt werden. Das ist erschütternd. Wir haben ungewollt die Grenzen unserer Mikrobiomtoleranz längst weit überschritten und bekommen nun die Folgen überall zu spüren.

Bakterielle Resistenzen

Neben Bakterienmangel ist eine logische Folge von Antibiose die Veränderung der übrig bleibenden Bakterien und die Ausbildung von Resistenz. Resistenz bezeichnet die Fähigkeit von Einzellern, Pflanzen, Tieren oder Menschen, gegenüber lebensbedrohenden Giften aus der Umgebung zwecks Überleben unempfindlich geworden zu sein. Sind Bakterien gegenüber einem Antibiotikum resistent, wirkt das Mittel nicht mehr gegen sie. Das heißt, dass sie sich trotz der Anwendung bakterienhemmender Mittel weiter vermehren oder trotz bakterientötender Mittel weiter leben können.

Wie kommt solch eine Resistenz zustande?

Gesunderweise leben Bakterien wie alle Wesen immer und überall in Verständigung miteinander und mit der Umgebung. Sie haben feine Wahrnehmungsorgane in Form bestimmter Oberflächengebilde auf ihrer Hülle, die nach Kontakt von außen im Zellinneren eine passende Reaktion bewirken, damit sie die der Umwelt angemessene Aktivität entfalten. Das ist die Voraussetzung für ein Miteinander des Mikrobioms mit Körperzellen. Sie lesen dadurch die Umgebung beständig ab und sind fähig, auf veränderte Bedingungen jederzeit angemessen zu reagieren. Indem sie ihr ganzes Leben beständig fein den Gegebenheiten anpassen, können sie den jeweils wechselnden Umständen, wie sie beispielsweise durch das Essen im Darm entstehen, stets gerecht werden und ihre jeweiligen Aufgaben vor Ort unentwegt gemeinschaftlich erfüllen.

Der Information der Einzeller untereinander und auch mit den Körperzellen von Pflanze, Tier und Mensch dient der Austausch kleiner Signalbotenstoffe. Antibiotika sind nun, wie wir gesehen haben, isolierte und verdichtete, also zur Verstärkung kräftig angereicherte Formen solcher Signalstoffe. Es sind Botschaften, die zum Beispiel Schimmel- oder Bodenpilze natürlicherweise gegenüber Bakterien in kleinen Mengen abgeben, um sich über Aktivitäten in der Umgebung zu verständigen. Diese Verständigung erfolgt gemäß einer jahrmilliardenalten Entwicklung zu höherem Leben und dient den Mikroben zur Erfüllung ihrer jeweiligen Aufgaben.

Die zu Antibiotika erklärten Substanzen bedienen diese Kommunikation, allerdings nun künstlich verstärkt und mit der Absicht, Bakterien zu töten. Sie sind quasi eine von Menschen nachgemachte und gewaltig übersteigerte Nutzung ihrer naturgegebenen Verständigungsweise, eigentlich ihr Missbrauch. Bildlich gesprochen, ist es, als würde man das Sprechen und Hören von Menschen gegen sie nutzen, indem man ihnen Sprache per Megaphon so laut ins Ohr plärrt, dass sie vor Schreck erstarren oder tot umfallen. In diesem Bild bestünde eine mögliche Resistenz darin, sich Ohrstöpsel oder Kopfhörer auf die Ohren zu setzen, den Lautsprecher zu zerlegen oder den Strom abzudrehen, damit man wieder normal weiterleben, sich in Ruhe unterhalten und seiner Tätigkeit nachgehen kann.

Bakterien reagieren auf einen Angriff von Antibiotika, deren Ausmaß sie bedroht, wie alle Lebewesen mit einer Art SOS-Reaktion. Sie können je nach Bedarf Enzyme aktivieren, die die antibiotische Substanz spalten oder verändern, sie können die Molekülanordnung in sich selbst verwandeln, ihre Zellwand verdicken, Pumpen zum Ausschleusen der Substanz in Gang setzen und anderes mehr. Es sind also zuvor angelegte Möglichkeiten, die nun durch Antibiotika aktiviert werden.

Als man das Prinzip der Resistenz gegenüber Antibiotika anfangs beobachtete, meinte man, die Bakterien reagierten mit einer Art Neuentwicklung von Eigenschaften. Man glaubte, sie wehrten sich gegen den Menschen. Mittlerweile fand man jedoch, dass die Information für Antibiotikaresistenzen bereits in den Genen von Bakterien prähistorischer Funde liegt. Die Möglichkeit zur Neutralisierung von Signalbotenstoffen, also auch der Antibiotika, gehört nämlich zum natürlichen Repertoire der Bakterien. Die Information dazu befindet sich meist auf kleinen Genstücken gespeichert, die man »Plasmide« nennt und die frei im Zellinneren liegen. Anders als das Chromosom der Bakterien können diese Plasmide beliebig untereinander ausgetauscht und auch einfach in die Umgebung abgegeben werden. Es gibt Resistenzplasmide für Enzyme, die bereits mehr als zwei Millionen Jahre alt sind[66] und seit Millionen von Jahren unter Bakterien ausgetauscht werden. Andere Resistenzgene fand man in rund 30 000 Jahre alten Sedimenten im Permafrost des Beringmeeres.[67] Auch Ötzi, die 5000 Jahre alte Gletscherleiche, trug bakterielle Resistenzgene im Darm.

Was wir also Resistenz nennen, ist in Wirklichkeit keine Neuerrungenschaft, vielmehr die natürliche Fähigkeit von Einzellern, ihre Kommunikation fein zu regulieren. Nur, dass nun auf zu viele Botenstoffe eine entsprechend große Regulation erfolgt. Es ist nachvollziehbar, dass ein Botenstoff, nachdem er seine Wirkung gezeigt hat, ja irgendwie neutralisiert werden muss. Dass das unserer Absicht zuwiderläuft, Bakterien zu behindern, und dass wir es folglich »Resistenz« nennen, ist bloß die einseitige Sicht der menschlichen Idee von Bekämpfung und Widerstand.

Solange Antibiotika noch natürlichen Ursprungs waren, wurde vorhandene Resistenzfähigkeit in Bakterien einfach aktiviert. Durch die Entwicklung künstlicher Antibiotika entstanden dann zusätzliche Mechanismen. Damit begegnen die Bakterien den Angriffen so, dass das Leben auf der Ebene der Kleinstlebewesen möglichst trotzdem bestehen bleiben kann. Nach obigem Bild des Megaphons schützen sich die Mikroben vor dem Übermaß an Lautstärke und machen die »Ohren« dicht – mit der Folge, dass sie dann untereinander und mit Körperzellen natürlich auch nicht mehr wie zuvor »reden« können. So führen Antibiotika über die aktivierten Resistenzen zu neuen Problemen. Das Übermaß an Resistenzen, das auf der Erde jetzt die Politiker alarmiert, ist der verzweifelte Versuch der Bakterien, auf unsere unmäßige Verwendung ihrer Signalbotenstoffe ausgleichend zugunsten der Rettung der Erde zu reagieren. Je mehr Antibiotika eingesetzt werden, desto mehr Resistenzaktivität wird es folglich geben. Jedenfalls, solange es Bakterien gibt.

Seit Beginn der Antibiotika-Verwendung wurden Zigtausende Tonnen künstlich produziert und auf der Erde verteilt. Allein in den Jahren 2000 bis 2010 stieg der weltweite Antibiotikaverbrauch um 30 Prozent.[68] Dabei wirkt beispielsweise Penicillin gegen Staphylokokken bereits in einer Verdünnung von 1 zu 84 Millionen![69] Über Mensch und Tier und Produkte werden 30 bis 90 Prozent der Wirkstoffe unverändert ausgeschieden,[70] gelangen ins Abwasser und reichern sich in allen Lebensräumen an. Man hat Erdboden von heute mit archiviertem Boden vom Jahr 1940 verglichen und eine um mehr als 15 Prozent höhere Menge von Resistenzgenen im Vergleich zu früher gefunden. Wir haben die Erde in eine Resistenzhyperaktivität getrieben.[71]

Am stärksten entwickeln sich Resistenzen dort, wo die meisten Antibiotika eingesetzt werden und wo am wenigsten gesunde Bakterien sind. Länder mit hohem Antibiotikaumsatz verzeichnen hohe Resistenzraten.[72] Die Massentierhaltung mit Antibiotika führt zur massiven Resistenzgenentwicklung und zum Resistenzgenaustausch. In konventionellen Schweinemastställen fand man in Nasenabstrichen bei 92 Prozent der Tiere resistente Bakterien.[73] Sie leben im Stallstaub, in der Nase der Landwirte, fliegen in die Umgebung und bleiben im verkauften Fleisch. Im Extremfall verschwinden normale, nicht resistente Bakterien völlig.[74]

Beim einzelnen Menschen können sich diese Folgen antibiotikaresistent gewordener Bakterien auf vielfältige Weise äußern: Sei es in einer Schwächung des Immunsystems, in Verdauungs- oder Wundheilungsstörungen, in Erbrechen und Durchfällen bis zur Austrocknung, in Atemwegserkrankungen, Organversagen, massiven Entzündungen bis hin zur Blutvergiftung und zum Tod.

»Krankenhauskeime«

In Krankenhäusern entstehen mehr Resistenzen als außerhalb von ihnen, was zur Bezeichnung »Krankenhauskeime« für resistente Bakterien dort geführt hat. Hunderttausende von Menschen jährlich werden in Deutschland damit neu besiedelt. Zehntausende sterben daran. Natürlich bleiben die Bakterien aber nie an einem Ort. Durch die Dichte antibiotikabehandelter Menschen und die vielen desinfizierenden Maßnahmen entwickeln sich allerdings in Krankenhäusern oft gleich mehrere Resistenzaktivitäten gleichzeitig. Weist ein Bakterium drei oder mehr davon auf, spricht man von »Multiresistenz«. Diese versucht man durch sogenannte »Reserveantibiotika« weiter zu bekämpfen. Wenn auch diese keine Wirkung mehr zeigen, weil die Bakterien entsprechend reagieren, ist die moderne akademische Medizin gegenüber Erkrankten buchstäblich hilflos.

Ein großer Prozentsatz auch der gesunden Bevölkerung trägt die veränderten Resistenzgene unbemerkt in sich und überträgt sie durch Körperkontakt überallhin. Wird ein solcher Mensch krank, kann es sein, dass er nur viel mühsamer gesundet als jemand ohne sie.

Bakterienmangel, Verlust an Bakterienvielfalt, Verzerrung der Mikrobiom-Gemeinschaft und Resistenzaktivierungen – die Folgen der Antibiotikaverwendung sind horrend. Die Zusatzkosten allein bei einem Kranken mit Antibiotikaresistenz beziffert man mit etwa 8850 bis 35 390 Euro pro Person. Dies summiert sich in den 43 OECD-Ländern bis zum Jahr 2050 auf geschätzte 2,5 Billionen Euro.[75]

Bisher werden die Folgen der Resistenzaktivierung weltweit zwar als »Bedrohung« erkannt. Eine Mitteilung der britischen Regierung 2014 rechnet vor, dass bis zum Jahr 2050 jährlich weltweit zehn Millionen Menschen mehr als heute an resistenzaktivierten Bakterien sterben werden. Allein die rechnerische Verringerung des Bruttosozialproduktes durch das Vorhandensein von Resistenzen im Menschen würde dann mit fast 90 Billionen Euro mehr Geld kosten als das gesamte derzeitige Weltwirtschaftsvolumen.[76]

In ihren Vorschlägen zur Verbesserung dieser Perspektive fehlt jedoch ausnahmslos allen – auch noch so ausführlichen – Strategiepapieren, Konzepten und Managementprogrammen, sei es der Regierungen, Gesundheitsorganisationen, Krankenkassen, Ärzteverbände oder anderen Initiativen, der wahre Weitblick. Denn um diese Spirale zu beenden, hilft nur eins: die Kommunikation zwischen Mensch und Mikrobe ab sofort wieder von jeglichen Tötungsabsichten vollständig zu befreien.

Für eine wahre Heilung in dieser das Leben auf der Erde existenziell gefährdenden Situation nutzt es nämlich nichts, die Folgen der Ursache immer noch weiter zu bekämpfen. Das sagt schlichtweg der gesunde Menschenverstand: Wenn auf eine Aktion eine Reaktion folgt, und man reagiert darauf, indem man die Aktion verstärkt, wird darauf logischerweise eine stärkere Reaktion folgen. Zu hoffen, man könne die Aktion fortführen, ohne die Reaktion zu bewirken, ist illusorisch. Zu glauben, die Aktion müsse nur so stark werden, dass die Reaktion verschwindet, ist geradezu naiv. Die Ansicht, die Menschheit könne durch »verstärkte Anstrengung« das Problem bakterieller Resistenzen »in den Griff bekommen«, ist tatsächlich eine Anmaßung gegenüber dem Leben. Auf diese Weise können die Folgen mit Sicherheit nur noch dramatischer werden.

Bereits vor vierzehn Jahren forderte die Weltgesundheitsorganisation WHO: »Mittlerweile hat das Problem überall auf der Welt ein kritisches Niveau erreicht. Es muss dringend etwas passieren.«[77] Dieser Ruf ertönt derweil von den höchsten Stellen allüberall. Doch er verhallt in der Verharrung, denn das, was wirklich geschehen muss, wird immer noch nicht gesehen: Der einzige Ausweg aus all diesen existenzbedrohenden Problemen ist die Änderung der bisherigen Absicht von Bekämpfung durch den Menschen und stattdessen die Hinwendung zu einem friedlichen Miteinander mit den natürlichen Lebensgemeinschaften und Eigenschaften der Bakterien auf der Erde.

Probiotika

Von Darmdesinfektion zu bulgarischen Bazillen

Was wir heute »Probiotika« nennen, übersetzt »für das Leben«, entspringt einer Entwicklung, die bereits lange vor der Erfindung der Antibiotika begann. Es war ja eine Zeitlang ungewiss, was Bakterien im Menschen denn wirklich zu suchen hatten.

Ab 1890 war die Idee des Tötens von Bakterien zur Beseitigung von Krankheiten zwar insgesamt vorherrschend, jedoch widmeten viele Forscher bis zum Beginn der Sulfonamidtherapie 1935 ihre Arbeit weiterhin den allgemeinen Fragen zum Bakterienleben. Etliche von ihnen beschäftigten sich mit ihrer Wirkung als »Autovaccine«, die das Immunsystem gegen Krankheiten stärken sollten (siehe Seite 186ff.). Man sammelte viele Erkenntnisse über das Mikrobiom, die dann über die Antibiotika-Ära wieder in Vergessenheit gerieten.

Am einfachsten waren beim Menschen dabei Versuche mit Bakterien aus dem Darm, weil man sie aus Stuhl bequem gewinnen konnte. Bis heute wird bevorzugt an Stuhlproben geforscht, obwohl diese in Wirklichkeit bloß einen Teil der Darmbakterien erfassen. Vielleicht auch, weil sich im Darm die größte bislang gefundene Bakteriendichte im Menschen versammelt findet.

Man stellte sich damals eine »Darmintoxikation« vor, eine Vergiftung, die aus dem Darminneren sich in den ganzen Körper auswirkte. Dafür machte man »Fäulnisbakterien« verantwortlich. Dass eine solche Vorstellung nicht ganz unberechtigt war, erweist sich heute, allerdings genau andersherum: nicht wegen der Bakterien, sondern bei ihrem Mangel. Bei Mikrobiomstörungen mit einer zu großen Durchlässigkeit der Darmschleimhaut (Leaky Gut, siehe Seite 1[illegible]9f.) gelangen Stoffe ungefiltert direkt in Blut und Leber und »vergiften« von da aus tatsächlich den restlichen Organismus.

Als der bulgarische Medizinstudent Stamen Grigorow (1878–1945) Sauermilch zum Studium mit an die Universität nach Genf nahm, ahnte er nicht, dass er damit Geschichte schreiben würde. Er mikroskopierte sie und entdeckte im Jahr 1905 Bakterien darin, die später *Bacillus bulgaricus* genannt wurden, heute *Lactobacillus delbrueckii* subspecies *bulgaricus*. Davon schrieb sein Institutsleiter Dr. Massot dem Nachfolger von Louis Pasteur an dessen berühmtem Institut in Paris, Elias Metschnikow (1845–1916).[78] Metschnikow hatte jahrzehntelang versucht, den Darm beim lebenden Menschen zu desinfizieren, um ihn völlig von diesen Bakterien zu befreien, die offensichtlich bloß das Leben verkürzten.[79] Nun hatte eine Umfrage durch ihn ergeben, dass in Bulgarien die meisten Hundertjährigen Europas lebten.[80] Als er nun von den bulgarischen Bakterien hörte, führte Metschnikow das hohe Alter der Bulgaren auf ihren regelmäßigen Verzehr der dortigen Sauermilch zurück. Zwar aß man damals dort natürlich genauso milchsauer fermentierte Gemüse und lebte vielleicht auch ansonsten gesund, doch darüber sprach man gerade nicht. Jedenfalls vollzog Metschnikow eine gedankliche Kehrtwende und empfahl fortan »Joghurt« zur Förderung der Gesundheit und Verlängerung des Lebens. Da er just im Jahr der Nobelpreisverleihung für seine Entdeckung von Fress-Immunzellen (Phagozyten), 1908, seine Gedanken über gesunde Lebensweise veröffentlichte, fanden sie große Verbreitung. Und Bulgarien wurde um ein nationales Wahrzeichen reicher.

Der im nördlichen Europa bis dato unbekannte »Joghurt« mit *Lactobacillus bulgaricus* wurde ab 1919 als Heilmittel für kindliche Durchfälle in Apotheken – zunächst in Spanien – vertrieben, und sein guter Ruf als förderliche Bakterienkur für den Darm nahm seinen Lauf. Da Joghurt jedoch nicht als Medikament, sondern als Lebensmittel galt, wurde seine Wirkung als Heilmittel gleicherweise angezweifelt. Ernährung und Heilmittel wurden spätestens seit damals als zweierlei verschiedene Dinge angesehen, was es absurderweise bis heute möglich macht, sich ungesund zu ernähren und dann Medikamente für die Gesundheit zu schlucken.

Sicherlich ist der Zweifel bei der modernen industriellen Herstellung von Joghurt, der womöglich mit gentechnisch manipulierten Bakterien kultiviert wurde, vollkommen berechtigt. Wissenschaftliche Studien bestätigen jedoch grundsätzlich, dass sein Verzehr das bakterielle Leben im Darm unterstützt. Er senkte zum Beispiel das Durchfallrisiko bei Patienten, die Antibiotika schluckten, um 57 Prozent.[81]

Ging es Elias Metschnikow überwiegend um die Verlängerung des Lebens, erforschten damals andere Wissenschaftler die »Antagonismen«, also die Wechselwirkungen zwischen den Bakterien oder ihre Wirkung auf den Körper. Sie erkannten deren Bedeutung für die Gesundheit. Es wurden auch viele erfolgreiche Heilungswege mit Bakterien entwickelt (siehe Seite 172ff.), die aber bald durch die Dominanz der Antibiotika verdrängt wurden.

Escherichia coli

Der Freiburger Hygienearzt Alfred Nißle (1874–1965), ab 1912 Privatdozent und später Professor am Institut für Hygiene der Universität Freiburg im Breisgau, entdeckte, als er bei den Vorbereitungen mikrobiologischer Kurse *E.-coli*-Bakterien mit Typhusbakterien mischte, dass sie unterschiedliche Wechselwirkungen zeigten, je nachdem, von wessen Stuhl sie stammten. Manche Coli-Bakterien konnten die Typhusbakterien auf der angelegten Nährbodenkulturplatte einfach verdrängen.[82] Er entwickelte Reinkulturen daraus und erstellte einen »Coli-Index« aus dem Verhältnis der beiden Bakterienstämme, der diese Fähigkeit widerspiegelte. Menschen, die solche Coli-Bakterien im Darm trugen, waren nach seinen Beobachtungen gegenüber Darmerkrankungen geschützt. Aus den Coli, die auf dem Index den stärksten »antagonistischen Wert« hatten, entwickelte er schließlich ein Medikament*, mit dem er 1917 die »antagonistische Coli-Therapie« als neues Heilprinzip in die Medizin einführte (siehe Seite 193).[83] Er gab die *E. coli* aus besagtem Stuhl Kranken in Kapseln zu schlucken. Viele Patienten, die zum Teil bereits jahrelang Durchfälle hatten, auch akut schwer erkrankte, wurden damit kuriert.

Der Stamm *E. coli* Nißle 1917 ist seither weltberühmt. Er ist in der Deutschen Sammlung für Mikroorganismen in Braunschweig für den allgemeinen Gebrauch hinterlegt, wird beständig weitervermehrt und ist in etlichen modernen probiotischen Mitteln enthalten. Er ist ein treuer Begleiter der Menschen geworden.

Bereits damals bemerkte man, dass das Schlucken der Bakterienkapseln nicht nur Darmerkrankungen zu heilen imstande war, sondern zugleich Krankheiten kurierte wie Leber- und Gallenleiden, »ungenügende Nahrungsausnutzung«, Allergien, Hautausschläge, Frauenleiden, Migräne, Neurodermitis, Blutarmut, Gelenk-, Magen-, Blasenentzündungen, Gicht, Depressionen und mehr. Sogar Heilungen bei Krebs werden berichtet. Warum, konnte man damals nicht erklären, doch vermutete man, dass das Fehlen »wertvoller« Bakterien zur Ansiedelung solcher führt, die sich unpassend vermehren und zu einer ungesunden Gesamtheit führen. Nißle nannte dies »Dysbakterie«** und vermutete darin die Hauptursache für Krankheitszustände.[84]

Im Grunde genommen spricht Nißle unbemerkt in seinen damaligen Veröffentlichungen bereits das nötige Gleichgewicht in der Bak-

* »Mutaflor«

** Vom griechischen *dys* für »schlecht, krankhaft, von der Norm abweichend« und *baktḗrion* für »Stöckchen«.

terienbesiedelung an, das die Mikrobiomforschung jetzt wieder als lebensnotwendig entdeckt. Er schrieb damals, dass es auf die Stärke der eigenen »persönlichen« Coli-Bakterien »gegenüber Infektionserregern« ankomme.[85] Allerdings hielt er seine Coli für die einzigen Bakterien, die sich im Darm ansiedelten, während geschluckte Milchsäurebakterien dies dort den Stuhluntersuchungen nach nicht taten. Er begrenzte seinen Blick damals auf diese einzelne Bakterienart, und so fehlte ihm die Einsicht in die größere bakterielle Vielfalt.

Nißle war Stabsarzt, hatte also eine militärische Ausbildung, und als Lösung sah er standesgemäß die »Bekämpfung« der Situation. Auch er war in seinem Denken gefangen, hatte allerdings bereits ein anderes Menschenbild als das auf Seite 21ff. geschilderte.[86] Während man sich zuvor den Menschen als bakterienfrei vorstellte und alle Bakterien als äußere Feinde betrachtete, die ihn bedrohen, entwickelte man nun das Bild, es gebe im Menschen gleichzeitig gesunde und krank machende Bakterien. Diese befänden sich beständig in Konkurrenz gegeneinander und bekämpften sich innerhalb des Organismus. Der Kampf wurde quasi ins Innere des Menschen verlagert. Daraus entwickelte sich die Vorstellung, es gebe »gute« und »schlechte« oder gar »böse« Bakterien, und die guten seien zu fördern und die schlechten auszurotten. Für die guten nimmt man folglich Probiotika, gegen die schlechten Antibiotika. So buk die heute zu Bahlsen gehörende sächsische Wurzener Biscuitfabrik in den dreißiger Jahren »Krietsch Yoghurt-Kekse«, deren »Gesundheitsbakterien« »Körper und Geist vor den verderblichsten Feinden«, den »giftigen Bakterien«, »sichern« sollten.

Diese Vorstellung ist heute noch weit verbreitet,* obwohl sie ebenfalls längst überholt ist. Sie deckte sich natürlich leicht mit einem Denken zu Kriegszeiten, in denen die Welt in »Freund« und »Feind« aufgeteilt wird, was eine häufige Projektion des Menschen ist, nicht nur auf die Einzeller. Mit deren Dasein und der Lebenswirklichkeit auf der Erde hat es jedenfalls nichts zu tun. Diese ist nachweislich überall auf Miteinander ausgelegt, mit beständiger Kommunikation zugunsten höheren Lebens.

Alfred Nißle gilt als der Begründer der probiotischen Therapie, auch wenn es diesen Begriff erst später gab. Er hatte gezeigt, dass Bakterien Krankheiten heilen. Tragischerweise entwickelte sich sein Therapieansatz in einer Zeit, die politisch anders ausgerichtet war und in der bald darauf der »Siegeszug« der Antibiotika begann.

* Das aktuelle Förderprogramm der Europäischen Union zur Bekämpfung von Antibiotikaresistenzen heißt: »New Drugs 4 Bad Bugs«, »Neue Mittel für schlechte Bakterien«.

Belächelt von Vertretern der »offiziellen« Medizin, lebte die Darmbehandlung mit Bakterien daraufhin erfolgreich ein bescheidenes Schattendasein in der »Alternativmedizin«, bis die Mikrobiom-Forschungswelle sie jetzt wiederbelebte. Im Jahr 2015 nennt *Die Rote Liste*, das Arzneimittelverzeichnis für Deutschland, 19 370 Medikamente in 5503 Präparate-Einträgen.[87] Darunter sind nur 446 pflanzliche und bloß 46 mit Mikroorganismen.

In gewisser Hinsicht wird die alte Coli-Therapie neuerdings sogar wieder aufgegriffen, denn in der modernen »Stuhltransplantation« mit dem Schlucken von Kapseln mit Stuhl einer anderen Person (siehe Seite 206) kehrt man, ohne bewusst darauf zurückzugreifen, nach hundert Jahren in die Anfänge der Darmbakterientherapie zurück.

Heilen mit Bakterien wurde in dem Jahrhundert ihres Bestehens immer wieder diskutiert, und die positiven Wirkungen bei Mensch und Tier wurden in wissenschaftlichen Studien vielfach nachgewiesen.[88] Solange man die Therapie jedoch auf nur einen Einzelstamm beschränkt, bleibt sie unvollständig. Sie wurde damals als solche nicht allgemein anerkannt.

Milchsäurebakterien

In den Jahren nach Nißle entwickelten zahlreiche Forscher mit den offenbar sympathischeren Milchsäurebakterienstämmen ebenfalls Heilkonzepte. Während die Coli-Präparate zu Medikamenten wurden, wurden aus Milchsäurebakterien eher »Probiotika«. Einen kläglichen Versuch, den bekannt werdenden Antibiotikaresistenzen im Körper etwas Schützendes entgegenzusetzen, gab es dazwischen in den sechziger Jahren mit dem »Antibiophilus«, einem Medikament mit »antibiotikaresistentem *Lactobacterium acidophilum*«*: 10 Gramm für 9,05 (!) DM, Dosierung: 3 bis 4 halbe Kaffeelöffel täglich.

Albert Döderlein (1860–1941) hatte im Jahr 1890 die Milchsäurebakterien als gesunde Besiedelung der Vagina entdeckt. Der Kinderarzt Ernst Moro (1874–1951) kultivierte sie in saurer Bierwürzebrühe und nannte sie *acidophilus*, »säureliebend«. Henri Tissier (1866–1926), Kinderarzt im Institut Pasteur in Paris, isolierte 1899 aus dem Stuhl gestillter Babys das milchsäurebildende Bifidobakterium, das durchfallkranken und flaschenmilchgefütterten Kindern mangelte. Seinen Namen *bifidus*, lateinisch für »in zwei Teile gespalten«, erhielt es 1924

* Von der Firma M. Woelm, Eschwege.

wegen seiner Y-ähnlichen Form. *Lactobacillus* und *Bifidobacterium* sind bis heute zwei der gängigsten Probiotika-Gattungen. Sie können für ein Gleichgewicht im Mikrobiom sorgen.[89]

Man versuchte, besonders geeignete Stämme zu vermehren, um sie mit fermentierten Lebensmitteln für die Gesundheit einzusetzen, stieß jedoch auf verschiedene Schwierigkeiten, etwa dass sie ihren Stoffwechsel änderten,[90] im gewünschten Lebensmittel nicht ausreichend überlebten, es nicht möglich war, sie präzise zu identifizieren und zu benennen. Außerdem wusste man nicht, welche Wirkung sie im Körper überhaupt entfalteten.

Der Kopenhagener Milchforscher Sigurd Orla-Jensen (1870–1949) versuchte 1912, den traditionellen *Lactobacillus bulgaricus* bei der Joghurtherstellung durch *Lactobacillus acidophilus* zu ersetzen, weil er ihn wegen seines Vorkommens im Menschen für diesen für verträglicher hielt. Man suchte nämlich Stämme, die angeblich besser die »Magen-Dünndarm-Passage« überlebten, mit dem Wunsch, bestimmte Bakterien im Dickdarm anzusiedeln. Daraus entstand die sogenannte »Azidophilus-Milch« und 1934 ein »Reformjoghurt«,[91] der auf die Arbeiten von Gärungsforscher Wilhelm Henneberg (1871–1936) in Kiel zurückging. Da damit jedoch keine gewinnbringende Herstellung mehr gelang, begnügte man sich schließlich damit, ihn den beiden üblichen Joghurt-Stämmen *Lactobacillus bulgaricus* und *Streptococcus thermophilus* hinzuzugeben.

Die europäische mikrobiologische Forschungswelle zu gesundheitsfördernden Mikrobenkulturen hatte weltweit Interesse ausgelöst. In Japan isolierte im Jahr 1930 Minoru Shirota (1899–1982) Lactobazillen aus dem Darm eines Kindes und brachte sie 1935 als gezuckerten Azidophilus-Joghurt-Drink in hübschen handlichen Fläschchen als »Yakult« in den Handel. 1974 stellte sich zwar heraus, dass andere Lactobazillen darin waren als deklariert, nämlich *Lactobacillus casei*. Das Produkt gelangte dennoch, künstlich vitaminisiert, gezuckert, aromatisiert oder mit Süßstoff versetzt, nach Europa und wurde 1995 auch in Deutschland eingeführt.

Der Zweite Weltkrieg verschob die Perspektive der Bakteriologen in Richtung Antibiotika, sodass der Gedanke an Ernährung und Medizin mit heilenden Bakterien weitgehend verdrängt wurde.

Einige Ärzte, die früh vor dem Gebrauch und den Folgen der Antibiotika warnten, widmeten sich dennoch dem praktischen Einsatz von Bakterien für die Heilung. Ihr Arbeiten war nicht immer leicht. Arthur Becker (1893–1952), Facharzt für innere Medizin und Bakteriologie, war der damalige Pionier der Heilanwendung von Bakterien. Er arbeitete als Arzt, derweil er über mikrobiologische Therapie forschte, war aber Repressionen ausgesetzt und musste in den dreißiger Jahren mehrfach in die Schweiz flüchten, weil man ihm ein Berufsverbot auferlegte und die jeweiligen Forschungslabore schloss. Erst nachdem wieder Frieden eingekehrt war und sich die Lebensbedingungen nach 1945 wieder normalisierten, konnte er weiterforschen. Mit ihm arbeiteten Kollegen zusammen, sie trafen sich, tauschten ihre guten Erfahrungen mit der Bakterientherapie untereinander aus, entwickelten sie weiter und begründeten im Jahr 1954 in Hessen den »Arbeitskreis Mikrobiologische Therapie«, den es seither gibt (siehe Seite 190).

In dieser Zeit trennte sich die Entwicklung probiotischer Medikamente und der Lebensmittelprobiotika, obwohl die Bakterien dabei an sich natürlich die gleichen sind.

Bakterien wirken immer probiotisch

Der Begriff »Probiotikum« wurde anscheinend erstmals im Jahr 1953 verwendet, und zwar von Werner Kollath (1892–1970), der etwas gänzlich anderes damit meinte. Er bezeichnete damit nämlich Nahrungsbestandteile, die dem Leben förderlich seien, im Gegensatz zu schädlichen »Antibiotika«. Damit begann geradezu eine Laufbahn des Begriffs: 1965 verstand man unter Probiotika Substanzen, die von Bakterien abgegeben wurden, um das Wachstum anderer Mikroben zu fördern, als Gegensatz zu den sie hemmenden »Antibiotika«.[92] Später waren es Organismen oder Stoffe, die das Bakteriengleichgewicht im Darm förderten,[93] dann meinte man damit lebende Mikroorganismen, die als Zusätze zur Gesundheitsförderung der Nahrung oder dem Tierfutter zugegeben wurden,[94] noch später lebende Mikroben, die zu Gesundheitszwecken verzehrt wurden. Diese vergeblichen Versuche, »Probiotika« genau zu definieren, mündeten in die heutigen Begriffsfassung der WHO aus dem Jahr 2001, nach der Probiotika lebende Mikroorganismen sind, »die, wenn in ausreichender Menge verabreicht, dem Wirtsorganismus einen gesundheitlichen Nutzen bringen«. Nimmt man diese Definition beim Wort, zählten folgerichtig auch Bier und Champagner, Rohmilchkäse sowie der Salat aus dem Garten zu »Probiotika«, da auch sie mikrobenreich sind und dem Menschen einen gesundheitlichen Nutzen bringen. Kurzum: Alles Essen mit Bakterien ist probiotisch. Essen ohne Bakterien gibt es allerdings nicht. Gleichzeitig gelten auch äußerlich angewendete Mikroben, also Vaginalzäpfchen mit Bakterien oder Hautcremes, als Probiotikum. Die

Verwirrung besteht jetzt darin, dass man nun gar nicht mehr weiß, was ein Probiotikum eigentlich Besonderes sei und was es von einem Lebensmittel oder Medikament unterscheidet.

Im Oktober 2013 fand sich daher eine Gruppe von Spezialisten zu einer Tagung zusammen und fragte sich, ob wegen der neuen Mikrobiom-Erkenntnisse die derzeitige Definition denn noch gültig sei. Man fand ja, schloss aber neu diejenigen Mikrobenstämme darein, die in kontrollierten wissenschaftlichen Studien bestimmte Gesundheitswirkungen gezeigt haben. Hingegen sollten Mikrobenstämme, für die es entweder keine Studien gibt, die zu fermentierten Lebensmitteln gehören oder die als Stuhltransplantationen verwendet werden, gar nicht mehr als »Probiotika« gelten. Übrig blieben dann nur die industriell hergestellten Mittel unter Verwendung isolierter Stämme, die vom Menschen künstlich kultiviert in eine streng kontrollierte Form gebracht wurden.[95]

Damit wird die Verwirrung leider noch vergrößert, abgesehen davon, dass darin obendrein ein weiterer Versuch liegt, die grenzenlose Fülle und Vielfalt der Kleinstlebewesen in ein menschengemachtes Korsett zu zwängen. Der freie Fluss unseres Lebensursprungs, der durch die Mikroben unentwegt im Lebendigen vermittelt wird, würde damit fortgesetzt blockiert.

In den »Probiotika« verschwimmen Ernährung und Medizin. Nichts macht deutlicher, dass unsere Gesundheit tatsächlich von dem abhängt, was wir aufnehmen, egal wie es heißt. Der Spruch »Eure Nahrung sei euer Heilmittel, und eure Heilmittel seien eure Nahrung« stammt zwar nicht von Hippokrates, dem er fälschlicherweise zugeschrieben wird.* Er drückt nichtsdestotrotz die tiefe Weisheit aus, dass die Gesundheit von der Ernährung abhängt. Deren Wirkung auf den Organismus wird, wie wir jetzt wissen, durch die »Übersetzung« durch die Darmbakterien bestimmt (siehe Seite 131ff.).

Der Begriff »Probiotika« bezeichnet daher eigentlich etwas, was Nahrung und Heilmittel zugleich ist: nämlich eine bakterienhaltige Ernährung. Denkt man diese Bedeutung der definierten »Probiotika« zu Ende, implizieren sie, dass sie Medizin überflüssig machen könnten, wenn man sich nur gut genug ernährt. Kein Wunder also, dass Probiotika aus mancher Sicht eher unerwünscht sein mussten.

Jetzt, wo die Mikrobiomforschung die große Bedeutung der Bakterien bewiesen hat, gelten sie aber doch auf einmal wieder als Medizin der Zukunft. Daher ist es umso wichtiger, tatsächlich umzudenken

* Weder in Schriften, die die Worte des Hippokrates überliefern, noch in denen der Ärzteschule von Kos ist er zu finden.

und ein wahres Bild von Mikroben und Mensch zu entwickeln, um nicht dem nächsten Irrtum in der Medizin anheimzufallen.

Vor fast hundert Jahren gab es also eine Weichenstellung in der akademischen Medizin: Entweder man behandelte mithilfe der Bakterien, oder man ging gegen sie an. Vielleicht gefördert durch das Denken in Kriegszeiten, wählte man den Umweg des Bekämpfens. Wir haben die Möglichkeit, die Wege jetzt wieder zusammenzuführen und an den Pfad eines friedlichen Umgangs mit Bakterien anzuknüpfen.

Die Wirkung von Probiotika

Es gibt noch einen Grund, der den Ruf der Probiotika minderte: Die Forscher, die die Wechselwirkungen zwischen Mikroben und Mensch erforschten, taten dies im Labor. Sie führten dort objektivierbare Studien durch, deren Ergebnisse erst auf den Tierversuch, dann auf den Menschen übertragen wurden. Solange man dabei auf ein bestimmtes Symptom blickte, zum Beispiel auf Durchfall, ließ sich ein Prozentsatz derer ermitteln, bei denen es verschwand. Das ist bei den Antibiotika leicht möglich. Bei einem Probiotikum, das ja definitionsgemäß direkt im Menschen wirkt, sind Laborversuche für die Ergebnisse hingegen wenig aussagekräftig und die Wirkungen im Lebendigen kaum objektivierbar, weil jeder Mensch natürlich anders ist als der nächste. Da die Wirkung nicht immer nachweisbar ist, ist der Begriff »probiotisch« seit Dezember 2012 mit gesundheitsbezogenen Aussagen bei Lebensmitteln in Europa verboten.[96]

Die diversen Menschenbilder der Ärzte entwickelten somit unterschiedliche therapeutische Richtungen. Probiotika galten als »alternativ«. Sie wurden in der Erfahrungsheilkunde eingesetzt, die auf den einzelnen Menschen und seine ganz persönliche Konstitution sah. Antibiotika hingegen wurden zur offiziellen und daher auch von den Krankenkassen bezahlten, naturwissenschaftlich-akademischen Medizin. Während ein Antibiotikum eine zwingende Wirkung hat, die in entsprechenden Studien nachweisbar sein kann, ist dies bei Probiotika nicht möglich, da sie auf ein persönliches Mikrobiom treffen. Dementsprechend unterschiedlich fielen die Ergebnisse wissenschaftlicher Studien zu Probiotika aus. Erst ab den neunziger Jahren gab es überhaupt welche, dann eine stetig zunehmende Anzahl. Doch untereinander vergleichen lassen sie sich ebensowenig. Damit wurden sie für viele Ärzte nicht nachvollziehbar. Es ist auch hier so: Mikroorganismen sprengen das menschliche Begreifen.

Geht man heutzutage in ein Reformhaus, um ein Probiotikum zu erwerben, findet man Pulver oder Kapseln, die aus verschiedenen Stämmen von zum Beispiel bei minus 180 Grad Celsius schockgefrosteten und gefriergetrockneten Mikroben bestehen. Meistens sind es Milchsäurebakterien der Stämme *Lactobacillus* oder *Bifidus*. Sie werden geschluckt oder in Wasser eingerührt und zum Essen eingenommen. Viele enthalten auch sogenannte Prä- oder Prebiotika, worunter man Substanzen versteht, die Bakterien im Körper als spezifische Nahrung dienen, sogenannte Ballaststoffe (siehe Seite 143ff.). Werden »Probiotikum« und »Präbiotikum« kombiniert, nennt man dies »Symbiotikum«. Diese Bezeichnung ist jedoch eher theoretischer Natur, denn niemand bittet im Geschäft um ein »Symbiotikum«, und auch in der Fachliteratur ist dieser Begriff unüblich.

Mit der Einnahme eines Probiotikums verbindet sich die Vorstellung, seiner Gesundheit etwas Gutes zu tun, speziell bei Darmerkrankungen oder wenn ein Antibiotikum angewendet wurde. Erst »Anti«, dann »Pro« – damit drückt sich die Gegensätzlichkeit aus, die sich im vergangenen Jahrhundert entwickelt hat. Beide Begriffe waren zuvor überflüssig. Man ernährte sich ganz natürlicherweise mit einer ausreichenden Menge von Bakterien. Jetzt gibt es Probiotika für jedes Lebensalter, vom Baby bis zum Greis, für Sportler, gestresste Manager und Reisende in ferne Länder. Sie heißen nach Kuscheltieren, tragen kraftvolle Marken wie »Stress Repair«, so als ob man Stress mit Bakterien reparieren könne. Sogar ein »Breitband«-Probiotikum wird bereits beworben.

Damit werden Bakterien für eine weitere Medikamentierung des Lebens benutzt. Eine Monatsration derlei Probiotika kann gut und gern so kostspielig werden, dass man stattdessen gleich bakteriengerechte und naturnah angebaute Lebensmittel kaufen kann. Heilung besteht darin, sein Leben in ein gesundes Fließgleichgewicht zu bringen, und nicht, den kranken Zustand durch Pulver und Pillen zu stabilisieren. Die meisten solcher Präparate sind zwar tauglich, sie genügen jedoch in der Regel nicht für eine Genesung.

Man muss Bakterien auch nicht mit »magensaftresistenten« Kapseln schlucken. Kapseln bestehen aus künstlich gefärbter Hart- oder Weichgelatine*, die in der Regel bereits nach kurzer Verweildauer im Magen aufgelöst wird**. Ebenso können die enthaltenen Bakterien künstlich mit magensaftresistenten Eigenschaften versehen worden sein.

* Als Weichmacher dienen »Glycerol« oder »Sorbit«.

** Hartgelatinekapseln lösen sich in wässriger Umgebung bei 37 Grad Celsius binnen 2 Minuten auf.[97]

Dick- und Sauermilch

Alle alten Kulturen kannten »probiotische« Gärgetränke, die einen Reichtum an lebenden Bakterien und an bakteriellen Stoffwechselprodukten mit sich brachten – die übrigens den künstlich hergestellten Probiotika fehlen. Honig wurde zu Met vergoren, Früchte zu Wein, Getreide zu Bier und Korn (siehe Seite 172ff.). Wo es Milch gab, gab es auch Sauermilch. Diese bildet sich, wenn Bakterien aus der Luft sich mit der Milch spontan verbinden, und die Mikroben beginnen, die Milch zu verdauen. (Im deutschsprachigen Raum spricht man eher von »Dickmilch«). Der Milchzucker wird dabei von den Bakterien in Säuren umgesetzt, in Milchsäuren, Buttersäuren, Essigsäure, Ameisensäure, daher der Zusatz »sauer«. Und dadurch sinkt der pH-Wert. Dies löst die zuvor homogenen Milcheiweiße aus ihrem Zusammenhang, indem die als Micellen bezeichneten Milchkügelchen gelockert werden und bei weiterer Säuerung ein kurzkettiges Gel entsteht, eine Art Netz. In dessen Zwischenräumen liegen dann bakterielle Verdauungsenzyme und bakteriell verdaute Milchbestandteile als Mikronährstoffe vor, darunter enzymatisch abgespaltene Aminosäuren und gelöste Mineralien.[98] Dieser Vorgang bringt die »Dicklegung« der Sauermilchprodukte mit sich, was sie besser transportierbar und über längere Zeit haltbar macht. Je nach beteiligten Bakterien werden dazugehörige Aromata, Eiweißketten oder wie bei Crème fraîche Gummi- und Schleimstoffe abgegeben.

In der Kulturentwicklung der Menschheit lernte man, diesen mikrobiellen Prozess bewusst zu lenken und dadurch unterschiedliche Sauermilchbereitungen entstehen zu lassen. Aus der vollen Milch zum Beispiel Kumys, Kefir, Dickmilch oder Joghurt, aus dem Rahm saure Sahne, Schmand oder Crème fraîche. Die Dicklegung der Milch erfolgt spontan nur, wenn sich frische Milch mit geeigneten Bakterien vermischt. Sie setzt also handwerkliches Melken und die passende natürliche Luftzusammensetzung voraus, wie es in Deutschland bis zum letzten Jahrhundert auf dem Land gegeben war. Sobald die Milch gekühlt oder erhitzt wurde oder wenn die Bakterienzusammensetzung in der Raumluft nicht passt, wird die Milch stattdessen nach längerem Stehen ungenießbar.

Im 19. Jahrhundert wurde von Louis Pasteur die Keimabtötung mittels Hitze initiiert, die nach ihm »Pasteurisierung« genannt wurde. Da man ja damals fälschlich noch davon ausging, dass Bakterien im menschlichen Körper nichts zu suchen hätten, und da man »Krankheitskeime« abtöten wollte, führte man die Milcherhitzung von Gesetzes wegen ein.* Damit verschwanden nicht nur die Milchbakterien aus unserer Ernährung, sondern auch das Verspeisen frischer »Dick«milch mit all ihren hilfreichen Effekten für die Gesundheit (siehe Seite 174). Um weiterhin Käse und Dickmilch zu produzieren, gab man ab 1890 der Milch künstlich gezüchtete Starterkulturen für die Sauerlegung bei.[99] So war der natürliche Bakterienkreislauf fortan abgeschnitten. Zur Bakterienversorgung wurde stattdessen ab 1919 der künstlich unter besonderem Wärmeeinsatz hergestellte Joghurt ins nördliche Europa eingeführt.[100]

Inzwischen weiß man, dass die Milchbakterien über das Blut aus dem Verdauungstrakt der Muttertiere stammen. Für einen gesunden Milchverzehr ist es also wichtiger, sich um Futterqualität, Wohlbefinden und Bakterienversorgung der milchspendenden Tiere zu kümmern, als in einer ungesunden Milch hinterher Bakterien zu töten. Zuerst Tiere in unnatürlicher Massenhaltung aufzuziehen, ihre dadurch entstandenen Krankheiten antibiotisch zu behandeln und dann ihre Milch zu erhitzen ist abwegig und entfernt Tiere, Milch und ihre Produkte immer weiter vom natürlichen lebendigen Nahrungskreislauf. Gesunde Tiere geben auch gesunde Milch.

Kefir

Im Kaukasus war diese Sauermilch der *Kefir***[101] oder »Milchwein«, ein Volksgetränk und Heilmittel zugleich. Er bildet sich im Miteinander mehrerer Pilze und Bakterien***.[102] Kefirknollen werden mit Kuh-, Schafs- oder Ziegenmilch an der Luft angesetzt – früher in ledernen Schläuchen –, und die daraus nach einem Tag gebildete Gärmilch samt Mikroben wird abgegossen, mit frischer Milch vermischt und luftdicht abgefüllt weiter fermentiert. 1892 wurde Kefir in Deutschland erstmals mikrobiologisch beschrieben.[103] Frisch gemacht ist er kohlesäure-, milchsäurereich und alkoholhaltig. Die Milcheiweiße werden durch die Mikroben vorverdaut

* Die Sterilisation von Milch wurde 1886 vom Agrarchemiker Franz von Soxhlet (1848–1926) entwickelt.

** Tartarisch für »die Wonne«.

*** *Saccharomyces, Streptococcus, Diaspora caucasica* und andere.

Joghurt

Die Herstellung von *Joghurt* gelangte offenbar von den Nomadenvölkern über das Osmanische Reich und den Balkan nach Europa. Sie unterscheidet sich in dem Sauerlegen der Milch durch eine andere Bakterienmischung, die bei einer höheren Temperatur gedeiht, so wie sie in den südlichen Ländern häufig ist. Bereits im 16. Jahrhundert wird von Reisenden vom *jugurt* aus der Türkei nach Deutschland berichtet.[104] Doch auch in Homers *Ilias*, etwa im 7. Jahrhundert vor Christus, ist bereits von der »Milchkost« der Thraker, eines Reitervolksstammes im heutigen Bulgarien, die Rede. Der von Elias Metschnikow zur Joghurtbereitung eingeführte *Lactobacillus bulgaricus* stammt von dort. Das Wort kommt vielleicht von *yogurmak*, dem türkischen Wort für »kneten, mischen, hart machen«,* und lautet in quasi allen europäischen Sprachen ähnlich. Es benennt ein fermentiertes Sauermilchprodukt, bei dem die beteiligten Bakterien Milchbestandteile umwandeln. Dies macht Joghurt lange haltbar. Im Produkt sind schließlich nicht nur die Bakterien, sondern ebenso ihre Stoffwechselprodukte enthalten, die beim Verzehr im Körper ihrerseits wirken. Der Herstellungsprozess ist folglich entscheidend für seine Wirksamkeit. Vielleicht machen die bakteriellen Stoffwechselendprodukte im Joghurt einen Gutteil seiner Wirkung aus. Es handelt sich dabei gewissermaßen um eine »Botschaft« der Nahrung an die Darmbakterien.

Die Bakterien der Sauermilchprodukte wirken im Körper, siedeln sich dort aber nicht an. Früher wurde Joghurt in Lederbeuteln geschüttelt, die die Mikrobenkulturen von Mal zu Mal, ja von Generation zu Generation weitertrugen. Die heutige industrielle Massenproduktion ist davon weit entfernt. Lebende Bakterien sind im Verkaufsprodukt nur dann noch enthalten, wenn die Milch nicht wärmebehandelt, zum Beispiel pasteurisiert wurde, also in der Regel in biologischen Joghurts aus Rohmilchqualität. Eingesetzt werden möglicherweise künstlich gentechnisch veränderte Bakterienstämme. Zusätze von Lactose oder Magermilchpulver zur Verdickung müssen nicht deklariert werden, außer bei biologisch klassifizierten Produkten. Konservierungsstoffe, die das Verderben durch Schimmelwachstum und Gären zugesetzter Früchte verzögern sollen, entfalten natürlich auch im Körper ihre Wirkung. Dort ist eine »Konservierung« das Gegenteil von »Verdauung«.** Nachträglich zugesetzter Zucker, wie er in Handelsjoghurt üblich ge-

* *Yogun* heißt im Alttürkischen »dick«, im Neutürkischen »dicht«.

** Wird ein Joghurt mit »frei von Konservierungsstoffen« beworben, können solche trotzdem in den Früchten im Joghurt sein, wenn deren Menge einen gewissen Prozentsatz einhält.

worden ist, nimmt ihm seine eigentliche Gesundheitswirkung. Gezuckerte Trinkjoghurts, die als »probiotisch« beworben werden, in handlich schönen Fläschchen daherkommen und unter dem Druck massiven Marketings sogar in Krankenhäusern verteilt werden, stellen eine ungute Entstellung der ursprünglichen Rolle dar, die Joghurt und Sauermilch in der Menschheitsernährung seit Jahrtausenden einnehmen. Ein namhaftes dieser Produkte enthält neben Joghurt und Mager(!)milch bei 2,8 Prozent Eiweißen und 1,1 Prozent Fett satte 10,5 Prozent Zucker, dazu synthetische Vitaminzusätze. Eine fruchthaltige Variante davon für Kinder kommt sogar auf einen 15,3-prozentigen Zuckeranteil. Das ist mehr als bei Cola. Man muss also sehr genau hinschauen, wenn man sich mit einem Sauermilchprodukt etwas Gutes tun möchte.

Ein Joghurt sollte dafür aus biologischer reiner Milch, zuckerfrei, ohne Zusätze, unerhitzt und mit natürlichen Bakterienstämmen fermentiert worden sein. Da Joghurt ballaststofffrei ist, die Bakterien im Körper also nicht ernährt (siehe Seite 143ff.), empfiehlt es sich, ihn mit ballaststoffhaltiger Ernährung zu kombinieren. (Zu weiteren Bakterienstämmen in Probiotika siehe Seite 172ff.).

Biofilme, Bakterienkommunikation und die Entwicklung von Leben

Bakteriengemeinschaft im Biofilm

Einzeller waren die ersten Lebewesen, die wohl vor mindestens 3,8 Milliarden Jahren auf der Erde lebten. Zunächst bestand diese aus Gasen wie Ammoniak, Schwefelwasserstoff, Stickoxiden und Kohlenmonoxid, in denen elementare Vorgänge abliefen, dann aus einer Art globalem Plasma»pudding«, in dem sich Moleküle zu Membranen zueinanderfügten. Eine lebendige Abgrenzung zwischen einem Innen und Außen entstand: die Einzeller.

Welche gewaltige Kraft hinter dem Ursprungsimpuls und der Entwicklung dieses Lebens waltet, ahnen wir nur. Es kann allein die schöpferische Liebe sein, aus dem Urgrund der Ewigkeit, deren Dimension für uns nicht zu erfassen ist. »Zufälle« können dies jedenfalls nicht.

Sobald es ein »Innen« und ein »Außen« gab, gab es Transportmechanismen für den Stoffaustausch durch Membranen hindurch und die Möglichkeit für ein anderes Milieu drinnen als drum herum. Seither bilden Zellmembranen beides zugleich: Durchlässigkeit und Abgrenzung und die Entstehung von Raum.

Gleichzeitig bildeten Einzeller Verständigungsmöglichkeiten aus. Man geht davon aus, dass bereits die ersten in großen Gemeinschaften lebten. Sie bildeten Biofilme, das sind Milieus, in denen die Bakterien ihre Stoffwechselprodukte so anreichern, dass sie darin dauerhafte Strukturen im Miteinander entstehen lassen können. In so einer gelartigen Materie, zum Beispiel aus Zuckerketten*, sind sie gegenüber der oft wässrigeren Umgebung als Gemeinschaft abgesondert. Sie leben darin sozusagen in ihrem eigenen »Saft«.

Solche bakteriellen Biofilme sind beispielsweise der schmierige weißliche Belag, der sich auf Zähnen bildet, die nicht geputzt werden, oder der sich im Inneren von Schläuchen entwickelt, wenn man sie nicht genügend spült. Im Boden sind pflanzliche Feinwurzelspitzen von Biofilmen umgeben, und auch die Darmschleimhaut hat ihren Namen wegen des Biofilms, der auf den Darmepithelzellen aufliegt. Alle diese Häute sind von organisierten Einzellern gebildet, und sie bilden neue Lebensräume aus. Dies sind die Urlebensräume der Erde.

* Grundmatrix aus Polysacchariden, die »extrazelluläre polymere Substanz«, EPS.

Innerhalb eines Biofilms finden sich die Mikroorganismen in geordneten, zum Beispiel geschichteten Gruppen zusammen, die unterschiedliche Stoffwechsel durchführen. Dabei entsteht ein Gefälle, etwa an Sauerstoffgehalt zwischen Ober- und Unterseite des Biofilms, und durch die möglichen Unterschiede wird größere Vielseitigkeit von Lebensräumen möglich.

Auf festen Flächen sammeln sich grundsätzlich mehr Stoffe an, als sie im Wasser der Umgebung in Lösung sind. Die Pionieroberflächen auf der Erde waren die Einzellermembranen, an denen sich Substanzen ansammelten. Diese Einzeller fanden sich zusammen, bildeten in ihren Biofilmen größere Oberflächen, die sich wiederum zusammenlagerten, und so reicherte sich Materie im Laufe der Zeit zu zunehmend dichterer Masse an. So wie man es kennt, dass aus Zahnbelag sogenannter Zahnstein wird, bildeten Bakterien Mikrobenmatten,* an deren negativ geladene Oberflächen sich positiv geladene Mineralsalze kristallin anlagerten, sodass Stein entstand. Auf absterbenden Mikroben-Substanz-Schichten wuchsen die Biofilme in die Höhe. So verfestigte sich die Erde zunehmend.

Einzeller bewirken also seit Beginn des Lebens die Gliederung in Fülle und Vielseitigkeit sämtlicher bestehender Lebensräume. An jeglichen Grenzen, Übergängen und Oberflächen bilden sie spontan Biofilme aus: von Luft zu Wasser, Wasser zu Festem, Festem zu Luft – und auch im lebenden Organismus. Beim Menschen finden sie sich genauso wie bei Gewässern, Steinen, Pflanzen und Tieren. Es ist, als übersetzten die Einzeller unentwegt geistige Urbilder des Lebens überall in die Substanz der manifestierten Wesen.

Als vielzellige Gemeinschaftsbildung ist der Biofilm die Vorstufe zum späteren Mehrzeller. Höheres Leben entstand aus zunehmend größerem Gefälle und der Differenzierung zwischen Außen und Innen, weiteren Innenraumbildungen und der Ausbildung besonderer Zellen, mit Stoffaufnahme und Stoffabgabe, ständig im Fluss der molekularen Substanzen durchs Lebendige.

Seitdem begleiten Einzeller jegliche Mehrzeller auf der Erde und natürlich auch den Menschen. Mikroorganismen machen seit jeher die größte Biomasse aus und sind damit die wichtigsten Lebewesen unseres Planeten.

Innerhalb des Biofilms leben die vernetzten Einzeller anders als einzeln gelöst in wässriger Umgebung. Was nicht heißt, dass sie sich da nicht ebenso verständigen. An einem Ort im Biofilm können sie sich

* Stromatolithen, Gesteinsbildungen aus Biofilmen, sind die ältesten Fossilien der Erde, die man gefunden hat.

jedoch bildlich gesprochen ganz konzentriert den wesentlichen Aufgaben ihres Lebens widmen. Bewegliche Bakterien werfen dort ihre Fortbewegungsorgane ab, ihre Vermehrungsrate verlangsamt sich, und Stoffwechselaktivitäten werden geordnet und gleichmäßig verteilt. Dadurch lebt eine höhere Mikrobenvielfalt friedlich auf engstem Raum zusammen, was eine höhere Produktivität des Ganzen ermöglicht. Biofilme sind geschichtlich und gegenwärtig der Ort intensivster Wandlungen und Entwicklungen im Leben. In einem Biofilm fanden Forscher eine einmillionenfach größere Produktivität als im freien Wasser drumherum.[105] Manchmal wird dadurch das Zusammenleben bestimmter Gemeinschaften überhaupt erst ermöglicht, zum Beispiel in einer Umgebung, in der keiner einzeln überleben könnte. Anaerobe* *Campylobacter* können zum Beispiel in einer sauerstoffhaltigen Umgebung nur dann existieren, wenn sie sich mit *Pseudomonas*-Bakterien zusammentun.[106] Dieses Prinzip gilt natürlich auch in unserem Körper. Der Mangel an bestimmten Bakterienstämmen kann dabei das Überleben anderer gefährden.

Innerhalb des Biofilms erleben die Bakterien äußere Einflüsse wesentlich gemildert. Ändern sich Nährstoffdichte, Säuregrad, Wassergehalt, Temperatur, UV-Strahlungen oder anderes außerhalb, werden diese abgepuffert. Gifte gelangen weniger leicht zum Einzeller und werden in der Zwischenzellsubstanz womöglich neutralisiert. Das bakterielle Miteinander bleibt stabilisiert.

Ist ein solcher Biofilm verringert, zum Beispiel die Schleimschicht im Darm, hat das erhebliche Folgen. Dann fehlen nicht nur Menge und Vielfalt der Bakterien in diesem Lebensraum, sondern auch ihre Anordnung zur Gemeinschaft als Mikrobiom. Es verändern sich Aktivität und Produktivität, Vernetzung und Vermehrung und potenziell jegliche Eigenschaften, die Bakterien haben. Dass das Folgen für die Gesundheit hat, leuchtet ein.

Eigentlich bräuchte man daher eine Diagnostik für den Gemeinschaftgrad des Biofilms in einem Organ, um dessen Befindlichkeit abzulesen. Denn dieser Biofilm ist ausschlaggebend für die Bakterienaktivität im jeweiligen Mikrobiom, nicht allein die Anzahl dort zu findender Bakterienstämme, auf die man sich bislang stützt.

In der Medizin ist »Biofilm« eher noch ein Reizwort, weil man ihn für gefährlich hält und als Hindernis für die Wirkung antimikrobieller Substanzen ansieht. Man betrachtete ihn als Ursache für Kariesbildung oder für eine störende Besiedelung von Implantaten, Kathetern oder

* Anaerob: ohne Sauerstoff lebend.

medizinischen Geräten. Auch in der Trinkwasserversorgung hat man Biofilme ungern, aus Angst, dass sie in Fäulnisprozesse umschlagen. Woanders nutzt man sie hingegen gezielt, etwa zur Essigherstellung, für die Abwasser- oder Abgasreinigung oder zur Sanierung vergifteter Böden.

Die Kommunikation der Bakterien

Wie die Bakterien im Biofilm zur differenzierten Gemeinschaft zusammenfinden, wissen wir bisher lediglich ansatzweise. Zu wissen, dass alle Bakterien kommunizieren, ist jedoch wichtig, weil es bedeutet, dass jede Aufnahme von Bakterien in den Körper, jedes Abtöten von Bakterien im Körper und jede Nahrungsaufnahme in den Körper, die ja die Bakterien ernährt, in ihrer Wirkung nie auf einen Ort begrenzt bleibt, sondern sich allen Bakterien im Organismus mitteilt. Die Heilung mithilfe der Bakterien besteht darum nicht bloß in einem Hinzufügen von Bakterien, die fehlen. Es ist vielmehr ein Weg, das Miteinander im Mikrobiom zu fördern, indem man den geeigneten Rahmen dafür schafft, und der vorhandenen Gemeinschaft mithilfe von Bakterien einen Impuls zur Reorganisation gibt.

Mikroorganismen kommunizieren auf vielerlei Wegen und Ebenen: durch chemische Botenstoffe, Mikropartikel, elektrische Ladungen, Lichtquanten, Frequenzmuster, Gene und anderes mehr. Jegliche genetische Information, die in Bakterien vorkommt, kann nach Bedarf in die Umgebung vervielfältigt oder an andere Zellen abgegeben werden. Einzeller teilen folglich alle einen Genpool miteinander, im Grunde genommen sogar weltweit, was man »Pangenom« nennt. Kleinere, meist kreisförmige Genstücke, sogenannte Plasmide, können Informationen tragen, die nur bei Bedarf benötigt werden. Sie liegen im Ruhezustand in der Zelle und werden durch Reize aktiviert. Antibiotikaresistenzen sind auf solchen Plasmiden kodiert. Auch die direkte Berührung von Zelle zu Zelle – egal welcher Art – ist ein Signal an die Zellen, in denen es eine Aktivität auslösen oder verändern kann.

Bewegungen von Bakterien sind mit Mini-Energieentladungen nach außen verbunden, die aus Formveränderungen der Membran entstehen. Gerät eine Bakterie in Stress, strahlt dies in die Umgebung aus.[107] Diese elektrische Ladung von Bakterien kann auch durch Veränderung der Umgebung, zum Beispiel des pH-Wertes, stärker oder schwächer werden, wodurch sich ihre Eigenschaften innerhalb eines Lebensraumes verändern.[108] Damit erklärt sich eine entstehende Fehlbesiedelung im Körper bei verändertem pH-Wert. Dieselben Bakterien, die vorher harmlos waren, können dann Krankheiten auslösen. Welche Rolle elektrische Felder dabei spielen, lässt sich erahnen.

Alle Zellen, sei es von Einzellern, Pflanzen, Tieren oder Menschen, verständigen sich über Signalbotenstoffe aus kleineren Stoffmolekülen. Bakterien schwimmen geradezu in einer beständigen Botenstoffflut, aus deren Information ihre gesamte Aktivität folgt. Es gibt Botenstoffe, die der Verständigung innerhalb der Art dienen, und andere, die Informationen zwischen Arten weitergeben. Es gibt überhaupt keine Umgebung, die den Mikroben nicht irgendetwas mitteilt. Was auch immer sie vermögen, geschieht im Einklang mit dem Umfeld.

Ob sie an einem Ort bleiben oder sich woandershin bewegen, ob und welche Art von Stoffwechsel sie betreiben, welche Enzyme, Vitamine, Säuren oder Toxine sie abgeben, ob sie sich zum Biofilm anordnen oder nicht, ob sie Plasmide übertragen, Mutationen veranlassen, in einem Ruhezustand verharren, sich stärker verdoppeln – alles geschieht auf Wahrnehmung hin. Die Nährstoffdichte, der pH-Wert, Stoff- und Zellbewegungen, Lichtstärke, Temperatur, was auch immer, und alles bewirkt etwas. Dazu berühren kleine Moleküle Sensoren auf der Außenmembran der Einzeller. Das sind über die Oberfläche herausragende Eiweißketten, die den Reiz ins Zellinnere übertragen, wo er an die Zellsteuerung weitergeleitet wird. Botenstoffe können auch durch Poren ins Zellinnere gelangen. Oder durch kleine Tunnel, die durch Signale geöffnet werden und dann Stoffe hinein- oder herauslassen. Man hat mehr als hundert Sensoren auf einer einzelnen Bakterienmembran entdeckt. Wahrscheinlich sind es mehr. Andere Eiweißketten auf der Außenmembran präsentieren Moleküle aus dem Zellinneren und zeigen so nach außen, was in ihr gerade vorgeht.

Reichert sich ein Botenstoff in einem Lebensraum an, können dort alle Einzeller gleichzeitig auf den Reiz reagieren. Das nennt man »Quorum Sensing«.* Sie können somit wie ein Gemeinschaftswesen tätig sein. Das ist beim Mikrobiom der Fall.

Bakterien richten sich also stets aufeinander ein, dem Milieu entsprechend, in dem sie leben. Sie agieren nie eigenwillig. Es ist daher Unsinn, wenn wir sie »Killer«bakterien oder »böse«, »aggressiv«, »Krankheitserreger« oder sonst wie nennen. Damit lenken wir leicht von der Tatsache ab, dass wir selbst das Milieu geprägt haben, in dem sie leben. Umgebung und Bakterien sind untrennbar miteinander ver-

* Ein »Quorum« war in der römischen Politik die Mindestzahl von Mitgliedern, die im Senat für eine Abstimmung erforderlich waren. Das englische *sensing* leitet sich vom lateinischen *sensus* für »Wahrnehmung, Gefühl, Verstand« ab.

knüpft. Die Umwelt gestalten wir durch unser Leben, und Bakterien übersetzen dies in ihre Aktivität im Miteinander der Gegebenheiten am jeweiligen Ort. Dabei stehen sie im Dienst eines übergeordneten Ganzen, dessen Weisheit sich den meisten von uns bislang entzieht.

Das bedeutet aber auch, dass Einzeller, losgelöst aus ihrer botenstoffgetränkten Gemeinschaft, genau diese Regulation und Kommunikation verlieren. Wenn Signale bei nur wenigen Bakterien eine Aktivität auslösen, sind alle Vorgänge, die gemeinschaftlich gesteuert werden, »unproduktiv«.[109] Und bar jeder Gemeinschaft entsteht Chaos. Trotzdem hat man auf solche Zustände die Erkenntnisse der Bakteriologie aufgebaut. Züchtet man Bakterien isoliert heran, »hören« sie nur noch die Signale von ihresgleichen und aus dem angebotenen Nährboden im Labor. Mit der Folge, dass sie ein künstliches, quasi ein »narzisstischeres« Verhalten an den Tag legen als dieselben Bakterien in natürlicher Mischkultur.

Damit sind die im Labor gefundenen Aussagen zu Bakterien als »Krankheitserreger« nicht auf das Leben übertragbar. Das gilt nicht nur für die Mikrobiologie im 19. Jahrhundert, sondern genauso heute. Man darf aus Mikrobeneigenschaften im Labor nie auf ihr Verhalten woanders schließen, denn ungestört leben Mikroben immer mit der Korrektur durch die größere Gemeinschaft zusammen.

Ernährung als »Gespräch« mit den Bakterien

Die Verständigung der Bakterien beschränkt sich nicht nur auf die charakteristischen Botenstoffe, die von Einzellern abgegeben werden. Vielmehr dient jegliche Substanz als Signal, das ihnen irgendetwas »erzählt«. Also auch Bruchstücke von Pflanzenresten, synthetischen Stoffen, Mineralien, Gase, Flüssigkeiten, im Klartext: unsere Nahrung, Kleidung, Kosmetik, Medizin, Körperpflegemittel, Wasser und Atemluft und alles sonst. Alle Vitamine und Hormone, Spurennährstoffe, sekundäre Pflanzenstoffe und Aromamoleküle können Signalwirkung auf die Bakterien haben. Wir können gar nicht *nicht* mit ihnen kommunizieren. Mit jedem Molekül unserer Welt gehen wir beständig mit unserem Mikrobiom in Kontakt.

So gibt es bakterielle Botenstoffe aus der Klasse der »Furanone«, die der Verständigung zwischen Bakterienarten untereinander dienen, zugleich aber auch in Obst wie Erdbeeren und Pampelmusen, Ananas, Buchweizen und Tomaten vorkommen. Sie finden sich als Aromastoffe in gekochten und fermentierten Lebensmitteln wie Bier und Sojaprodukten, Käse und Wein, sie entstehen je nach Herstellungsweise beim Rösten von Kaffee – und: Vitamin C ist ebenfalls ein Furanon.

Diese Kommunikation geschieht wechselseitig. Bakterielle Signalmoleküle werden über Haut und Schleimhäute in die Blutbahn aufgenommen, wirken dort und kreisen durch den Körper. Einige von ihnen zählen zu den Nervenbotenstoffen, die im Nervensystem und Gehirn wirken. Was sie wann, wo und wie tun, weiß man noch nicht. Vor Kurzem hat man aber entdeckt, dass ein Botenstoff, den man bislang bloß aus der Verständigung von Bakterien untereinander kannte, beim Menschen für eine Regulation der Herzfrequenz zuständig ist. So sprechen unser Herz und unsere Bakterien bereits eine gemeinsame Sprache.[110]

Umso schlimmer ist es, wenn wir mit antibakteriellen Mitteln dazwischenplatzen. Da Antibiotika ja angereicherte Signalbotenstoffe von Bodenpilzen wie *Penicillium notatum* sind (siehe Seite 35, 44), torpedieren sie isoliert, multipliziert, verändert, synthetisch modifiziert und nachgebaut jede angemessene Kommunikation.

Bakterielle Resistenzen sind daher nichts anderes als die naturgegebene Antwort der Mikroben auf unsere Art, mit ihnen zu »reden«. Wollen wir die gigantischen Probleme lösen, die daraus folgten, liegt es an uns, uns anständiger und kooperativer mit ihnen zu »unterhalten«. Von vor 3,8 Milliarden Jahren bis vor wenigen Jahrzehnten, als der Mensch auf diesbezügliche Abwege geriet, waren sie dies auch überall auf der Erde gewohnt. Schließen wir also Frieden und finden wir zur aufrichtigen Zusammenarbeit mit der größten Biomasse in der Erde zurück!

Der Mensch als Zellengemeinschaft im Kreislauf des Lebendigen

Der Urlebensraum der Erde ist also eine kooperativ geordnete Einzellergemeinschaft, die im beständigen Fluss Materie aufnimmt und abgibt und dabei in ihrem Inneren nach Bedarf Stoffe verändert. In der Zelle und im Biofilm geschieht ein Stoffwechsel. Außerhalb der Zelle finden chemische Reaktionen statt, in ihr lebendige. Dadurch kommt es zu Entwicklungsprozessen. Es entwickelten sich schließlich Bakterien, die Sauerstoff abgaben,* der sich im Laufe von Jahrmillionen über der Erde anreicherte. Als neuer Raum entstand die sauerstoffreiche

* Vor circa drei Milliarden Jahren die Cyanobakterien.

Atmosphäre mit der schützenden Außenhülle aus Ozon. Bakterien nutzten diesen Sauerstoff und entwickelten die »Atmung«. Größere Einzeller nahmen vor etwa zwei Milliarden Jahren kleinere Einzeller mit der Fähigkeit zur Atmung in sich auf.[111] Nachkommen dieser einst in die Zelle aufgenommenen Bakterien sind die Mitochondrien, die in jeder Körperzelle in uns die Zellatmung bewirken.*

Auch sie kommunizieren, insbesondere mit dem Zellkern. Eigenständige Gene ermöglichen ihre unabhängige Verdoppelung in der Zelle, und sie werden mit der Eizelle der Mutter auf die Kinder vererbt. Ihre Aktivität in der Zelle hängt von Lebensqualitäten wie Ernährung, Bewegung, Hormonen und Sauerstoffversorgung ab.[112] Da Mitochondrien die Energie für die Körperzellen zur Verfügung stellen, sind sie besonders wichtig für ein gesundes Leben, und offenbar gehen Mikrobiom-Erkrankungen mit Mitochondrienstörungen Hand in Hand.[113] Sind die Mitochondrien in den Darmschleimhautzellen geschwächt, zum Beispiel durch ständige Minderdurchblutung bei Leistungssport, wegen Giftbelastung oder wegen Stress und Anspannung im Bauch, kommt es leichter zu einem Leaky Gut (siehe Seite 119f.).

Aus der Symbiose von Bakterien wurden also Zellen mit Zellorganellen und mit Zellkern.** Vor etwa einer Milliarde Jahren begannen gemeinschaftliche Zellbereiche, sich zu differenzieren, woraus sich Organe und Gewebe entwickelten. Aus Einzellern wurden Mehrzeller und die ganze Vielfalt zunächst an einfachen Meerestieren, dann an Pflanzen, Säugetieren und schließlich der Mensch. Alle Lebewesen, die wir heute mit bloßem Auge sehen können, sind aus der einstigen Symbiose von Bakterien hervorgegangen. Und seither, über all die Milliarden Jahre, blieben die Einzeller ihre treuen lebensnotwendigen Begleiter. Sie leben auf ihren Oberflächen und inneren Grenzflächen, wirken im Energiehaushalt, Stoffwechsel und in der Abgrenzung zwischen Fremd und Eigen. Sie vermitteln unermüdlich das Gesamtbild eines Organismus an alle seine Organe.

Erst dadurch, dass jedes »höher«entwickelte Lebewesen beständig in seine bakterielle Vorfahren und Begleiter lebendig eingebettet ist, kann es als komplexes Individuum auf der Erde leben. Was einst als Gemeinschaft der Einzelzellen vorausging, blieb in zahllosen kleinen Symbiosen zwischen Bakterienzellen und Körperzellen bestehen.

* Bei Pflanzen die Photosynthese praktizierenden Chloroplasten.

** Alle Lebewesen der Erde werden nach ihrer Gensubstanz in Domänen unterteilt: die Prokaryoten ohne Zellkern und die Eukaryoten, zu denen der Mensch zählt, mit Zellkern. Im Zellkern wird die genetische Information von einer Doppelmembran eingehüllt.

In der Vergangenheit haben wir uns nur anhand unserer kernhaltigen Körperzellen als Mensch identifiziert. Wir sahen uns als einen Gewebeverbund aus Organen, Blutzellen, Organzellen, Nervenzellen und so weiter. Die Bakterien haben wir dabei übersehen. Dieses unvollkommene Menschenbild dürfen wir jetzt gründlich revidieren: Wir sind nicht allein. Die Einzeller gehören dazu. Wir sind eine große Gemeinschaft, jeder von uns in sich und mit jedem anderen von uns. Wir stehen über die zahllosen Mikroorganismen in uns in einem bakteriellen Strom des Lebens, den wir aufnehmen, unterschiedlich lange in uns tragen und wieder ausscheiden. Dabei verändern wir sie in uns und sie uns. Was uns zum Individuum macht, ist unsere Gestalt. Und auch sie ist beständiger Wandlung anheimgegeben, denn ständig erneuern sich alle Körperzellen. Etwa alle neun Tage in Magen und Lungenbläschen, alle anderthalb Tage im Dünndarm, alle zehn Tage im Dickdarm, alle zwanzig Tage in der Leber, alle zwei Wochen auf den Lippen, alle drei Wochen unter den Sohlen, alle acht Wochen in der Harnblase – weiche Gewebe rascher, harte langsamer.* Im Gesunden sterben alte Körperzellen in genau der Geschwindigkeit ab – oder werden wie in den Knochen abgebaut –, wie neue Zellen nachwachsen. Fällt diese Fließgeschwindigkeit aus dem Lot, kommt es entweder zu Zerfall oder zur Wucherung, was beides krank macht. Das gilt auch bei unseren Mikroorganismen. Wir nehmen sie auf, sie leben in uns, wir geben welche ab, und dies geschieht gesunderweise in einem ständigen Gleichgewichtsfluss. Auch wenn dieser nicht fließt, werden wir krank.

Der Mensch ist ein Wesen im Fluss des Lebens, im Kreislauf des Lebendigen, im Kreislauf der Einzeller aus Boden-Pflanze-Nahrung-Luft-Wasser-Ausscheidung – eingebettet in den Rest der Welt. Ständig nimmt der Mensch in seinen Körper auf: Nahrung, Wasser und Luft. Er scheidet Atemluft, Harn, Schweiß und Stuhl aus. Und er nimmt mit all diesem Bakterien auf und gibt wieder welche ab. Er ist über die Bakterien in einem ständigen Dialog mit seiner Umgebung. Erst sie ermöglichen ihm, als gleichbleibendes und sich zugleich entwickelndes Individuum in dichter Verbindung zur Umgebung flexibel in den wechselnden Lebensumständen dieser Welt zu stehen.

Diese Gleichzeitigkeit von Bleibendem und Veränderung ist schwer zu erfassen, sie hat etwas Transzendentes. Am ehesten lässt sie sich mit der Welle in einem Bach vergleichen, die als Wellenform stehen bleibt und doch ständig von frischem Wasser durchflossen ist.

* Diese Anhaltswerte schwanken und sind abhängig von Alter, Konstitution und Gesundheitszustand. Binnen weniger Jahre haben sich alle Zellen eines Körpers erneuert.

Bakterien in der Atemluft

Dass wir Bakterien mit dem Essen aufnehmen und dass sie üppig im Darm leben, ist nun schon lange bekannt. Dass wir Bakterien mit dem Stuhl ausscheiden, auch. Die Mengenangaben schwanken zwischen der Hälfte und einem Drittel des Stuhlgewichtes.

Dass die Atemluft voller Bakterien ist, und dies je nach Ort, Jahreszeit und Witterung verschieden ist, beschrieb man bereits 1877.[114] Im Jahr 2015 konnten Forscher der Universität Oregon nun zeigen, dass die Ausatemluft jedes Menschen seine typischen Bakterien enthält.[115] Das ist in sehr praktischer Weise für die Gesundheit wichtig. Schon immer hat man von »Tröpfcheninfektion« gesprochen, wenn Mikroben über die Luft von Mensch zu Mensch übertragen wurden. Und man hat Krankenzimmer gut gelüftet. In Krankenhäusern mit frischer Luftzufuhr herrschte erfahrungsgemäß schon immer eine angenehmere Atmosphäre als bei Vollklimatisierung.

Jetzt weiß man, dass jeder Mensch eine so persönliche Bakterienwolke um sich trägt, dass man ihn anhand der Bakterien, die er in einem Raum hinterlässt, sogar identifizieren kann.

Man findet seine Bakterienzusammensetzung nach einer kurzen Zeit in der Luft und auch auf den Oberflächen in der Umgebung. Mit jedem Atemzug und jedem Luftzug, selbst wenn wir still sitzen, geben wir eine bakterielle Signalwolke hinaus in die Welt, in der wir leben. Und wir atmen die bakterielle Welt »mit Haut und Haaren« ein. Was wir »Ausstrahlung« eines Menschen nennen, ist also tatsächlich voller Leben. Man hat ermittelt, dass ein Mensch etwa eine Million biologische Teilchen pro Stunde nach außen abgibt, darunter vor allem Bakterien.[116] Jeder prägt, wo immer er oder sie ist, seiner Umgebung die eigenen Mikroben auf. Folglich tragen wir auch die Verantwortung für die Bakterienwelt, die wir ständig um uns her verteilen.

In einem Neubau finden sich nach wenigen Tagen die typischen Bakterien der neuen Bewohner wieder, und jeder Besucher mischt etwas dazu.[117] Atembakterien gestalten die Raumatmosphäre mit, die in einer Wirtschaft dann anders ist als in einer Kirche. Jedenfalls war das Leben früher bakteriell gar nicht so ungesund. Ein offenes Feuer, wie es im Küchenherd und Stubenofen üblich war, reinigte unentwegt die durch die Flammen hindurchziehende Luft. Ein gestampfter Lehmboden mit Mikroben konnte dank Bodenpilzen ein übermäßiges Bakterienwachstum hemmen. Auch das »Räuchern« eines Raumes mittels Weihrauch und Ähnlichem kann die Mikrobenzusammensetzung verändern.

Die Luft, die wir einatmen, ist natürlich nach der Art des Ortes zusammengesetzt, an dem wir uns befinden. In einer Großstadt findet sich eine andere Luftmikrobenmischung als im Hochgebirge. In »Luftkurorte« fährt man ja deshalb zur Genesung, weil die Luftzusammensetzung dem Menschen Heilung bringt. Bislang hat man dabei noch nicht so sehr an die Luftbakterien gedacht. Vielleicht entwickelt man in Zukunft mikrobiologische Luftkurortqualitätskriterien. Jedenfalls kann man eine positive Bakterienbelebung der Luft therapeutisch nutzen[118] (siehe Seite 271).

Die private Raumluft ist also immer sehr persönlich. Forscher aus den USA und Dänemark stellten anhand von Staubproben aus 1200 unterschiedlichen Haushalten fest, dass die Zusammensetzung der Pilze durch die äußere Umgebung geprägt wird, die der Bakterien mehr von den jeweiligen Bewohnern.[119] Dabei spielte die Anzahl der zusammenlebenden Personen eine Rolle und das Verhältnis von Männern zu Frauen. Auffällig war, dass die Mikrobenvielfalt sofort zunahm, sobald Haustiere in der Nähe waren. Das direkte Zusammenleben von Mensch und Tier fördert also eine mikrobielle Vielfalt.

Die Ergebnisse bestätigen, was Ärzte vor Jahren schon mit der »Hygiene-Theorie« vermuteten: dass nämlich Einzelkinder mehr krank sind, als wenn sie mit Geschwistern ihr Zimmer teilen. Ähnliches berichtete eine Ärztin von einem Lazarettschiff im Vietnamkrieg. Obwohl aus Platznot mehrere Kranke in jedem Bett lagen, fanden sich in Böden und Betten bei einer Hygiene-Untersuchung bloß gewöhnliche Alltagsbakterien.[120] Allein die Mischung hatte für eine Regulation gesorgt. Der heutige Verlust an Mikrobenvielfalt liegt also nicht nur an Desinfektion, schlechter Ernährung und antibiotischen Aktivitäten, sondern auch an der Singlekultur. Das Empfinden von »Einsamkeit« bekommt tatsächlich noch eine ganz andere Dimension. Jedenfalls gab den Menschen das Leben in einer bäuerlichen dörflichen Landwirtschaft mit Tieren, Garten- und Feldbebauung eine gesunde Mikrobenvielfalt in der Hofgemeinschaft. Und wer weiß: Vielleicht tat die Nähe der Menschenmikroben auch der tierischen Bakterienvielfalt gut?

Dass Zimmerpflanzen die Raumluft und deren Zusammensetzung positiv verändern, ist bereits länger bekannt. Aber auch die Art von Architektur und Lüftung spielen eine Rolle. In künstlich klimatisierten Räumen findet sich weniger Bakterienvielfalt als bei Lüftung durch Öffnen der Fenster. Es entsteht eine separierte Luftmikrobenmischung, und die Unterschiede zur Mikrobiota* der Außenluft ist erheblich. Das

* Als »Mikrobiota« bezeichnet man die Zusammensetzung der Bakterienarten in einem Lebensraum.

bedeutet, dass jemand, der sich länger in einem klimatisierten Raum aufhält, sei es ein Gebäude, ein Flugzeug oder ein Zug, bei dessen Verlassen schlagartig gänzlich anderen Mikroben ausgesetzt ist. Diese Abtrennung der Atemluft vom Außenmikrobiom ist der Gesundheit abträglich. Man hatte bisher die Vorstellung, in Krankenhäusern könnten »Keime« aus der Außenluft die Genesung stören. Man stellte jedoch fest, dass bei gefilterter Klimaanlagenluft tatsächlich mehr »Krankheitskeime« in den Krankenzimmern zu finden waren. Auch eine zu geringe Luftfeuchtigkeit verringert die gesunde Vielfalt zulasten der Menschen.[121] Da der Mensch sein Mikrobiom zum Gutteil mit der Luft teilt,[122] sollte bei einer mikrobiologischen Therapie immer auch die Umgebung mitbehandelt werden. Dafür kann ein Versprühen von Bakterien sehr hilfreich sein (siehe Seite 271ff.).

Bakterien im Trinkwasser

Trinkwasser ist nicht etwa so bakterienfrei, wie man bis vor Kurzem glaubte. Als man bei einem schweizerischen Forschungsinstitut[123] mit der aus der Blutzellzählung bekannten Durchflusszytometrie* reines Trinkwasser betrachtete, das definitionsgemäß bakterienfrei sein sollte, entdeckte man auf einmal große Mengen kleinster Bakterien. Bisher hielt man Bakterien im Leitungswasser für schädlich und kontrollierte die Reinheit des Trinkwassers damit, ob daraus auf Nährböden Bakterien wuchsen. In Deutschland dürfen höchstens bis zu einhundert koloniebildende Einheiten** pro Milliliter enthalten sein und gar keine *E. coli* und Enterokokken, die gewöhnlich aus Verdauungsprozessen stammen. Durch die neue Methode stellte man jedoch die bis zu zehntausendfache Bakterienanzahl fest – von solchen, die sich bisher bloß nicht künstlich kultivieren ließen. Das revolutioniert unsere bisherige Vorstellung von reinem Wasser völlig. Es kommt offenbar eher darauf an, *welche* Bakterien im Wasser sind. Vielleicht ist destilliertes Wasser deshalb ungenießbar, weil ihm die mikrobielle Lebendigkeit fehlt?

Bisher hat man eine Biofilm-Bildung in Trinkwasserleitungen gefürchtet. Jetzt stellte man fest, dass es völlig normal ist, wenn sich in neuen Wasserleitungen aus stabilem Material binnen Wochen bis Mo-

* »Zyt-« ist ein Wortbildungselement mit der Bedeutung »Zelle« (vom griechischen *kýtos* für »Höhlung, Wölbung«). Das Wort *metreīn* heißt »messen, zählen«. Bei der Zytometrie wird eine Flüssigkeit beobachtet, während sie zügig durch eine feine Glaskapillare strömt.

** KBE, Messgröße zur Ermittlung der Bakterienzellzahlen durch Kultivieren eines Ausstrichs auf einer Nährstoffplatte.

naten ein Biofilm als Innenauskleidung entwickelt, der sich schützend auf die innere Oberfläche legt und einen gesunden Wasserdurchfluss erlaubt. Die Bakterien vermehren sich darin nur dann, wenn das eingespeiste Wasser organische Kohlenstoffe enthält. Und die können paradoxerweise gerade dann entstehen, wenn Huminstoffe im Wasser durch Chlor- oder Ozonbehandlung bioverfügbar gemacht werden, was das Wasser ja eigentlich reinigen soll. Sie entstehen auch durch lösliche Kunststoffrohranteile.[124]

Offensichtlich ist das, was wir bislang als »Wasserqualität« und »Wasserbelebung« bezeichnet haben, in Wirklichkeit ein Anhalt für die Bakterienlebendigkeit im Wasser, für ein fließendes Wassermikrobiom. Nimmt man ein solches Wassermikrobiom an, so hat jedes Wasser sein eigenes Mikrobiom, auch jedes Gewässer. Ein Mikrobiom reagiert auch auf Einträge von Antibiotika – wie sie aus Kläranlagen in Flüsse gelangen – und kann mithilfe von Mikroorganismen saniert werden, wie es mit den Effektiven Mikroorganismen gelingt. Da auch der Wasserhaushalt des Menschen ein wesentliches Element seines Organismus darstellt, sind wir mit der Wasseraufnahme und der Ausscheidung von Harn und deren Bakterien in dieses wässrige Mikrobenleben der Erde hineingestellt – mit der Möglichkeit, es zu gestalten.

Das konfrontiert uns mit der atemberaubenden Erkenntnis, dass es unmöglich ist, dem, was wir den Mikroben tun, irgendwohin auszuweichen. Wasser fließt überallhin, in ewigen Kreisläufen. Was es mit sich trägt, kann an jede Stelle der Erde gelangen. Aus der Quelle zum Menschen, aus dem Menschen in Erde, Flüsse und Meer, aufgenommen in die Wolken, wo man festgestellt hat, dass die Bakterien das Wetter mitbilden, indem ihre Aktivität Wärme bildet, die Regentropfen entweder schweben oder fallen lässt.*[125] Hinabgeregnet in die Erdoberfläche, aufgenommen dort vom Lebendigen, hinabgesickert in die Tiefe des Untergrunds und wieder aufgestiegen in einer Quelle … Heilige Wege … Die Erde ist lebendiger, als viele meinen. Auch die Luft trägt Einzeller überallhin, im Kleinen beim Atemzug, beim Sprechen, bei geöffnetem Fenster, sowie im Großen, und vermischt sie überall. Sie steigen in die Höhe der Atmosphäre, und Winde blasen sie umher. Man geht von 2,2 Milliarden Tonnen Staub aus, die jährlich durch die Erdatmosphäre verfrachtet werden, und jedes von Wüstenstürmen von Kontinent zu Kontinent getragene Staubkorn kann Milliarden von Mikroben mit sich tragen.[126] Wir und die Mikroben der Welt sind eins.

* Wetterbildende Mikroben sind überwiegend pflanzlichen Ursprungs. Werden Wälder abgeholzt, wirkt dies daher über die Mikroben auf das Klima. Von kranken Pflanzen können Bakterien abgegeben werden, die Eiskristalle in Wolken bilden.

Bakterien und Immunsystem

Das Immunsystem als Dialogorgan

Damit der Mensch sich als eigenständiges Wesen in dieser Welt ständigen Durchflossenseins von lebendigen Partikeln bewahren kann, muss er über eine Instanz verfügen, die ihn über das Verhältnis von Umwelt zu Innenleben auf dem Laufenden hält und es zugunsten seines Lebens gegebenenfalls korrigiert. Diese Aufgabe erfüllt das, was wir aus historischen Gründen das »Immunsystem« nennen: ein komplex ineinandergreifendes Wechselspiel von Zellen, Signalmolekülen und löslichen Eiweißen.

»Immun« heißt, übersetzt aus dem Lateinischen, »frei, unberührt« und bedeutete ursprünglich so viel wie »steuerfrei«, »dienstfrei«, »abgabenfrei« oder auch »rein«. Abgeordnete der Parlamente werden durch politische »Immunität« vor gewissen Rechtsverfahren geschützt. Der Begriff »Immunsystem drückt die damalige Vorstellung aus, der Mensch sei bakterien*frei*, Bakterien bedrohten ihn und er müsse sie von sich fernhalten. Nun leben wir aber als Bakterienwesen, und was »Immunsystem« genannt wurde, müsste in Wahrheit »Kontakt-«, »Dialog-« oder »Verständigungssystem« heißen. Schließlich dient es dem unentwegten Informationsaustausch. Darin spielen Immunzellen und Einzeller gleicherweise eine Rolle als lebendige Einzelzellbrücke, die das Eigensein des Organismus dem Körperfremden gegenüber aufrechterhalten. Das Mikrobiom hilft bei der »Übersetzung« der Welt in »Körperzellsprache«. Würden Bakterien damit aufhören, wäre es dem Organismus bald nicht mehr möglich, seine Ordnung zu bewahren. »Fremd« und »Eigen« wären vermischt, was die Integrität des Menschen gefährdet.

Bakterien sind somit Bindeglieder für Impulse und Materie von »draußen« mit »drinnen«, zwischen Mensch und Welt. Sie helfen, den gewaltigen Unterschied zwischen Körper und Umgebung flexibel zu überbrücken, und ermöglichen dem Menschen eine Besteigung des eisigen Mount Everest genauso wie das Tieftauchen im warmen Roten Meer. Genau dies aber fehlt bei Bakterienmangel oder Mikrobiomstörungen: Es kommt zu Unverträglichkeiten von Essen, von Gegenständen, von Luft, Pollen, von was auch immer, zu Asthma, Heuschnupfen, Reizdarm, Hautausschlägen ... lauter Krankheiten, die es dem Menschen erschweren, in der Welt zu leben, so wie sie ist.

Weil der Begriff »Immunsystem« bislang auf einer Fehlinterpretation beruhte, wurde er recht undeutlich gefasst. Eigentlich wissen die meisten gar nicht, was genau sie meinen, wenn sie davon sprechen. So wurde er zum schillernden Schlagwort, das in jeder Richtung brauchbar ist. *Für* ein »gesundes Immunsystem« ist alles, was stark und tüchtig macht, während alles, was ungesund ist, »das Immunsystem *schwächt*«. In keiner Gesundheitswerbung darf die »Unterstützung des Immunsystems« fehlen. Manchmal wird »Immunsystem« schlichtweg mit »Gesundheit« gleichgesetzt.

Was ist es dann wirklich? Es tut nicht weh, man kann es weder fühlen noch sehen – es ist ein menschliches Denkprodukt, ein System, dem bestimmte Phänomene des Körpers beliebig zugeordnet werden. Inzwischen sind seine bekannten Details so umfangreich, dass sich selbst Spezialisten nicht wirklich ganz damit auskennen.

Lehrbuchmäßig zählen zum Immunsystem die weißen Blutkörperchen als Immunzellen, die Gewebe, in denen die meisten davon sich aufhalten, sowie die löslichen Immuneiweiße, die im Körper verteilt sind. Verwirrung besteht darin, dass diese alle in Wirklichkeit gar nicht im Körper abgrenzbar sind. Immunzellen und Immuneiweiße befinden sich überall und spielen auch in allen Geweben eine Rolle. Ihre Qualität besteht ja gerade darin, allseits im Körper präsent sein zu können. Sie entstehen sowohl in Knochen als auch im Thymus und der Milz, sie verwandeln sich in den Lymphknoten oder sonst wo, fließen mit Lymphe, Liquor und Blut, bewegen sich in jegliche Gewebe und verhalten sich nach Kriterien, die wir erst ansatzweise kennen.

Krankheit entsteht aus einem Ungleichgewicht

Immuneiweiße können in den Körperflüssigkeiten löslich oder an Blutzellen gebunden sein, sie können kurzzeitig in Mengen gebildet und auch wieder abgebaut werden oder langfristig im Körper bleiben. Es können Eiweiße sein, die wie die »Anti«körper die Fähigkeit haben, Zellen zu verbinden, oder solche, wie die Zytokine*, die eine Botenfunktion für weiße Blutkörperchen ausüben. Es werden auch »Killerzellen« zum Immunsystem gezählt, die kranke eigene Körperzellen abbauen. Bei alldem kann man sehen, dass es beim Immunsystem nicht etwa um eine »Verteidigung« gegen außen geht, sondern um eine körpereigene Möglichkeit, sich zu ordnen und zu regulieren.

* Von den griechischen Wörtern *kýtos* für »Höhlung, Wölbung« und *kineīn* für »bewegen«. Eiweiße, die bei Kontakt mit Zellen deren Eigenschaften regulieren.

Früher hat man das angeborene »unspezifische« von einem im Laufe des Lebens erworbenen »spezifischen« Immunsystem unterschieden. Dies wurde durch Forschungsergebnisse, die angeborene spezifische Immuneigenschaften zeigten, überholt. Es ist geradezu ausgeschlossen, für alle diese untereinander vernetzten Elemente eine einheitliche Einordnung zu finden. Zu viel Verwandlung, Bewegung und Begegnung liegt darin.

Man sagt, dass von den Immunzellen die weißen Blutkörperchen ständig durch die Gewebe wandern und dort sozusagen »nach dem Rechten sehen«, sich umwandeln, nach Bedarf in Aktivitäten mit Partikeln versetzen, Signale aussenden, um Unterstützung herbeizurufen, Botenstoffe ausscheiden, die zum Beispiel die Durchblutung verändern, sodass Umstände geschaffen werden, die eine möglichst gute Wiederherstellung bei einer Beeinträchtigung herbeiführen, wie bei einer Verletzung. Man kann solch eine Wiederherstellungsreaktion in Form einer Entzündung beobachten: Mehr Blut führt zur Rötung, Schwellung, Erwärmung und Zunahme der weißen Blutkörperchen.

Alles in allem ist dies ein auf vielen Ebenen tätiges Netzwerk, das gemeinsam der Homöostase* dient. In diesem Wort liegt die Bedeutung »wägen«, und man kann das Immunsystem mit einem Mobile vergleichen – aus vielen fein ausgewogenen Gleichgewichten, die voneinander abhängen. Gerät eines davon aus dem Lot, gleichen die anderen Teile dies aus. Wird der Einfluss punktuell jedoch zu groß, kippt gleich das Ganze. Dann kommt es – auf den Menschen übertragen – zur Erkrankung. Jede Krankheit entsteht aus einem Ungleichgewicht.

Ein gesundes Immunsystem bewirkt also ein andauerndes Im-Gleichgewicht-Halten des Menschen in den veränderlichen Umständen des Lebens, und daran sind die Bakterien beteiligt. Man kann die Tatsache, dass der Mensch ständig der Welt begegnet, als Angriff und Verteidigung bezeichnen, wenn man seine Existenz als Kampf und die Erde als Schlachtfeld interpretiert. Man muss es aber nicht. Vor dem Hintergrund, dass alles und jedes auf der Erde seinen Platz hat und dass das Leben von Grund auf zusammenwirkend ist, lässt es sich vielmehr als ein Ordnungssystem mit Dialogfunktion begreifen.

Alles, was in den menschlichen Körper gelangt, wird »angeschaut«, und was wir »Immunsystem« nennen, ist die Dialoginstanz, die aufgrund der Impulse des Organismus über Art und Umfang von Aufnahme und Reaktion entscheidet. Voraussetzung für diese gesunde und flexible Unterscheidungskraft ist, dass das Immunsystem im Men-

* Von griechisch *homoīos* für »ähnlich« und *statikós* für »zum Stillstand bringend, wägend«.

schen gesund entwickelt wurde und ständig aufrechterhalten wird. Dafür sind Bakterien da, und zwar bereits vorgeburtlich, im Mutterleib, wie man inzwischen weiß. Mit dem früheren Menschenbild glaubte man, das Baby wachse im Mutterleib in steriler Fruchtblase auf. Dann beobachtete man, dass es mit der Geburt mikrobiell besiedelt wird. Inzwischen hat man entdeckt, dass Immunzellen, zum Beispiel Makrophagen, Darmbakterien während der Schwangerschaft über das Blut zur Plazenta in die Gebärmutter tragen und der Embryo dort mit mütterlichen Bakterien in Kontakt kommt (siehe Seite 98ff.). Erst dieser Kontakt bewirkt die frühe Entwicklung des Immunsystems. Entscheidend ist dabei natürlich, welche es sind. Mängel oder Fehlbesiedelungen und Neigungen zu allergischen Erkrankungen können von der Mutter auf diesem Wege weitergegeben werden und lassen sich durch eine frühe mikrobiologische Therapie beim Kind kurieren.

Ohne Bakterien gibt es kein Immunsystem

Wenn man so hinschaut, zeigen die Elemente des Immunsystems und die des Mikrobioms erstaunliche Ähnlichkeiten. Es gibt jeweils Zellen, die durch Verständigung untereinander gemeinschaftlich tätig werden. Auf den jeweiligen Zelloberflächen befinden sich charakteristische Erkennungsstrukturen, die in Kontakt mit anderem in der Zelle Prozesse und Aktivitäten oder Verwandlung auslösen. Ausgeschiedene Signalbotenstoffe dienen der Koordination des Ganzen und verbinden das jeweilige System mit dem Gesamtorganismus. Verschieden ist nur die Größenordnung, in der die jeweiligen Systeme wirksam sind. Es verwundert mit dieser neuen Sicht auf das Immunsystem nicht, dass es mit dem Mikrobiom eng verzahnt ist. Wir haben es hier mit verschiedenen Elementen der Kommunikation innerhalb der Ebenen des Organismus zu tun, mit ineinandergreifenden zellulär-molekularen Systemen, die einen fein ausgespielten Dialograum ausbilden. In diesem Raum erst wird der Mensch er selbst. Dahinein mikrobentötende Mittel zu platzieren, blockiert den Menschen in seiner Lebendigkeit.

Tatsächlich braucht der Mensch einen ständigen Kontakt mit Bakterien, die nämlich bewirken, dass das Immunsystem angemessen lebendig bleibt. Fehlen diese bakteriellen Berührungen, verkümmern die Immunaktivitäten. In Tierversuchen stellten Forscher fest, dass bakterienfrei aufgezogene Mäuse und Ratten kümmerliche oder gar keine Immuneigenschaften ausbildeten. Ließ man sie aus ihren sterilen Käfigen heraus, starben sie über kurz über lang. So gesehen leben wir gerade in einem planetarischen Großraumversuch zur Mikrobiomzerstörung. Dass so viele Menschen der industrialisierten Nationen nebst Mikrobiommangel an der ganzen Bandbreite an Immunerkrankungen leiden, ist eine geradezu zwingende Auswirkung. Zu wenig Bakterien, zu wenig Vielfalt, resistente und andere veränderte Stämme bringen Fehlsteuerungen im Immunsystem mit Übertreten dessen natürlicher Toleranz, mit Über-, Unter- oder Fehlfunktionen mit sich. Hier kann eine bewusste und gezielte Bakterienversorgung erfahrungsgemäß schon binnen kurzer Zeit heilsam sein.

Überdies besitzen Bakterien in sich selbst ebenfalls ein Immunsystem, das ihnen ermöglicht, Fremdstoffe und -gene so aus sich heraus zu klären, dass sie ihr Eigenleben gegenüber der Umwelt gut aufrechterhalten können.[127]

Das Mikrobiom des Menschen ist in beständigem Kontakt mit dem Mikrobiom seiner Umgebung, und Mikrobenvielfalt und -aktivität gestalten sich nach seinen Lebensumständen. Die Information daraus wird in den übrigen Körper über die Immunzellen vermittelt, die daraufhin auch korrigierend in die Bakterienzusammensetzung eingreifen können. Bakterien können einer Vermehrung zugeführt oder aufgelöst werden. Dazu sind im Menschen besondere Schnittstellen zwischen Bakterien und Immunzellen ausgebildet, wo sie sich innig begegnen können.

Darmbakterien vermitteln die Außenwelt nach innen

Beispielsweise befinden sich im Rachen und im Dünndarm die sogenannten »M-Zellen«*. Sie sitzen innerhalb der Schleimhaut, und zwar in kleinen Hügeln**, im Darm zwischen den Zellen, die die Nährstoffe aufnehmen, den Saumzellen oder Enterozyten***. Während Saumzellen auf der Oberfläche einen Bürstensaum tragen, der ihre Oberfläche stark vergrößert, damit möglichst viel Kontakt zum Speisebrei besteht, ist die M-Zell-Oberseite glatter. Obenauf sitzen kleine Anker aus Eiweißen, mit denen Bakterienoberflächen oder Speisepartikel abgelesen werden. In einem bestimmten Umfang – wie viel, wann und warum, weiß man noch nicht – nimmt die M-Zelle Bakterien oder Makromoleküle auf. Das können auch Nahrungsbestandteile sein, und man hat dort auch schon Farbpigmente von Tätowierungen gefunden. Ent-

* Vom englischen Begriff *microfold cells* für »kleingefaltete Zellen«.

** Dem follikelassoziierten Epithel.

*** Vom griechischen *énteron* für »Darm«.

weder sie werden innerhalb der M-Zelle genutzt oder auf die andere Seite der Zelle weitergereicht. Die dortige Zellunterseite ist in tiefe Taschen gefaltet, die in das Zellinnere der M-Zelle wie Höhlen hineinragen. In diese Taschen können von »unten« Immunzellen einwandern. Auf den Bakterienkontakt hin werden durch spezifische Botenstoffe*, die die M-Zellen abgeben, passende Immunzellen wie T-Lymphozyten, B-Lymphozyten, Makrophagen herbeigelockt. Sie legen sich innig an die Zellmembran an und nehmen die Bakterien in Empfang. Dazu bildet die M-Zelle aus Nano-Röhrchen winzige Tunnel zwischen sich und den Zellen aus, durch die die Bakterien schlüpfen.

In den Immunzellen können durch die Bakterien etliche mögliche Reaktionen ausgelöst werden, die dann das Immunsystem insgesamt modulieren. Bakterien können aufgelöst und ihr Zellinhalt kann verdaut werden. Oder bakterientragende Lymphzellen können in die Lymphknoten wandern.** Sie gelangen von dort mit der Lymphe ins Blut und mit ihm in alle feuchte Häute tragende Organe: in die Augen, Nase und Rachen, Speicheldrüsen, Milchdrüsen, Atemwege, Geschlechtsorgane, ableitende Harnwege und den Darm. In den dortigen kleinen Venen gibt es Empfangsstrukturen, mit denen die darmbakteriengeprägten Lymphzellen reagieren. Sie verwandeln sich in Plasmazellen und geben lösliche Immuneiweiße ab, nämlich die Antikörper namens sIgA***. Diese Immunglobuline sind die mengenmäßig wichtigsten Immuneiweiße im Menschen. Sie wirken in der Schleim- oder Flüssigkeitsschicht, die die Oberflächen aller genannten Organe bedeckt.

Diese IgA sehen wie kleine am langen Ende verbundene Doppel-Ypsilons aus und haben Erkennungsstrukturen, mit denen sie sich mit Einzellern oder Stoffpartikeln verbinden können. Das tun sie dort auf den Schleimhäuten. Binden sie sich an jedem Ende an eine Struktur an, zum Beispiel an je einen Staubpartikel, eine Polle oder eine Bakterie, können sie diese zu mehreren verkoppeln. Damit können sie ganze Klumpen bilden, die dann ausgeschieden werden können. Die sIgA bilden damit eine existenziell wichtige Instanz, um Fremdstoffe zu erkennen und gegebenenfalls zu beseitigen. Und ihre Bildung ist vom Kontakt der Darmbakterien mit den M-Zellen im Darm abhängig.

Auf den Augen sorgen sIgA beispielsweise für den Abtransport herangeflogener Partikel. Fehlen Bakterien im Darm, fehlt auch sIgA,

* »Chemokine«. Das sind Botenstoffe aus der Gruppe der Zytokine, die chemotaktisch wirken, das heißt bei Zellen eine Wanderbewegung zum Ursprung der Chemokine hin auslösen.

** Wobei sie sich in Lymphoblasten verwandeln.

*** »Sekretorisches Immunglobulin A«.

und dann reagieren die Augen überreizt. Daher hängen Heuschnupfen, Atemwegserkrankungen und mehr mit der Darmbakterienbesiedelung zusammen und können über deren Korrektur geheilt werden. Auch in der Blase sind sIgA wirksam. Im Harn hat man obendrein einen Botenstoff gefunden*, der von M-Zellen gebildet wird und dortige Bakterien an einer Anhaftung an die Blasen- und Harnwegswand hindert.

Auf der Darmschleimhaut liegen die sIgA als feiner Film auf, der die dort befindliche Bakterienbesiedelung reguliert. Sie können die Anheftung von Bakterien an die Epithelzellen verhindern, Bakterientoxine neutralisieren, zum Beispiel von Cholera-Vibrionen, können unerwünschte Bakterien verklumpen und sich, damit befrachtet, den M-Zellen anbieten. Durch deren Oberfläche werden sie aufgenommen und zu »Fresszellen«** durchgeschleust, die sie angemessen verdauen.

Auch dabei entsteht eine Immunmodulation: Lymphozyten werden durch die M-Zellen herbeigerufen, wenn die Bakterien im Darminneren sie dazu anregen. Sie geben dann nicht nur die Regulationsimpulse in Richtung Blut und Gewebe, sondern können genauso auch gegenläufig von quasi »unten« aus dem Gewebe durch die M-Zelle ins Darminnere hindurchgeschleust werden. Dann treten sie auf der Darmschleimhaut und im Nahrungsbrei in Aktion und verändern dort Leben, Menge und Aktivität des Mikrobioms. Die M-Zellen sind also eine Durchgangspforte für Bakterien und Blutzellen in beide Richtungen. Hier wird im Körperinneren auf kürzestem Weg der fließende Übergang vom veränderlichen Äußeren in den konstanteren Blutraum gestaltet.

Anzahl und Aktivität der M-Zellen hängen vom Kontakt der Bakterien im Darm mit deren Oberfläche ab. Gab man Tieren im Versuch viele Bakterien zu schlucken, beobachtete man binnen weniger Stunden, dass wesentlich mehr M-Zellen in Erscheinung traten,[128] womit auch die Zahl der sich darunter befindenden Lymphozyten zunahm. Mehr Lymphzellen bedeuten mehr Plasmazellen, die sIgA bilden, und mehr Lymphzellen, die in den Darmschleim wandern. Gemeinsam können sie dort die Bakterienzusammensetzung regulieren, zum Beispiel, wenn in der Umgebung eine Krankheit grassiert oder durch eine Lebensmittelvergiftung plötzlich Bakterien im Darm ankommen, die dort nicht hingehören. Unterstützt werden sie dabei auch noch von

* »Uromodulin« – wird auch in der Niere gebildet.

** Makrophagen.

ezifischen Botenstoffen*, welche die M-Zellen auf ihrer Oberfläche abgeben.[129]

So sind die Bakterien lebensnotwendige, den Menschen und seine Umgebung in beide Richtungen verbindende Lebewesen. Man muss die komplexen Zusammenhänge nicht völlig begreifen, wichtig ist, daraus die Erkenntnis zu gewinnen: Mit welchen Mikroorganismen, ob mit Bakterien, Pilzen, Viren, Parasiten oder anderen, die inneren Oberflächen und Organe besiedelt sind, ist ausschlaggebend für die Gesundheit des gesamten Organismus. Zusammensetzung und Aktivitätszustand des Mikrobioms stimulieren lebenslang das Immunsystem, und Bakterien übersetzen die Außenwelt über spezielle Körperzellen und über Botenstoffe an das Immunsystem. Das reguliert die Körperzellen, sodass der ganze Mensch in seinen wechselnden Lebensumständen als konstante Individualität stabil in der Welt in Erscheinung treten kann. Dies kann nicht gesünder geschehen, als es die Impulse sind, die der Körper am Übergang zu seiner Umgebung empfängt. Mikrobiom und Immunsystem wirken als verzahnte Dialogorgane, die die Impulse der Außenwelt laufend in den Körper übersetzen und die Ordnung des Organismus im Fließgleichgewicht aufrechterhalten. Hier kann eine Bakterientherapie die Selbstregulation anregen. Ohne die Gegenwart der Bakterien in diesem fein abgestimmten Dialograum ist kein Mensch lebensfähig.

* »Chemokine«.

Bakterienarmut und Krankheit

Ein neues Bild von Krankheit

Wir sind anders krank, als wir bisher dachten. Wir können nämlich nur dann gesund sein, wenn wir mit einem guten Mikrobiom ausgestattet sind. Wieso hat man das nicht früher gemerkt?

Beim Vorhaben, sämtliche Gene mithilfe neuer Techniken zu kartieren, stellte man vor einigen Jahren fest, dass der Mensch in seinem Zellkern statt der für seine komplexe Erscheinung erwarteten 100 000 bloß um die 20 000 Gene trug. Das entspricht etwa dem einer Maus. Also machte man sich auf die Suche und stellte fest, dass der Rest für die umfangreichen Vorgänge im Körper – und damit sie überhaupt reibungslos ablaufen können – in Informationen und Aktivitäten der Bakteriengene im Menschen zu finden sind. Damit rückten die Bakterien plötzlich in den Fokus der Wissenschaft, in Mensch und Tier, Boden, Pflanzen, Luft und Wasser, besonders im Zusammenhang mit Gesundheit und Krankheit. Neu entwickelte Analysetechniken machen seitdem leicht Bakteriengene ausfindig, und auf einmal wimmelt die Welt von viel mehr Mikroben als zuvor. Seither laufen Studien dazu in aller Welt, allüberall entdeckt man neue Bakterien, und die Erde erscheint auf einmal lebendiger denn je.

Dabei gibt es allerdings gleich neuerliche Fragen. Denn was stellt man eigentlich fest? Man schließt aus dem Vorhandensein in einer Probe gefundener Bakteriengene auf diese Bakterien, auf ihre Menge und Zusammensetzung. Allerdings kann man auch dabei fragen: Was sagen diese Bakteriengene über das Vorhandensein von Bakterien wirklich aus? Stammen sie überhaupt von lebendigen Einzellern? Welche Rolle spielen sie da, wo man sie findet? Welche Aktivität üben sie aus? Sind sie dort überhaupt aktiv? Wir können ja immer nur das nachweisen, was wir mit den jeweiligen Forschungsmethoden und -fragen erfassen. Dass die Bakterienaktivität im Mikrobiom Rhythmen unterliegt (siehe Seite 165ff.), blieb bisher beispielsweise unberücksichtigt. Die Wirklichkeit der Bakterien wird unser Begreifen wohl immer weit überschreiten.

Das Einzige, was man jetzt schon sicher weiß, ist, dass es im Menschen sehr viel mehr Bakterien gibt, als man bisher kannte und als man jemals zuvor auf Nährstoffplatten kultivieren konnte.

Das revolutioniert das Bild, das man von Mensch und Mikroben hatte. Man kann nun zeigen, dass es eine große Bakterienvielfalt gibt, und man kann überprüfen, wie, wo und wann sie sich verändert. Dadurch entdeckte man, dass etliche Krankheiten, die man bisher mit den Bakterien gar nicht in Zusammenhang gebracht hatte, mit dem Mikrobiom ursächlich zusammenhängen. Allerorten laufen Experimente und Studien auf Hochtouren, die helfen sollen, den Menschen in Gesundheit und Krankheit besser zu verstehen und Letztere dadurch schneller zu diagnostizieren und zu kurieren.

Diese Forschungen haben bislang allerdings einen großen Haken: Man hängt immer noch am alten herkömmlichen Menschenbild und an der Vorstellung von Bakterien als Krankheitserregern fest. So wie man bisher glaubte, dass einzelne Bakterienstämme krank machen, hofft man jetzt, genau diejenigen Bakterienstämme zu finden, die gesund machen. Bestimmte Bakterienstämme als Therapie bei Durchfall, andere bei Dicksein, Diabetes oder Depressionen. Aber das ist natürlich keine Lösung.

Wie unvorsichtig man in der Wissenschaft dabei geworden ist, zeigen Veröffentlichungen, die von wenigen Einzelpatienten gleich auf grundsätzliche Möglichkeiten schließen. Auch sieht die »Zukunftsmusik« der Forscher so aus, dass man »langfristig Tabletten entwickelt«, »die genau die Mikroorganismen enthalten, die dem Erkrankten fehlen«, wie es Wissenschaftler des Universitätsklinikums Jena und des Helmholtz-Zentrums für Infektionsforschung in Braunschweig im März 2016 formulierten, nachdem sie bei bloß drei von fünf Patienten, die an der Darmentzündung Colitis ulcerosa erkrankt waren, durch Zuführen fremden Stuhls die Bakterienbesiedelung verändert hatten, und gesundheitliche Besserungen herbeiführen konnten.[130]

Zu einem wirklich neuen Bild von Krankheit gehört das Wissen, dass Bakterien weder die »Krankheitserreger« sind, für die man sie hielt, noch spezifische »Gesundheitserreger«, als die man sie gern hätte. Man darf sie weder so noch so als eine Ursache denken, die eine bestimmte Wirkung zeigt, wie meinetwegen das Licht angeht, wenn man auf einen Schalter drückt. Mikroben sind veränderlich, das Milieu auch, und eine Mikrobe, die unauffällig in einem Mikrobiom lebt, kann, wie wir gesehen haben, bei einer Änderung im Milieu oder in einem anderen Mikrobiom Teil eines Krankheitsprozesses sein – und umgekehrt. Bakterien können ja ganz verschiedenartige Aktivitäten entfalten. So kann das gewöhnliche Hautbakterium *Staphylococcus aureus* an Entzündungen beteiligt sein oder sich genauso gut einfach in Ruhe an irgendeiner Körperzelle befinden.[131] Dieselben Bakterien, die als »pathogen« erscheinen, können ebensogut völlig unscheinbar im Gesunden vorkommen. Dies weiß man bereits seit über fünfzig Jahren,[132] man hat bloß keine Konsequenz daraus gezogen.

Das Wort »Mikrobiom« wurde erstmals im Jahr 2001 für die Bakteriengesamtheit im Körper verwendet.* Es steht für ein neu entdecktes Organ: die Bakterien*gemeinschaft* im Menschen. Das bedeutet: Die Gesamtheit ist wichtig. Und jede Gemeinschaft ist dann gesund, wenn das Miteinander stimmt. Für Gesundheit oder Krankheit spielt die einzelne Mikrobenart von daher bloß begrenzt eine Rolle.

Dass diese Gemeinschaft zugleich mit Bakterien geheilt werden kann, haben Menschen traditionell gewusst, ohne überhaupt einzelne Mikroben zu kennen (siehe Seite 172ff.). Viele Ärzte und Therapeuten wussten schon immer um die Bedeutung der Darmflora für das Wohlbefinden. Doch bislang wurde das in der Medizin wenig anerkannt. Erfreulicherweise können sich jetzt die traditionellen Ansätze und neue Forschung mit Blick auf die Bakterien zu einem Paradigmenwechsel in der Medizin verbinden. Auch das ist Gemeinschaftsbildung.

Wir sind lebendiger, als wir denken

Dies setzt jedoch nicht nur ein neues Menschenbild im Gesunden voraus, wie im vorangehenden Kapitel beschrieben wurde, es bringt auch ein anderes Krankheitsverständnis mit sich. Man darf den Menschen nicht mehr als bloße Summe von Organen, Stoffen, Regulationen und Systemen denken, die über die Gene von Gehirn und Zellkern her gesteuert werden. Dahinein wurde bisher vielmals ärztlich korrigiert oder substituiert, damit jemand gesund wird. Oft genug war dies erfolglos, und jetzt sehen wir, warum: Wir sind sehr viel lebendiger, als wir bisher von uns dachten. Einzeller wie Körperzellen haben ihre ureigene Lebendigkeit, und jeder Mensch ist eine große wimmelnde Welt für sich. Er ist nicht so kompakt, wie er sich anfühlt und nach außen erscheint. Vielmehr ist er ein dynamisches, auf subtile Vernetzung mit Einzellern ausgelegtes Wesen, das durchströmt und erfüllt ist von Nahrung, Wasser und Luft mitsamt Bakterien und unentwegt bestrebt ist, diese fließende Ordnung in Unversehrtheit aufrechtzuerhalten. Natürlich strömen auch Wahrnehmungen und Gefühle, Gedanken, Informationen und Schwingungen, Licht und Weiteres durch uns hindurch.

* Siehe Fussnote Seite 16.

Fülle im Mikrobiom ist der innere Halt, den man für die Gesundheit dabei braucht.

Krankheit stellt sich dann als eine zu große Abweichung von dieser dynamischen Ordnung dar, als eine Einseitigkeit irgendeiner Art, die größer ist, als es die dem Menschen innewohnende Regulationsfähigkeit ausgleichen kann.

Wieder stoßen wir an die Grenze des rational Erklärlichen. Warum und wie offensichtlich, wie sehr und wo jemand eine Krankheit erfährt, lässt sich nicht beschränkt auf den Körper betrachten. Fairerweise auch nicht auf das Mikrobiom. Es gibt im Menschen so zahlreiche Lebensebenen, die ihn ausmachen: geistige, seelische und körperliche. Und jeder Mensch hat zudem einen unsichtbaren roten Faden, der sich aus einem persönlichen Lebenssinn und die tief im Inneren liegende Lebensaufgabe speist. Auch Abweichungen *davon* führen zu Einseitigkeiten. Wenn sie nicht korrigiert werden, werden Geist und Seele, bildlich gesprochen, den Körper zu Hilfe nehmen, um darauf aufmerksam zu machen, dass es woanders Korrekturbedarf gibt (siehe Seite 212 und 219ff.). Daher genügt es oft nicht, wenn eine Krankheit diagnostiziert wird, ab jetzt womöglich statt einer anderen Therapie Bakterien zuzuführen. Es gilt, für eine echte Heilung genau hinzuschauen, was fehlt oder zu viel ist, und die Fragen nach dem zu stellen, was erkannt und gesehen und der Heilung zugeführt werden möchte. Wir sind mit der Welt verknüpft, in der wir leben. Daher kann uns ein Umfeld krank machen. Manchmal helfen dann zur Genesung weder Medikamente noch Mikroben, sondern ein Wechsel von Ort, Beruf, Partner oder Lebensgewohnheiten.

Einseitigkeit ruft im Menschen eine Reaktion hervor. Ist die Regulationsfähigkeit groß, kann man große Einseitigkeit aushalten. Ist die Regulationsfähigkeit gering, genügt eine geringe Abweichung, um krank zu werden. Der eine kann mit einem gesunden Darm an Karneval alles durcheinander essen, ohne krank zu werden, ein anderer mit empfindlichem Darm verkraftet das nicht. Jemand mit großer Regulationsfähigkeit kann bei Kälte im Hemd vor die Tür gehen, während jemand ohne diese sofort eine Erkältung bekommt. Damit sind Gesundheit und Krankheit ein sehr persönlicher momentaner Zustand, der natürlich auch von der Konstitution abhängt. Diese wiederum ist allerdings von Mikrobiom und Immunsystem abhängig.

Dabei wird das Mikrobiom des Einzelnen von seinem Lebensumfeld gespeist, sodass die persönliche Mikrobiomgestalt unweigerlich mit der Gesundheit der Gesellschaft zusammenhängt. Unentwegt strömen Mikroben in und aus uns in die Umgebung und umgekehrt. Wo die natürlichen Bakterien fehlen, siedeln sich andere an, die so nicht zum Körper passen. Fehlen dadurch bakterielle Impulse auf die M-Zellen im Darm, fehlen auch sIgA auf den Schleimhäuten (siehe Seite 80ff.). Wenn dann stattdessen die Immunglobuline E dort überwiegen, kommt es zu allergischen Erkrankungen auf den Körperoberflächen. Dann fehlt eine gesunde Kommunikation, auch nach außen hin, zwischen Umwelt und Mensch.

Dass in deutschen Großstädten mehr als ein Drittel der Menschen entweder die Atemluft oder das Essen oder beides nicht mehr verträgt, zeigt, dass der Zustand der Menschen und der Zustand der Umwelt bedrohlich auseinandergeraten sind. Wir wissen, dass die Bakterien das Bindeglied dazwischen sind, woran sich ablesen lässt, wo eine grundlegende Therapie der Gesellschaft ansetzen muss.

Es geht um nichts Geringeres als unsere Lebensart in der westlich industrialisierten Zivilisation. Unseren Körper so zu verändern, dass er in die moderne, massiv veränderte Welt passt, ohne krank zu werden, kann nicht gelingen. Das Mikrobiom als Investitionsoption zu verstehen, mit einem erwarteten Marktvolumen von 2,1 Billionen Dollar für therapeutische Produkte in 2016,[133] macht nicht gesund. Wir können die Wahrheit nicht schadlos übergehen.

Es hilft nichts: Wir müssen uns wieder auf die Grundlagen zurückbewegen, die auf dem Planeten Erde für das Leben des Menschen vorgesehen sind: natürliche Ernährung, reines Wasser, frische Luft, Kontakt zu Boden, Pflanzen und Tieren, Lebenssinn, fürsorgliches Gemeinschaftsleben, körperliche Bewegung – und das alles in friedlicher Koexistenz mit der bakteriellen Welt. Es gibt also sehr viel zu tun. Und was dabei schön ist: Jeder kann sofort damit anfangen.

Bakterienmangel macht krank

Unsere Gesellschaft leidet an einem kollektiven Bakterienmangel, und mehr oder weniger jeder von uns leidet daran mit. Fehlende Mikrobenvielfalt bedeutet eine verminderte Anpassungsfähigkeit an äußere Reize einschließlich der Nahrung. In einem facettenreichen Mikrobiom ist für alle Situationen ein bakterielles Aktivitätsteam vorhanden, das damit umgehen kann. Im Notfall gibt es Stellvertreter. Fehlen sie, ist der Spielraum eingeschränkt. Im Körper äußert sich dies in zunehmenden Beschwerden. Dies können Verstopfung oder Durchfall sein, Entzündungen, Gelenkbeschwerden, Schmerzen, Übergewicht oder psychische Symptome. Unsere Gesundheit ist vollständig von den Bakterien abhängig. Von Sojaprodukten weiß man, dass beispielsweise das enthaltene Daidzein – ein Pflanzenfarbstoff aus der Klasse der Flavonoide – je nach Bakterienaktivität im Darm in Verbindungen verwandelt wird, die entweder östrogenartige Hormonwirkung ausüben* oder nicht.[134] Diese fehlende Hormonwirkung wird wiederum mit einem erhöhten Brustkrebsrisiko in Verbindung gebracht.

Eine fehlende Bakterienvielfalt kann mit einem Mangel an Bakterienmenge einhergehen, muss es aber nicht. Möglicherweise ist von den verbleibenden Arten eine jeweils größere Masse vorhanden, deren Gesamtkeimzahl ausreichend erscheint, obwohl eine Fehlbesiedelung vorliegt.

Mangelnde Vielfalt führt zur Einschränkung der Lebendigkeit. Der Körper verliert seine Verbindungsmöglichkeiten zur Umgebung und wird auf eine reduzierte Bandbreite möglicher Lebensbedingungen eingeengt. Kaum wird diese überschritten, ob im Essen, in der Luft oder sonst wo, reagiert er zu viel oder zu wenig und wird krank. Dabei zeigt sich die verschwindende Artenvielfalt im Mikrobiom bei Mensch und Tier, Pflanzen, Boden, Luft und Wasser in erschütternder Weise als Parallele zum Aussterben der Tier- und Pflanzenarten weltweit. Allein die Zahl fliegender Insekten in Deutschland hat in den vergangenen zehn Jahren wegen Umweltgiften mancherorts um 84 Prozent abgenommen.[135] Mit jeder ausgestorbenen Art verschwinden ihre spezifischen Bakterien.

So wie Artenverlust um uns herum den Verlust derjenigen Qualitäten des Menschen bedeutet, die damit in Resonanz stehen, darunter auch Seelenqualitäten, bedeutet der Artenverlust im Mikrobiom Verlust von körperlichen Möglichkeiten.** Diese sind jedoch erforderlich für die freie Entfaltung eines individuellen Lebens. Mikrobenvielfalt im Körper bringt zugleich vielfältige Anregungen im Immunsystem mit sich. Man kann dies mit einem Klavier vergleichen, das entweder über die Tasten aller Oktaven von einem virtuosen Musiker mit Chopin bespielt werden kann oder nur in der Mitte auf wenigen Tasten mit »Hänschen klein«. Wer über eine volle Bakterien-Klaviatur verfügt, kann als Mensch viel freier in der Welt stehen. Erfahrungen jeglicher Art können spielend in seine Individualität übersetzt werden, und er kann dabei auf die Regulationsfähigkeit seines Körpers vertrauen.

Voraussetzung für eine Mikrobenvielfalt im Menschen ist eine vielseitige Mischkost als Ernährung einschließlich Bakterien (siehe Seite 131–148). Sie fehlt in den industrialisierten Ländern. Dass

* Als »Equol« beziehungsweise »O-DMA«, »O-Desmethylangolensin«.

** Über den Verlust von Seelenqualitäten mit Mikrobenverlust gibt es noch keine Forschung.

der »westliche« Lebensstil krank macht, weiß man schon lange, und dass es zahlreiche »Zivilisationskrankheiten« gibt wie Herz-Kreislauf-Erkrankungen, Diabetes, chronische Darmerkrankungen, Migräne, Asthma und vieles mehr, die naturnäher lebende Völker nicht kennen, wusste man ebenso. Man hatte die unterschiedlichsten Parameter dafür ausfindig gemacht, aber keine Ursache dafür gefunden. Jetzt weiß man: Es sind Mikrobiom-Mangelzustände. Sie hängen mit Bakteriendefiziten im Menschen zusammen. Aber wie gesagt: nicht bloß dem Mangel an irgendwelchen isolierten Bakterienstämmen, wie man jetzt vielerorts glaubt, die man ersatzweise zuführen könnte, sondern einem insgesamt mangelhaften Mikrobensystem. Neben den antibiotischen Produkten und Maßnahmen trägt etliches dazu bei: industriell gefertigte, gezuckerte und mit chemisch-synthetischen Substanzen versetzte biophotonenarme* Lebensmittel, Pestizide in der Nahrung, giftige Ausdünstungen und Mikropartikel von Kunststoffen, Schwermetalle aus Abgasen und Gerätschaften, gehetzter Lebensstil, körperliche Bewegungsarmut, Rhythmusverlust und Ähnliches mehr. Der Gebrauch bakterienstörender Geräte, Hautpflege- und Putzmittel vernichtet die natürliche Bakterienbesiedelung und lässt »unerzogene« Bakterien gedeihen, die nicht zu den physiologischen Vorgängen im Körper passen. Wer im Alltag derartige Mittel einsetzt, muss sich nicht wundern, wenn er statt gewöhnlicher Bakterien vermehrt resistent gewordene Stämme oder sogar ein Übermaß an Viren heranzieht, deren Übermaß schließlich krank macht.** Gleichzeitig sorgt ein gedankenloser Umgang mit dem Leben, wie der Gebrauch digitaler Geräte während des Essens und überhaupt mangelhafte Esshygiene, für eine übermäßige Zufuhr unpassender Fremdmikroben. Klimatisierte Räume, Kleidung aus synthetischen Fasern, unnatürliche Wohnmaterialien und Elektrosmog tragen noch zu dem Ungleichgewicht bei. Wird die Speise in einer Mikrowelle erhitzt, tötet dies auch noch die wenigen der verbliebenen Bakterien binnen ein bis zwei Minuten zu 99 Prozent ab.[136] So sind die Möglichkeiten, aufgrund eines Mikrobiom-Mangelsyndroms zu erkranken, grenzenlos.

* Biophotonen – von den griechischen Wörtern *bíos* für »Leben« und *phōs*, Genitiv *phōtós*, für »Licht« – sind Lichtquanten in lebenden Zellen, die aus elektronisch angeregten Molekülen abgestrahlt werden. In Pflanzen stammt diese Anregung aus dem Sonnenlicht. Biophotonen werden in den Spiralmolekülen der DNA gespeichert. Ihr Gehalt in Nahrungsmitteln ist abhängig von deren Entstehung und erlaubt Aussagen über ihre Qualität. Je nach Verarbeitungsprozess gehen Biophotonen größtenteils verloren. Anhand eines höheren Biophotonengehalts lassen sich biologische von konventionell angebauten Lebensmitteln unterscheiden.

** Viren sind Informationsträger und gehören im richtigen Verhältnis im Körper zur gesunden Mikrobenvielfalt.

Idealerweise gehören Bakterien zu jeder gesunden Nahrung dazu. Seit der französische Konditor Nicolas Appert (1749–1841) im Jahr 1804 die Haltbarmachung von Lebensmitteln durch Hitze erfand,[137] ersetzt die bakterienfreie Konserve jedoch die fermentierte Nahrung. Doch selbst wenn man sich einigermaßen bewusst ernährt, enthält das Essen heute weniger Bakterien als noch im vorigen Jahrhundert. Ein guter französischer Rohmilchkäse wie Camembert wurde aus Milch mit bis zu einer Million Bakterien pro Milliliter gemacht, jetzt enthält die Milch gerade mal wenige Tausend, was nicht nur Aromaverlust im Käse, sondern auch Mangel im Menschen veranlasst. Bei Fabrikkäse aus H-Milch ist es noch schlimmer.[138]

Es fehlt in uns jedoch nicht nur an Bakterienmenge und -vielfalt und dadurch an Nährstoffen, Vitaminen und Spurenelementen, es fehlt dadurch in uns auch an innerer Verständigung. Diese lässt sich als Ganzes experimentell gar nicht erforschen. Sie lässt sich jedoch an der Erfahrung ablesen, dass ein bakterieller Therapieimpuls Blockaden im kranken Organismus löst und Gewebe wieder in einen gesunden Fluss bringt. Verständigung im Körper setzt die Aktivität der Bakterien, der Immun- und der Gewebezellen voraus. Diese ist vom Energieniveau des Menschen abhängig. Der wiederum hängt von der Ernährung ab. Und die kann im Körper nur dann sinnvoll umgesetzt werden, wenn ausreichend Bakterienaktivität für die Feinverdauung im Darm lebt. Bakterienmangel setzt immer einen Teufelskreis in Gang, der so lange tiefer in Krankheiten hineinführt, bis man das Mikrobiom wieder kuriert.

Eine »Bläschensprache« der Zellen

Wir haben gesehen, dass Kommunikation innerhalb des Mikrobioms sowie mit den übrigen Zellen auf verschiedenen Ebenen erfolgt und dass Nahrungspartikel dabei mit»reden«. Es gibt noch eine weitere »Sprache« der Zellen: Sie tauschen sich untereinander zusätzlich mittels kleiner Bläschen aus, in denen sich Zellinhalt befindet. Was in einer Zelle ist – auch in Einzellern –, kann im Körper damit überallhin gebracht werden. Diese »Exosome«* genannten Membranbläschen werden in den Zellen gebildet und umschließen Eiweiße, Fette oder Kohlenhydrate, Enzyme, Gene oder was auch immer. Sogar Medikamente oder Membranbestandteile, Viren und Toxine hat man darin

* Bei Bakterien OMV, *outer membrane vesicles* (»äußerliche Membranbläschen«).

gefunden. Umhüllt von einer Membran, werden die Partikel aus der Zelle entlassen und schwimmen in Gewebeflüssigkeiten, Lymphe und Blut. Was ist ihr Ziel? Wer lenkt ihren Weg? Wir wissen es nicht.

Art und Häufigkeit ihrer Entstehung hängen anscheinend von »Umweltfaktoren« ab.[139] Im Kontakt mit Zellen sind sie imstande, mit deren Membran zu verschmelzen und den Inhalt in deren Inneres freizugeben. Besteht der Inhalt aus Genen*, wirken diese wie Schalter im Zellkern und können die Ablesung von Genen zu Eiweißen aktivieren oder blockieren. Das kann auch ein Inhalt aus Bakterien sein, die resistent geworden sind oder die manipuliert wurden. Information aus dem Innenleben einer Zelle kann irgendwo anders im Körper eine Regulation bewirken. Soweit man es bisher untersucht hat, spielen diese Exosome irgendwie bei Autoimmun-, Virus- und Krebserkrankungen eine Rolle, aber Genaues weiß man noch nicht. Indem sie durch sämtliche Körperflüssigkeiten schwimmen, machen sie jedoch anschaulich, dass ein Mensch immer mit dem gesamten Körper krank ist, selbst wenn er nur örtlich Symptome hat. Kranke Zellen können über Exosome Zellinhalte aus sich heraussetzen, die dann im Blut kreisen. Sie können damit woanders Immunzellen zu einer Reaktion anregen oder für eine Ausscheidung ihres Inhaltes aus dem Organismus sorgen. In Tierversuchen hat man markierte Exosome in die Nase eingesprüht und konnte sie binnen weniger Stunden in Zellen des Gehirns wiederfinden,[140] den sogenannten Mikrogliazellen**, die für die Aufrechterhaltung der dynamischen Ordnung im Zentralnervensystem zuständig sind (siehe Seite 125). Das ist besonders interessant, weil man diese Mikrogliazellen mit immer mehr Krankheiten in Verbindung bringt, die auch mit dem Mikrobiom zusammenhängen, wie Migräne, Parkinson, multiple Sklerose, Alzheimer, Schizophrenie und ADHS. Und man stellt Überlegungen an, Exosome therapeutisch zu nutzen. Die Erfahrung, dass örtlich aufgebrachte lebende Bakterien im ganzen Körper wirken, ist möglicherweise durch die Exosome erklärbar. Denn führt man dem Körper eine Mischung lebender Mikroben zu, müssten deren Exosome natürlicherweise auch überallhin gelangen können: zu anderen Bakterien, zu Immun- und Gewebezellen, in alle Organe und bis ins Gehirn.

Was immer also in den Körper gelangt, bedeutet eine Kommunikation, die innerhalb aller Zellsysteme wirksam wird, um den Organismus lebendig zu erhalten. Fehlen dabei essenzielle Substanzen, Körperzel-

* Der dafür spezifischen Mikro-Ribonukleinsäure, miRNA.

** Von den griechischen Wörtern *mikrós* für »klein« und *glía* für »Leim«. Mikrogliazellen üben im ZNS Immunfunktionen aus und sind imstande, Nervenverknüpfungen zu lösen oder zu bilden. Sie sind die Voraussetzung, erinnern, lernen und umdenken zu können.

len oder Bakterien, ist der Austausch ungenügend. Es fehlen auch ihre Exosome, zum Beispiel im Blut. Man weiß noch gar nicht, was diese dort alles bewirken. Möglicherweise sind sie an dessen Fließfähigkeit beteiligt? Jedenfalls ist der Zusammenhang zwischen Darmmikrobiomstörungen und koronaren Herzkrankheiten bereits nachgewiesen.[141] Auch fand man in den Gefäßablagerungen bei Arteriosklerose eine Vielzahl von Bakterien.[142] Vielleicht entdecken wir eines Tages noch, dass Blutgefäße und Herz mit einem Biofilm ausgekleidet sind, der kommuniziert und der bei Arteriosklerose verändert ist.

Bakterien und Krebs

Bakterienmangel hat noch weitere Folgen: Erhält der Körper statt gesunder Nahrung künstliche Substanzen, versuchen die Zellen, diese, weil sie nicht zueinanderpassen, aus sich herauszuschleusen. Die Bakterien des Mikrobioms helfen, diese Stoffe zu zersetzen und zu entgiften. Fehlen solche Bakterien, kommt es mit der Zeit zu einer Ansammlung von Giften im Körper und zu Blockaden in der Verständigung. Man benötigt ja eine Bakterienvielfalt, um mit der Vielfalt von Stoffen umgehen zu können. Wird die Belastungsgrenze im Körper dabei überschritten und seine innere Verständigung zu sehr beeinträchtigt, kommt es irgendwo zu Fehlsteuerungen und Krankheit. Setzt sich dies fort, können Zellen ganz aus dem regulierenden Miteinander des Gesamtverbundes abgekoppelt sein und ein isoliertes Eigenleben entwickeln. So etwas nennen wir »Krebs«.

Man hat Bakterien entdeckt, die diese Isolation tatsächlich wieder durchbrechen, indem sie in Tumoren einwandern und sie von innen wieder auflösen.[143]

Wir werden niemals imstande sein, diese unzähligen Stämme und Abermilliarden von Mikroben in uns zu erfassen und ihrer Dynamik zuzusehen. Bakterien leben in jeder Hinsicht größer als wir. Doch selbst wenn wir immer nur Ausschnitte erkennen, wie beispielsweise, dass es bestimmte Bakterien im Darm gibt, die bestimmte Nahrungsbestandteile verdauen, wissen wir jetzt: Der Mensch benötigt für ein gesundes Leben ein intaktes Mikrobiom. Dies umfasst eine üppige Mikrobenvielfalt, darin eine ausreichend große Bakterienmenge und deren freie Verständigung auf allen Ebenen sowohl untereinander, mit dem übrigen Körper als auch mit der Umgebung. Mikrobielle Aktivität braucht gesunde Nahrung. Bakterienmangel an Zahl oder Vielfalt, Verschiebungen in der Artzusammensetzung, Blockaden in der Verständigung oder Energiemangel führen zur Schwächung des Mikrobioms, noch drastischere Maßnahmen führen zum Mikrobiomschock. Da die Bakterien im Mikrobiom die Brücke darstellen, über die Lebensimpulse in die Substanz des Körpers übersetzt werden, äußert sich jede Mikrobiomstörung als Schwäche der Gesundheit und kann sich in jedem weiteren Organ als Krankheit ausdrücken.

Somit kann jede Krankheit prinzipiell auch durch eine Mikrobiomtherapie beeinflusst werden.

Das Mikrobiom des Menschen

Der mikrobielle Start ins Leben

Ohne Bakterien kann kein Mensch leben

Für einen sinnvollen Einsatz von Bakterien für einen Heilprozess sind Grundkenntnisse des menschlichen Mikrobioms eine unverzichtbare Voraussetzung. Betrachten wir also, wie Mensch und Mikrobiom zusammenwirken. Nur damit lässt sich verstehen, wann, wo und wie man Bakterien praktisch verwendet. Es ist auch ausgesprochen hilfreich, davon zu wissen, wenn man sein Leben als Gesunder bewusst bakteriengerecht gestalten möchte.

Das Mikrobiom übt Schlüsselfunktionen im Körper aus, die es mit allen weiteren Organen verflechten: mit Haut und Schleimhaut, Magen und Darm, Immunsystem, Gehirn und Nervensystem, Drüsen und Hormonen – mit dem ganzen Organismus. Es ist Bedingung und lebenslange Begleitung eines Menschen. Davon kennt die Medizin insgesamt erst wenig. Das Mikrobiom ist derzeit zwar ein beliebtes Forschungsobjekt, weil sich damit so herrlich viel Neues entdecken lässt. Unser Detailwissen wird also in den kommenden Jahren noch erheblich zunehmen. Dennoch führen uns diese Ergebnisse letztendlich immer wieder zu der schlichten Einsicht zurück, dass ein gesundes und mikrobiomfreundliches Leben ganz einfach ein naturbezogenes ist.

Wenn vom »Mikrobiom« die Rede ist, kann das die Gesamtheit der Bakterien im Körper des Menschen meinen. Doch auch deren Teile sind je ein Mikrobiom: das Mikrobiom der Haut, des Darms, der Blase und so fort. Das Mikrobiom ist quasi wie eine russische Matroschka, ein mehrschichtig ineinander verwobenes System. Darin zeigt sich einmal mehr die Unfassbarkeit des Bakterienorgans in uns, seine Vielfalt, Vernetzung und Beweglichkeit. Das Mikrobiom ist in Wirklichkeit ein dynamischer Prozess, in den neben den Bakterien auch Viren, Pilze und Parasiten eingebunden sind. Es ist hier nicht so wichtig, Einzelstämme und deren Wirkspektrum kennenzulernen. Das würde zu kompliziert, und ihre Funktionen können nur in Laboruntersuchungen bestimmt werden, was ohnehin keine umfassende Aussage für ihr Leben im Mikrobiom zulässt. Dies lässt sich gegebenenfalls in der Fachliteratur nachlesen. Wichtiger scheint mir, über die Grundlagen ein gutes Verständnis für das eigene Mikrobiom zu gewinnen.

Der mikrobielle Start des Lebens ist der Lebensbeginn. Anders, als man bis vor Kurzem glaubte, ist die Gebärmutter mitnichten steril, sondern von Bakterien in Nabelschnurblut, Plazenta und Fruchtwasser durchströmt. Bereits im Jahr 1886 hatte Theodor Escherich, nach dem später das Bakterium *E. coli* benannt wurde, im Mekonium* »regelmäßig« Darmbakterien gefunden.[144] Dennoch setzte sich die Vorstellung eines keimfrei im Mutterleib schwebenden Embryos fest.

Bakterien beim Vater

Dabei beginnt bereits die Zeugung mit bakterieller Begleitung. In der Samenflüssigkeit gesunder Männer findet man die verschiedensten Bakterien, wobei Unfruchtbarkeit mit einer Verschiebung ihrer Zusammensetzung einhergeht.[145] Samengesundheit, ihre Größe, Schönheit, Beweglichkeit und ihre Konzentration in der Samenflüssigkeit hängen mit dem Mikrobiom zusammen. Interessanterweise scheinen hier Milchsäurebakterien eine große Rolle zu spielen, die dies auch in der weiblichen Vagina tun, sodass beide Milieus gut zusammenpassen, sofern die Mikrobiota des Paares gesund ist.[146] Oder vielleicht sind zueinander passende Mikrobiome eine Voraussetzung zur gemeinsamen Fruchtbarkeit. Wer weiß? Paare mit unerfülltem Kinderwunsch können sich diesen jedenfalls über eine Verbesserung ihrer eigenen Mikrobiomgesundheit erfahrungsgemäß besser erfüllen. Jegliche antibakterielle Substanzen, bei der Frau auch Vaginalzäpfchen, können hingegen eine Zeugung verhindern, weil sie spermientötend wirken.

Der Zusammenhang zwischen väterlichen Bakterien und Kindsgesundheit wurde bisher wenig untersucht. Es gibt aber in den Hoden eine Blut-Hoden-Schranke, gebildet zwischen den sogenannten Sertoli-Zellen, deren Ausläufer über Kittleisten ähnlich untereinander verbunden sind wie diejenigen in der Darmschleimhaut. Im Normalfall reifen die Spermien durch diese Zellschranke abgeschirmt von Einflüssen aus dem übrigen Körper in geschütztem Raum heran und bewegen sich daraus erst direkt in die Samenflüssigkeit. Die Kittleisten sind dabei wie Türen, die nach Bedarf geöffnet oder geschlossen werden können. Gesteuert wird dies von Signalbotenstoffen, die auch im Darm und in der Blut-Hirn-Schranke wirksam sind. Im Darm sind sie nachweislich von Bakterienkontakten abhängig, weswegen es einleuchtet, dass sich eine Darmbakterienstörung auch auf die Kittleistengesundheit in den Hoden auswirken kann. Dies setzt die Spermien

* Kindspech, erster Stuhl des Neugeborenen.

bei der Reifung zum Beispiel schädigenden Stoffen aus oder kann eine Fehlreifung herbeiführen.[147]

Bakterien bei der Mutter

Bei der Frau ändern sich mit dem monatlichen Hormonzyklus auch das Milieu und die Zellaktivität in Zusammenhang mit allen bei Empfängnis und Schwangerschaft beteiligten Organen. Das betrifft ebenso die Bakterien. Auch bei ihr ist ein gesundes Mikrobiom die Voraussetzung für Fruchtbarkeit, und erst eine gesunde Bakteriengemeinschaft bahnt einem Kind den Weg zur Inkarnation. Im Mutterkuchen fand man Bakterien des mütterlichen Mundraums, sodass gesunde Zähne und bakterienfreundliche Zahnpflege beim Kinderwunsch für die Zeugung wichtig sind.[148]

Das mütterliche Mikrobiom beeinflusst das Leben des Kindes in prägender Weise. Ihr Mikrobiom richtet sich in Schwangerschaft und erstem Monat der Stillzeit ständig den Erfordernissen von Fetuswachstum und Milchgebung an.[149]

Während der Schwangerschaft lassen sich beim Baby bislang mütterliche Mund- und Darmbakterien nachweisen. Eine gesunde bakterienfreundliche Mundpflege ist daher auch jetzt wichtig, damit es nicht wegen Fehlbesiedelung aus der Mundhöhle in die Plazenta zu Kindsverlust oder Frühgeburt kommt. Auch Übergewicht in der Schwangerschaft und Infektionen bergen diese Mikrobiomrisiken.[150] Aus der Darmschleimhaut gelangen Bakterien in die Gebärmutter, indem Zellen des Immunsystems, die dendritische* Zellen heißen, zwischen den Epithelzellen hindurch»langen«. Aus dem Darminneren »pflücken« sie mütterliche Bakterien, die über das Blut ins Baby transportiert werden. Dort beleben sie den Darm und bewirken die Gewebereifung. Während der Schwangerschaft ist die Darmschleimhaut dafür lockerer als zu anderen Zeiten.

Bakterien beim Kind

Für ein gesundes Heranwachsen ist der Bakterienkontakt wichtig für das Kind. Die Bakterien regen in seinem Körper Zellwachstum und Zelldifferenzierung an, beispielsweise für die Entwicklung der Blutge-

* Von griechisch *dendrítēs* für »zum Baum gehörend, verzweigt«. Die Zellen heißen so, weil ihre Ausläufer wie kleine Ärmchen oder Äste sind.

fäße. An keimfrei aufgezogenen Tieren lässt sich ablesen, dass wesentliche Funktionen des Körpers ohne Bakterien überhaupt nicht richtig entwickelt werden: Stoffwechsel und Lymphgewebe, Lymphzellen in Blut und Häuten, besonders im Darm, Immunsystem, Darmepithelzell-Entwicklung, Schleimhautstruktur, ausgewogenes Körpergewicht, Hormonhaushalt und vieles mehr. Ein Mangel oder Übermaß wichtiger Bakterienstämme, die von der Mutter an das Kind weitergegeben werden, können sich daher später beim Kind in Erkrankungen äußern, nachgewiesenermaßen in Diabetes, Übergewicht, Asthma und Neurodermitis.

Auch die Gestaltung von Gehirn und Nervenzellen hängt mit bakteriellen Impulsen zusammen. Bakterien geben Nervenbotenstoffe ab, Lactobazillen- und Bifidusstämme beispielsweise den Neurotransmitter GABA*, andere, darunter Stämme der *Bacillus* und der Brot- und Bäckerhefe *Saccharomyces*, geben Noradrenalin ab. Wiederum andere verändern Moleküle so, dass sie im Nervensystem oder auch im Stoffwechsel oder Immunsystem direkt wirksam werden.

Das setzt sich natürlich über die Geburt hinaus fort. Man hat Bakterien entdeckt, die im Mutterkuchen Vitamine produzieren, zum Beispiel Vitamin B und K. Vitamin K ist zur Blutgerinnung erforderlich und steht so dem Baby bei der Geburt sogleich zur Verfügung.**[151]

Für eine gesunde und gelingende Schwangerschaft ist ein ungestörtes Mikrobiom nötig, sodass man zum Wohle des Kindes alle Gifte vermeiden sollte, die das Mikrobiom verändern, insbesondere antibakterielle Mittel, Nikotin und Chemie in der Nahrung. Auch Stress verändert schon im Mutterleib das spätere kindliche Mikrobiom, hin zu mehr Entzündungstendenz.[152] Der Gebrauch von Antibiotika in der Schwangerschaft birgt ein Risiko mindestens für Frühgeburten[153] und offenbar für zentrale Lähmungen im Kindesalter.[154] Dies alles ist nicht als Bestimmung zu verstehen, weil jeder Organismus ein dynamisches Fließgewicht ist und somit veränderlich. Zudem kann eine gezielte Förderung des Mikrobioms der Mutter in der Schwangerschaft selbst die Weitergabe einer mütterlichen Krankheitsneigung an das Kind abfangen. Es ist jedoch wichtig zu wissen, dass die Bakterien ein Schlüssel für das Leben sind, in welches das Kind hineingeboren wird.

* Gamma-Aminobuttersäure.

** Ein gängiges für die Schwangerschaft empfohlenes Folsäurepräparat kann als Nebenwirkung nachgeburtlich zu Magen-Darm-Blutungen führen.

Bakterien bei der Geburt

Eine nächste Weichenstellung ergibt sich mit der Geburt, indem dabei die Bakterien der Geburtsumgebung auf das Baby übertragen werden. Von da an gestaltet sich das Mikrobiom lebenslang nach allen äußeren und inneren Gegebenheiten. Es sind natürlicherweise zunächst die mütterlichen Vaginalbakterien, gemischt mit Hautmikroben und solchen des unweigerlich mit dem Geburtsdruck ausgepressten – hoffentlich bakteriengesunden – mütterlichen Stuhls. Gleich anschließend mischen sich dazu die Mikroben der Geburtshelfer, des Geburtsraums, der Luft, der berührenden Hände – beispielsweise des Vaters –, der Küsse, die es erhält, all dessen, was auch immer ihm begegnet. Alle beteiligten Mikroben gehen miteinander in Kommunikation und beginnen mit der Mikrobiomvernetzung.

Die mütterlichen Vaginalmikroben sind dabei insbesondere für den Lebensstart hilfreich. Ihre Lactobazillen sind so auf die Bedürfnisse des Babys abgestimmt, dass sie, nachdem sie idealerweise bei und nach der Geburt auch innerlich aufgenommen wurden, im Babydarm bei der anfänglichen Verdauung und dem Stoffwechsel der Muttermilch helfen. Erst allmählich, binnen Wochen, kann der bis dahin eingerichtete Biofilm in der Baby-Darmschleimhaut diese Aufgaben übernehmen.

Etwas völlig anderes geschieht, wenn ein Kind nicht auf natürlichem Wege das Licht der Welt erblickt. Es erhält ebenfalls die Umgebungsbakterien, jedoch in diesem Fall die Mischung der im OP lebenden Krankenhauskeime. Einschließlich aller antimikrobiell umerzogener und resistenter Mikroben. Diese helfen natürlich nicht bei der Muttermilchverdauung. Was sie darüber hinaus alles tun oder nicht vermögen, weiß man nicht. Sie bringen nachweislich ein höheres Risiko für die Kinder mit sich, an typischen Mikrobiomstörungen zu erkranken, darunter Diabetes, Übergewicht, Asthma, Allergien und chronisch-entzündlichen Darmerkrankungen. Die ganze Grundlage gesunden Miteinanders im Immunsystem hängt ja davon ab. Möchte man sich und seinen Kindern solche lebenslange Not ersparen, sollte man ausnahmslos auf eine unbegründete Kaiserschnittgeburt verzichten. Terminplanung, Bequemlichkeit, Personalmangel, Angst oder Ähnliches dürfen nie zu einer solchen lebensentscheidenden Wahl führen. Es gibt dafür immer eine andere Lösung. Bei medizinisch notwendigem Kaiserschnitt lässt sich viel Gutes für das Kind tun, wenn die Geburt bewusst mit natürlichen Bakterien begleitet wird (siehe Seite 259). Den Eltern können damit viele schlaflose Nächte wegen Koliken und dem Kind etliche Probleme auch im späteren Leben erspart bleiben.

Das Wachstum des Mikrobioms

Von Beginn ab wächst das Mikrobiom mit dem Menschenkind mit. Prägend ist dabei die Ernährung. Mikrobenmenge und -vielfalt sowie die Aktivität nehmen zu, die Zusammensetzung ändert sich nach Bedürfnissen und Erlebnissen (siehe Seite 149–170). Das betrifft auch seelisches Erleben. Trennt man das Baby von der Mutter, führt dies drei Tage später zu einer stressbedingten Mikrobiomverschiebung.[155]

Während ein Neugeborenes noch eine recht gleichmäßige Bakterienhülle aufweist, bilden sich mit zunehmender Entwicklung jeweils zugehörige Bakteriengemeinschaften auf den verschiedenen Körperarealen aus (siehe Seite 103ff.). Sie verändern sich mit der örtlichen Mikrobenumgebung, mit Lebensgewohnheiten und mit allem, was dem Körper zugefügt oder weggenommen wird (siehe Seite 149ff. und 219ff.). Mikrobielle Vernetzungen werden gewissermaßen eingeübt, und bis zum dritten Lebensjahr hat sich ein stabiles und flexibles individuelles Mikrobiom etabliert – sofern es dabei nicht gestört wurde.

Das Mikrobiom im Alter

Im Verlauf des Lebens gestaltet sich dessen Dasein aus den vielfältigen Umständen und Gegebenheiten, und Mikrobiom und Gesundheit bedingen sich gegenseitig. Dies gilt bis ins hohe Alter, wo die veränderten Lebensbedingungen wie wenig Bewegung, trockenere Raumluft, weniger Essen, geringere Kaufähigkeit und Ähnliches zu starken Veränderungen und zur Abnahme von Zahl und Vielfalt im Mikrobiom führen können. Bei daraus resultierenden Haut- und Verdauungsstörungen mitsamt allen Folgen, nicht nur Verstopfung oder Durchfällen, sondern auch bei psychischen Veränderungen, kann eine Mikrobiomunterstützung segensreich sein.

Mit dem Tode beginnt schließlich ein Prozess, bei dem das Mikrobiom drastischen Änderungen unterworfen ist. Es stellt sich auf die Verwandlung des physischen Leibes in gelöste Stoffe um. Wird der Leichnam beerdigt, verbindet sich das durch das individuelle Leben gestaltete Mikrobiom allmählich mit demjenigen des Erdbodens und verschwindet in diesem im Verlauf der Zersetzung.

Bakteriengesellschaften im Körper

Die persönliche Bakteriengemeinschaft

Nachdem sich das Mikrobiom beim Kind eingefunden hat, etablieren sich im Körper unterschiedliche bakterielle Gesellschaften. Sie gestalten sich gemäß den verschiedenen Milieus wie einem trockenen Handrücken, feuchter Kniekehle, nährstoffreicher Achselhöhle, schmalzigem Gehörgang, salzigen Augen, kühler Nasenspitze oder warmem Magen. Mit der Zeit finden sich überall im Körper je genau auf die Bedürfnisse und Lebensbedingungen abgestimmte Mikrobiome in spezifischen Aktivitäten.

Ihre Zusammensetzung ist Teil der persönlichen Einzigartigkeit, und es gibt zwar tendenzielle Häufigkeiten einzelner Bakterienstämme und typische Milieubewohner in bestimmten Körperregionen, doch ist der Spielraum groß. Dabei kann man jeweils eine Art Kern-Mikrobiom erkennen, das sind bakterielle Dauerbewohner, die einem persönlichen mikrobiellen Fingerabdruck gleichen. Dazu gibt es mittelfristige Besiedler, die sich nach dem Klima, dem Lebensumfeld und ähnlichen Konstanten richten, und Kurzzeitgäste, deren Aufenthalt mit den sehr veränderlichen Bedingungen einhergehen, zum Beispiel mit täglich wechselnder Nahrung. Diese prägt in besonderer Weise die Zusammensetzung des Mikrobioms und damit die innere Verfassung des Menschen. Gleichzeitig sind sie mit Rhythmen des Körpers verknüpft (siehe Seite 164), auch mit den Hormonzyklen (siehe Seite 160). Es kann daher keine Bakterien-Standardwerte geben, anhand deren sich Gesundheit oder Krankheit ablesen lassen. Vielmehr ist gerade ihre Veränderungsfähigkeit bedeutend für die Gesundheit.

Je flexibler ein Körperteil ist, desto größere Vielfalt und Veränderlichkeit im Mikrobiom scheint es zu geben: An Händen und Armen, die unentwegt mit Neuem in Kontakt kommen, ist sie groß, ebenso in Mund und Darm. Weniger bewegte Bereiche, beispielsweise hinter den Ohren, in den Leisten oder in inneren Organen, scheinen ein ähnlich bleibendes Miteinander aufzuweisen.

Bakterien der verschiedenen Körperbereiche in der Übersicht

Bakterien der verschiedenen Körperbereiche

Haut

Die Haut ist mit durchschnittlich 7 Kilogramm Gewicht beim Erwachsenen und einer Oberfläche von knapp 2 Quadratmetern das größte Organ des Menschen. Auf der Haut entdeckte man an Armen und Händen mehr Bakterien als Pilze, an den Füßen mehr Pilze als Bakterien, was dazu passt, dass Pilze tendenziell zum Bodenleben zählen. Man fand vierzig verschiedene Pilzarten an den Zehen, sechzig unter den Zehennägeln und achtzig an den Fersen, bei beiden Füßen eines Menschen jeweils die gleiche Mischung.[156] Bei den Bakterien der Hände fand man eine größere Verschiedenheit zwischen rechts und links, was leicht nachzuvollziehen ist.[157] Bakterien leben auf den Hautzellen, in den Schweißdrüsen und in den Haarfollikeln mitsamt den Talgdrüsen. Eher feuchte Regionen mit feuchtigkeitsliebenden Bakterien sind Falten, Achseln und Beugen, trockener sind alle belüfteten Häute und das Gesäß, talgig die Stirn, Rücken und Nasenflügel. Die jeweiligen Körperausscheidungen werden von den Hautbakterien weiterverarbeitet. Propionibakterien geben beispielsweise Enzyme ab, die die Fette des Talgs in freie Fettsäuren spalten, deren pH-Wert um 5 das Milieu für die passende Bakterienbesiedelung gibt. In der Pubertät mit mehr Talgproduktion braucht man dafür besonders viele Bakterien.

Je nach Charakter von Haut und Körpersäften setzen die Bakterien Verbindungen in lösliche Stoffe um, die riechbar sind, und die auf dem Menschen geradezu eine abwechslungsreiche Duftlandschaft entfalten. Da dieser Duft Attraktivität und Partnerwahl beeinflusst, findet man einen passenden Partner leichter mit einer authentischen natürlichen Bakterienbesiedelung.

Atemwege

Bakterien leben auch in den Atemwegen: den Nasenlöchern, den Bronchien und in der Lunge. Man kann sie noch nicht zuverlässig bestimmen, doch zeigen sich Hinweise auf Zusammenhänge zwischen Mikrobenvielfalt und chronisch-obstruktiven* Lungenerkrankungen (COPD**), deren Verschlimmerung mit Veränderungen des Lungenmikrobioms einhergehen kann.[158] Rauchen verändert die Bakterienzusammensetzung.

Es gibt Zusammenhänge zwischen der Mikrobenzusammensetzung des Mundes mit der von Magen und Darm, aber auch von Mund und Atemwegen, denn Mundbakterien werden mit der Luft eingeatmet. Bei Atemwegserkrankungen sind daher bakterielle Mund- und Rachenspülungen hilfreich (siehe Seite 262). Bakterientötende Mittel bei der Mundpflege beeinträchtigen das Mikrobiom.

Die Magen-Darm-Bakterien prägen über die M-Zellen und das Blut das Immunsystem auch in der Lunge. Man fand heraus, dass Kinder, denen das gewöhnliche Magenbakterium *Helicobacter pylori* im Magen fehlt, vierzig- bis sechzigfach wahrscheinlicher an Asthma erkranken als Kinder, in deren Magen *Helicobacter* lebt.[159]

Blase

Auch in der gesunden Harnblase und den ableitenden Harnwegen leben Bakterien, bei Frauen fand man eine größere Vielfalt als bei Männern,[160] und Erkrankungen der Harnwege gehen mit auffälligen Bakterienbesiedelungen einher. Man fand Zusammenhänge zwischen dem Mikrobiom der Blase und Harndrang und Inkontinenz,[161] und Urin

* Vom lateinischen *obstructio* für »Verschließung«.

** COPD: chronic obstructive pulmonary disease (»Raucherhusten«). Häufigste Atemwegserkrankung in Deutschland bei 8 bis 12 Prozent der Bevölkerung und vierthäufigste Todesursache weltweit.

ist beim Gesunden keineswegs steril, wie man viele Jahre lang glaubte, obwohl man dies bereits im Jahr 1875 wusste.[162]

Verdauungssystem

Die höchste Zahl, Vielfalt und Dichte an Bakterien findet man allerdings im Verdauungssystem, und zwar in zunehmender Menge im Verlauf von Mund zum Darmausgang. Kein Wunder, denn hier wird die Nahrung im Körperinneren aufgenommen und muss sozusagen für die Aufnahme ins Blut »übersetzt« werden. Dazu dient der Ablauf von mechanischer Zerkleinerung durch Zähne und Zunge sowie der enzymatischen Zersetzung durch den Speichel im Mund und durch Verdauungssäfte, die weitere Verdauung im Magen und oberen Dünndarm und die Aufnahme in den Körper, die überwiegend im Dünndarm geschieht. Bei all diesen Prozessen sind Bakterien beteiligt. Nach Fermentation des Speisebreis im Dickdarm wird schließlich Stuhl ausgeschieden. Dieser enthält um ein Vielfaches mehr an Bakterien, als zuvor mit der Nahrung aufgenommen wurde, sodass der gesunde Mensch tatsächlich an der Vermehrung der Bakterien auf der Erde teilhat. Durch seinen Lebensstil entscheidet er darüber, welche dies sind.

Mund und Zähne

Zum Mundmikrobiom zählen Hunderte verschiedener Bakterienarten: auf Wangenschleimhaut, Zunge, Zähnen und in den Zahntaschen. Ihre Zusammensetzung richtet sich nicht nur nach Nahrungsspektrum und Körpersäften, sondern auch nach Zahn- und Mundpflege.

Im Mundraum mischen sich Immunzellen und Immunbotenstoffe* mit Bakterien und deren Botenstoffen. Kommt es hier zu einem Ungleichgewicht, kann der Organismus darauf mit einer Entzündung reagieren, zum Beispiel einer Zahnfleisch-, Mandel- oder Schleimhautentzündung. Eine Fehlbesiedelung oder Immunschwäche können zu Mundgeruch, Pilzüberwiegen oder Aphthenbildung führen, ein verändertes Mundmikrobiom kann verstärkte Zahnsteinbildung zur Folge haben. Auch ist dann die Wundheilung nach Zahneingriffen verschlechtert. Dies alles verschwindet erfahrungsgemäß bei Korrektur des Mikrobioms. Im Mund können bakterielle Spülungen helfen. Auch bei Mundtrockenheit, die beispielsweise bei alten Menschen, Schwerkranken oder als Medikamentennebenwirkung auftritt, unterstützen Bakterien das durch Feuchtigkeitsmangel zur Fehlbesiedelung

* Aus dem »Gingiva-Serumexsudat« beispielsweise Lymphozyten, Plasmazellen, Komplementfaktoren, Antikörper.

neigende Mundmikrobiom und beugen Entzündungen, auch solchen der Speicheldrüsen vor.

Eine Besonderheit stellen die Zähne dar, die mit ihrer festen Substanz und dichten Oberfläche die Möglichkeit zur Bildung eines stabilen Biofilms bieten. Werden sie nicht mechanisch bereinigt, was natürlicherweise durch Beißen geschähe, heute jedoch per Zahnbürste erfolgen muss, lagern sich Bakterienfilme an, die schließlich zu Karies führen.

Zahnfleischentzündungen und Parodontitis gehen mit Mikrobiomveränderungen einher und können bei deren Korrektur kuriert werden. Diese hängen jedoch nicht allein von der Zahnhygiene ab, es spielt auch die Durchblutung des Zahnfleischs dabei eine Rolle, die zum Beispiel beim Zigarettenrauchen verringert ist. Sie ist mit dem Gesamtmilieu und dieses zum Beispiel mit dem Mikrobiom des Darms verbunden.

Speichel

Das Mundmilieu wird wesentlich durch die Speichelzusammensetzung gestaltet. Im Speichel werden Muzin, Enzyme und Nährsalze abgegeben, die das Mikrobiom regulieren. Muzin ist ein Schleimmolekül auf den Schleimhäuten des Körpers. Es bildet nicht nur Schleim, um einen Nahrungsbrei zu formen, sondern bindet auch viel Wasser, was Bakterien zum Leben brauchen. Im Speichel gibt es Lysozyme*, die Bakterienzellwände öffnen und ihre Inhalte freisetzen. Es gibt Ionenkomplexe wie Lactoferrin**, die bestimmte Bakterien ernähren, und es gibt spezielle Eiweiße, die das Wachstum gewisser Bakterien und Pilze hemmen. Sekretorische Immunglobuline A (siehe Seite 81) können Bakterien verklumpen und sie damit der weiteren Verdauung zuführen. All dies trägt zu Milieu und Art der Besiedelung bei. Je besser die Nahrung gekaut wird, desto gleichmäßiger können Bakterien und Speichel mit allem vermengt werden, was der Beginn einer wirksamen Verdauung ist.

Da Mundfeuchtigkeit die Voraussetzung für Geschmackswahrnehmung in den Geschmacksknospen auf der Zunge ist, ist ein gesundes Miteinander im Mund auch für Genuss und die Freude am Essen wesentlich. Speichel wird in die Speicheldrüsen aus dem Blutplasma gefiltert und bildet Gesundheit und Krankheit aller Organe ab. Nicht

* Vom griechischen *lýein* für »(auf)lösen« und *zymē* für »Gärmittel«. Die Endung weist auf eine Enzymeigenschaft hin. Lysozyme kommen überall im Körper vor.

** Vom lateinischen *lac*, Genitiv *lactis*, für »Milch« und *ferrum* für »Eisen«. Lactoferrin ist ein Eiweiß.

umsonst lassen sich viele innere Erkrankungen angesichts von Zunge und Mund diagnostizieren. Man findet in Speichel Exosome (siehe Seite 91) von Körperzellen, die im Mundraum »mitreden« können, und nach Verschlucken auch im weiteren Verlauf der Verdauungsorgane. Man hat beispielsweise bei Bauchspeicheldrüsenerkrankungen Exosome von dort im Speichel gefunden, die darüber das Mundmikrobiom verändert haben.[163] Man geht davon aus, dass dies durch Kommunikation geschieht. Es ist denkbar, dass bakterielle Mundspülungen in diese Kommunikation heilsam eingreifen.

Rachen

Im Rachenring liegen verschiedene Tonsillen* mit Immungewebe. Sie sind unter der Zunge und im Übergang vom Mund zum Schlund gelegen, und ihre Struktur ermöglicht einen engen Kontakt zu Speisebrei und Bakterien, auch denjenigen in der Atemluft. Im Bereich der Tonsillen gibt es M-Zellen wie im Darm (siehe Seite 80), die auf bakterielle Reize hin das Immunsystem des gesamten Körpers informieren. Schon im Rachen ist also die Art der Nahrung für die Gesundheit wegweisend.

Speiseröhre

Die Speiseröhre wird nicht bloß von Mund- und Speisemikroben durchströmt. Sie ist, anders, als der Begriff »Röhre« suggeriert, ein weicher Gewebeschlauch, der in dem Umfang gedehnt wird, wie der Speisebrei hindurch gen Magen gleitet. Ihre innere Oberfläche weist mikroskopisch eine feine netzartige Struktur auf, in deren Nischen Bakterien leben, und zwar durchaus organspezifische Arten.[164] Milieuveränderungen wie saures Aufstoßen aus dem Magen können zu Mikrobiomverschiebungen und diese zu Entzündungen führen. Das kann durch die Einnahme lebender Bakterien gemildert werden.

Magen

Der Magen ist von Hunderten verschiedener Bakterienarten bewohnt, die in der Schleimhaut und dem Mageninneren leben, und zwar andere Arten als in Mund oder Darm. Ihre besonderen Aufgaben kennt man im Einzelnen noch nicht, dies lässt sich auch schwerlich untersuchen.

Lange Zeit galt die Vorstellung, die Magensäure töte sämtliche Einzeller ab, obwohl man bereits im 19. Jahrhundert Bakterien im gesunden Magen fand.[165] Dann entdeckte man etwa im Jahr 1983 *Helico-*

* Rachen-, Gaumen-, Tuben- und Zungenmandeln. Nach dem gleichbedeutenden lateinischen Wort *tonsillae*.

bacter pylori. Man hielt ihn zunächst für einen Schmarotzer, der für Magengeschwüre und Magenkrebserkrankungen verantwortlich sei, doch inzwischen weiß man, dass er vielmehr ein evolutionärer Gefährte des Menschen ist, der ihn seine gesamte Entwicklung hindurch begleitet. Das hat sich nur noch nicht überall herumgesprochen. Er ist seit Hunderttausenden von Jahren im Menschen nachgewiesen. Man fand ihn auch bei Ötzi, der über fünftausend Jahre alten Gletscherleiche*, in einem Magen, der völlig gesund aussah.[166]

Indem *Helicobacter* einen Ammoniakmantel um sich legen kann, vermag er im ganz sauren Milieu zu leben und ist auf diesen Lebensraum spezialisiert. Weil er sich innerhalb der Magenschleimhaut verankert, findet man immer noch die Formulierung *Helicobacter*-»Infektion«. Dabei gehört er genau dorthin, es ist sein natürlicher Lebensraum; und würde er dort nicht leben, fehlte er in unserem Mikrobiom.[167] Man fand mit den neuen Analysemethoden *Helicobacter* selbst in Mägen, in denen man mit den herkömmlichen Kulturmethoden *Helicobacter* noch nicht bestimmen konnte.[168] Er ist an Enzymaktivität und Hormonhaushalt beteiligt und am Ausgleich der Magensäureproduktion. Sein Kontakt mit den Magenschleimhautzellen sorgt für eine Regulierung von Zellwachstum und Immunsystem im Magen,** womit seine Wirkung weit über den Magen hinausreicht. Man hat Bezüge zwischen *Helicobacter* zu den Atemwegen und zum Darm gefunden. Fehlt er, gibt es eine größere Anfälligkeit für Asthma, Tuberkulose, chronisch-entzündliche Darmerkrankungen und mehr.

Bisher gibt es noch kein Routineverfahren für Magenbakteriendiagnostik. Sieht man den Rest nicht oder fehlen andere Bakterien, kann es natürlich irrtümlich wirken wie ein Überwiegen von *Helicobacter*.

Bei der bisher gängigen antibiotischen Beseitigung von *Helicobacter* handelte es sich also tragischerweise um ein Missverständnis. Es mutete geradezu grotesk an, dass noch die im September 2015 von der Deutschen Gesellschaft für Verdauungs- und Stoffwechselerkrankungen erneuerte Therapieleitlinie vorsieht, selbst bei Menschen *ohne* Krankheitssymptome *Helicobacter* im Magen auszurotten, und dies ab jetzt mit einer Quadrupeltherapie*** anzustreben, weil die bisherige Tripeltherapie**** wegen auftretender Resistenzen das Ziel einer mindestens achtzigprozentigen Beseitigung nicht mehr erreicht.[169]

* Gefunden in den Südtiroler Alpen, befindet sich heute im Museum in Bozen.

** Anregung der T-Zell-Modulation.

*** Mit vier Mitteln: »Bismuth«, »Metronidazol«, »Tetracyclin« und »Protonenpumpenhemmer (PPI)« als Säureblocker.

**** Mit den Antibiotika »Clarithromycin« und »Amoxicillin« oder »Metronidazol plus PPI«.

Das soll sie ja auch nicht! Denn für die Magengesundheit ist ein ausgewogenes Bakterienleben erforderlich. Krankheitsentwicklung im Magen hat andere Ursachen. Jedenfalls gehen Magenentzündungen, -geschwüre und -krebs mit Verschiebungen innerhalb des gesamten Mikrobioms einher. *Helicobacter* ist in ein vielfältiges Magenmikrobiom eingebettet. Man weiß, dass in Mägen mit ihm eine tendenziell andere Mikrobenflora lebt als ohne ihn.[170] Und die Zusammensetzung des gesamten Magenmikrobioms hat Einfluss darauf, welche Wirkung auf das Immunsystem und welche Reaktion des Körpers in Kontakt mit *Helicobacter** auftritt.[171]

Kommt es also zu einer Verzerrung und zum Überwiegen weniger häufiger Stämme zulasten der vielen gewöhnlichen, gerät die Magenökologie aus dem Lot. Dann ist jedoch das Wiederherstellen eines üppigen Mikrobioms (siehe Seite 260ff.) heilsamer als jede Bekämpfung.

Die Magenbakterien leben überwiegend in dem den Magenepithelzellen verbundenen Schleim, wo ein Milieu von pH 6 bis 7 vorliegt, mit einem Gradienten zum mit pH 1 bis 2 ganz sauren Mageninneren, dessen pH durch Nahrungsaufnahme auf 2 bis 4 steigen kann. Dieses pH-Gefälle wird durch Hormonkreisläufe, ausreichende Durchblutung des Magens, Enzymaktivität und angemessene Nahrung aufrechterhalten. Durch Mängel in diesen Bereichen wie Stress, Alkohol oder Medikamente wird es beeinträchtigt. Angesichts dessen, dass die allermeisten Menschen mit solchen Störfaktoren leben, müssen Schleimhautmangel und Geschwürbildungen kaum verwundern. In den USA schlucken beispielsweise fast 40 Prozent aller über fünfzigjährigen Erwachsenen regelmäßig Aspirin.[172] Dessen Wirkstoff Acetylsalicylsäure (ASS) schädigt auf gleich zweierlei Weise den Magenschleim und damit die darin eigentlich lebenden Bakterien: zum einen, indem es in die Epithelzellen gelangt** und dort Protonen*** abgibt, die zellzerstörend sind, und zum anderen durch Hemmung des Hormons Prostaglandin, das die Schleimbildung fördert.

Magensäure

Der Säuregrad im Magen wird durch die Abgabe von Salzsäure aus Magenzellen aufrechterhalten. Deren Steuerung erfolgt hormonell, unter anderem durch das Gastrin. Es wird durch Nahrung im Magen

* *Helicobacter* ist in die T-Zell-Regulation involviert.

** Da es lipophil ist, kann es die Zellmembran durchdringen, wird intrazellulär gespalten und kann sie dann nicht mehr verlassen.

*** Vom griechischen *prōton* für »das Erste«. Es ist ein stabiles, elektrisch positiv geladenes Teilchen.

und Reflexe aus dem Vagusnerv reguliert, der wiederum Impulse aus dem Dünndarm und dessen Mikrobiom erhält. Die Vorstellung von Nahrung im Kopf regt Gastrin an, und das Hormon wird durch Hunger oder Durst mitgesteuert. Stress vermindert die Durchblutung des Magens, Kaffee, Alkohol und ungesunde Ernährung steigern direkt die Säureabgabe, Nikotin regt über den Vagusnerv die Säurebildung an. Auch Magendehnung führt zur Gastrin-Ausschüttung, sodass eine Magenüberfüllung eine entsprechende Übersäuerung bringt. So etwas führt zu übermäßiger Säureproduktion mit Übersäuerung im Magen. Schmerzmittel können die Dicke der Magenschleimhautschicht verringern und sie für die Säuren empfindlicher machen. All dies beeinträchtigt auch das Magenmikrobiom, dessen Bakterienzusammensetzung milieuabhängig ist und dann aus dem Lot gerät.

Magensäureblocker

Fatalerweise wird dann gewöhnlich noch mehr in die Säureregulation eingegriffen, indem Basenpulver*, basisches Wasser, Protonenpumpenhemmer** oder Histamin-Antagonisten*** als Säureblocker geschluckt werden. Man hat die Idee, damit die Säuremenge zu reduzieren. Tatsächlich aber werden über die zusätzliche Störung des mikrobiellen Gleichgewichts die Probleme damit noch vergrößert. Jede abrupte oder willkürliche Änderung eines natürlichen oder langfristigen Milieus strapaziert immer das zugehörige Mikrobiom.

Im Magen werden die Eiweiße in der Nahrung durch das Enzym Pepsin verdaut. Pepsin wird durch Magensäure aktiviert. Es wird durch Gastrin reguliert, wirkt bei pH 1 bis 3 optimal und wird ab pH 6 unumkehrbar blockiert. Pepsine spalten Eiweiße in kleinere und lösliche Peptone. Peptone wiederum sind eine so wichtige Mikrobennährlösung, dass sie in Laboren für die Bakterienanzucht genommen werden.

Ist der Mageninhalt nicht sauer genug,**** werden Eiweiße unvollständig oder gar nicht verdaut, aber trotzdem in den Dünndarm weitergegeben. Das hat weitreichende Folgen: Das Mikrobiom im Dünndarm ist auf die Verdauung von Kohlenhydraten und Fetten und von Aminosäuren aus Peptonen eingerichtet, also den kleinen Bestandteilen von Eiweißen. Treten aber unverdaute Eiweiße dorthin über, führt das im Darm zur Vermehrung von eiweißspaltenden Ersatzbakterien,

* Zu den Antazida gehören beispielsweise Aluminiumhydroxid, Magnesiumhydroxid und Aluminiummagnesiumsilikat.

** Zum Beispiel »Omeprazol«.

*** Zum Beispiel »Ranitidin«.

**** Man nennt dies bei pH 4 bis 7 »Hypazidität« und bei pH 7 »Anazidität«.

darunter der Clostridien. Diese können Toxine abgeben, die teilweise im Nervensystem wirken und dadurch zu psychischen Auffälligkeiten führen können, beispielsweise zu Autismus. Eiweißspaltung im Dünndarm erhöht den pH-Wert. Der zu hohe pH-Wert im Dünndarm führt über Hormonreflexe des Gastrins zu einer Erhöhung der Magensäureabgabe im Magen, um die übermäßigen Basen auszugleichen. Und das ist genau das Gegenteil dessen, was man bewirken wollte. Der hohe Darm-pH-Wert führt beim Eiweißabbau statt zu Ammonium (NH_4^+) zu Ammoniak (NH_3), was aus dem Darm in die Leber diffundieren kann und sie strapaziert. Ammoniak schädigt auch Insulinrezeptoren auf Zellen und kann dadurch den Blutzuckerhaushalt stören. Überhaupt entsteht eine ähnliche Situation, wie sie bei Fehlfunktionen der Bauchspeicheldrüse mit mangelnder Abgabe von Verdauungssäften in den Dünndarm entsteht.

Im Magen führt eine künstliche Anhebung des pH-Werts zu erheblichen Folgekrankheiten: von erhöhter Neigung zu Nahrungsmittelunverträglichkeiten,[173] etwa der Lactose- oder Fructose-Intoleranz, bis hin zum erhöhten Krebsrisiko.[174] Es wird die säureabhängige Freisetzung von Vitamin B_{12} von Eiweißen aus der Nahrung im Magen und ihre Bindung an ein Transportprotein *(intrinsic factor)* im Magen blockiert und damit die Vitamin-B_{12}-Aufnahme aus dem Darm unmöglich.[175] Auch die Aufnahme weiterer Mikronährstoffe wie Magnesium, Calcium, Eisen, Zink, Folsäure, Vitamin C und D und anderer B-Vitamine wird unterbunden, wodurch es zu schweren Mangelerscheinungen mit Nervenschäden, Gehirnatrophie und Osteoporose kommen kann.[176]

Da bei der Magensäurebildung Basen entstehen, die ins Blut abgegeben werden, fehlen diese bei der Säureneutralisation dort. Ersatzweise können dazu im Körper Mineralien genommen werden, die häufig aus den Knochen gelöst werden, was ebenfalls zu Osteoporose führt. Zugleich entsteht ein Hungersignal für mehr Mineralienaufnahme, das aber meist falsch gedeutet oder mangels Mineraliengehalt der Lebensmittel nicht erfüllt wird. Das kann zur Überernährung führen. Ernährt man sich dann weiterhin mangelhaft, werden die Defizite immer größer.

Sinnvoller als das Schlucken von Basenpulver, Antibiotika oder Säureblockern ist neben der Behandlung von persönlichen Ursachen für eine Übersäuerung eine Korrektur des Dünndarmmikrobioms. Über die hormonellen und nervalen Reflexe, zum Beispiel über das Gastrin, kann sich von dort aus das Säuregleichgewicht im Magen wieder normalisieren. Die Erfahrung zeigt, dass dies mit dem Einnehmen von Bakterien möglich ist.

Darm

Dass Forscher sich zuerst mit den Bakterien des Darms beschäftigten und deren Existenz daher am bekanntesten ist, verdanken wir der schlichten Tatsache, dass diese anhand von Stuhlproben am leichtesten zu entnehmen sind. Dabei drückt die Mikrobenzusammensetzung des Stuhls keineswegs diejenige des Speisebreis oder der Darmschleimhaut aus.

Die Menge der Bakterien im Verlaufe des Darms liegt im Dickdarm nach bisheriger Berechnung um etwa sechs Zehnerpotenzen über der des vorangehenden Dünndarms. Und es ist anzunehmen, dass die im Verlauf des Darms unterschiedlichen Stoffwechselprozesse wie überall bei wechselnden Milieus auch wechselnde Mikrobenmischungen mit sich bringen. Bei einer Darmlänge von 5 bis 8 Metern* und seiner inneren Oberfläche von mehreren hundert Quadratmetern** ist das Vorkommen unterschiedlicher Milieus geradezu unvermeidbar. Da die Bakterien des Schleims oder Stuhlproben aus dem Dünndarm mit einer Biopsie entnommen werden müssten, also ein aufwendiger Eingriff nötig wäre, kann man dies aber nicht so einfach untersuchen.

Hier öffnen sich interessante Fragestellungen, etwa ob die Unterschiede zwischen Darmbrei- und Schleimschichtbakterien im Dünndarm womöglich anders sind als im Dickdarm und ob eine Gesundheitsaussage in Art und Umfang dieser Verschiedenheit liegt? Ob die Mikrobiom»landschaft« im Darmverlauf ein Gesundheitskriterium ist und Einheitsbrei krank macht? Im 20. Jahrhundert gaben Forscher Probanden Metallkapseln zu schlucken, die sich automatisch nach vorausberechneter Zeit in Magen oder Darm öffneten und Proben entnahmen.[177] So wurde entdeckt, dass sich der pH-Wert im Verlauf des Darmes ändert. Da man aber dabei zur Ortung der Kapsel den Bauch häufig röntgen musste, ließ man davon lieber wieder ab.

Es ist also ein gleich mehrfaches Umdenken gefragt: Zum einen ist die Bakterienzahl im Stuhl umfangreicher als gedacht und anders zusammengesetzt, als es herkömmliche Kulturmethoden zeigen konnten. Außerdem ist die Stuhlmikrobiota nicht mit derjenigen im Darm gleichzusetzen. Es gibt verschiedene Gesellschaften in der Darmschleimhaut, innerhalb des Speisebreis, im Stuhl und im Verlauf des Darms. Ihre Menge ändert sich je nach Mahlzeit, und ihr Vorhandensein sagt noch lange nichts über ihre Aktivität aus. Diese wiederum

* Der Darm ist elastisch und je nach Anspannung oder Entspannung unterschiedlich lang. Man kann solche Elastizität bei der Berührung eines Regenwurms beobachten.

** Die Angaben sind mathematisch berechnet und schwanken zwischen 400 und 2000 Quadratmetern.

sagt noch nichts aus über ihre Kommunikation und die Vernetzung untereinander. Da das Mikrobiom auch noch in Rhythmen lebt (siehe Seite 164ff.) haben wir es schwer, überhaupt eine andere gültige Aussage zu treffen als »Wir brauchen seine über unser menschliches Begreifen herausgehende bakterielle Weisheit«.

Bereits die Pioniere der »mikrobiologischen Therapie« machten übrigens die Erfahrung, dass eine Gabe von Bakterien Wirkung im Darm und darüber hinaus zeigte, ohne dass diese Bakterien im Stuhl anschließend zu finden waren. Hier gibt es also noch große Geheimnisse.

Verdauung

Die Nahrung verlässt den Magen als angedaute und mit Speisesäften vermengte Creme. Galle- und Bauchspeicheldrüsensäfte fließen zur weiteren Verdauung hinzu. Neben deren zell-enzymatischen Prozessen gibt es im Dünndarm eine weitere Verdauung durch bakterielle Enzyme. Der mit den Bakterien aus der bisherigen Passage vermischte Speisebrei trifft hier auf die Darmschleimhaut, mit der er durch rhythmische Pendel- und Knetbewegungen, die Peristaltik des Darms, in wechselnd innigen Kontakt kommt, sodass aller Darminhalt zeitweilig direkt die Schleimschicht der Darmwand berührt.

Deren innere Oberfläche ist gegenüber der eines einfachen Hohlorgans um etwa das Fünfhundertfache vergrößert:[178] Die Darmwand ist gefaltet, auf den Falten sitzen fingerförmige Zotten, zwischen ihnen buchten Grübchen namens »Krypten« hinunter, und die Oberfläche der Zotten bildet das Darmepithel. Dieses besteht bloß aus einer Lage nebeneinanderliegender Zellen und bildet eine der dünnsten Häute des Körpers überhaupt. Andere Häute bestehen aus mehreren Zellschichten übereinander, die zum Teil noch verhornt sind. Hier nicht. Wir sind also innerlich dünnhäutiger als außen und dadurch vorbereitet, in innigsten Kontakt mit der Nahrung zu treten. Größe und Umfang der Falten nehmen vom Dünndarm zum Dickdarm ab.

In dieser einfachen Zellschicht, dem Darmepithel, liegen nebeneinander verschiedenste Zelltypen. Ein Zelltyp sind die der Nahrungsaufnahme dienenden Saumzellen, die Enterozyten. Ihre zur Nahrung weisende Oberfläche ist mit einem dichten Feld von je tausenden Mikrovilli bedeckt, dies sind kleinere Zöttelchen *(villi)*, die vergrößert so aussehen wie die Würstchen auf der Wischseite von Noppen-Putzhandschuhen. So wie dessen Oberflächenvergrößerung zu einer besseren Staubaufnahme verhilft, bieten Mikrovilli der möglichst großflächigen Begegnung der Darmzellen mit dem Nahrungsbrei Raum. Die Größe eines solchen, mit feinen Blutgefäßen und Muskelpümpchen versehenen und kontraktilen Mikrovillus beträgt 1 Mikrometer mal 100 Nanometer, also etwa ein Sechzigstel mal ein Sechshundertstel Haardicke. Zwischen den Saumzellen befinden sich M-Zellen (siehe Seite 80), Becherzellen (siehe unten) und EC-Zellen des Nervensystems (siehe Seite 127).

Stoffwechsel

Auf der Epithelzellschicht liegt ein bakterieller Biofilm auf, eine in schleimige Zuckerketten (Polysaccharide) eingebettete organisierte Mikrobengesellschaft. Hier ist die Kerngemeinschaft unseres Mikrobioms. Wie alle Biofilme ist sie in sich lebendig geordnet, da sie aber sofort gestört ist, sobald man eine Biopsie entnimmt, wissen wir nicht, wie sich diese mikrobielle Ordnung wirklich gestaltet. Es ist, wie wenn man in einen Ameisenhaufen gräbt, um deren Sozialleben zu bestimmen. Es wird sofort anders. Man kann mit den neuen Techniken bloß ihre Menge, Gene und Zusammensetzung analysieren, und die ist, wie wir bereits sahen, von großer Vielfalt bestimmt. Genauso verschieden ist auch das Mikrobiom von Mensch zu Mensch. Hier lebt in uns ein ganz unverwechselbares Miteinander.

Dieser Biofilm ist gewissermaßen die Gleitschicht für die Nahrung womit jetzt nicht gemeint ist, dass der Schleim dazu diene, dass der Darminhalt, wie man früher glaubte, besser vorwärts gleitet. Durch den Schleim gleitet vielmehr der verdaute Speisebrei hindurch wie durch einen bakteriellen Filter, gen Zelloberfläche der Mikrovilli und zur anschließenden Aufnahme durch deren Oberfläche. So gelangt er in die Saumzellen hinein und »dahinter« in den Blutraum des Körpers. Aus dem Strukturverbund der Nahrungsbestandteile werden kleinere Verbindungen durch die Verdauung herausgelöst, treten dann in die Schleimschicht ein, wo sie einer enzymatischen Feinverdauung unterzogen werden, um dann als Moleküleinheiten oder -verbände in den Zellraum des Gewebeverbundes überzugehen. Hier findet der eigentliche Stoffwechsel statt, der Wechsel der Nahrung von Pflanze oder Tier zu Mensch im engeren Sinne. Dieser Biofilm ist die eigentliche Differenzierungsschicht zwischen Außen und Innen, zwischen Umwelt und individuellem Blutraum, aus der »fremden« in die »eigene« Welt. Hier wird beim Gesunden »Nützliches« von »Auszuscheidendem« unterschieden. Und hier findet durch das Immunsystem die »Prüfung« auf Verträglichkeit statt. In dieser bakteriellen Welt im Schleim auf der Grenzschicht des Darmepithels geschieht die Anpassung der Nahrung auf die Körperbedürfnisse, die Grundlage der Energieversorgung des Körpers. Es ist wie ein Dialograum, wo der Mensch mit der Umgebung auf verborgene Weise kommuniziert. Es verwundert also nicht, dass in diesem sensiblen Organ jegliche Störung sogleich Auswirkungen auf die Gesamtgesundheit des Organismus hat. Sobald auch nur ein Teil der Mikroben fehlt, zu denen ja wie gesagt neben Bakterien auch Pilze, Parasiten und Viren zählen, sind die Möglichkeiten, die in diesem Übergang liegen, eingeschränkt.

Darmschleim

Voraussetzung dafür, dass dieser Biofilm existieren kann, ist das ausreichende Vorhandensein von Schleim. Man unterscheidet eine innere Schleimschicht, die den Zellen auf einem hauchdünnen Wasserfilm aufliegt, und eine äußere zum Lumen* hin. Aus den im Epithel liegenden Schleimzellen, den sogenannten Becherzellen, wird dazu ständig neues Muzin produziert, und zwar im Dünndarm um die 20 Liter am Tag. Auch diese Schleimschicht ist ein dynamischer Prozess. Jede Stunde wird sie erneuert, indem hochgradiges Muzin aus den Zellen entlassen wird, das in der zellnahen Schleimschicht ein engmaschiges Netz webt, durch das selbst Bakterien gewöhnlich kaum hindurchpassen.

Hier hat man einen direkten Zusammenhang zwischen Bakterien und gesunder Zellfunktion entdeckt: Es sorgt nämlich ein Team mit zwei Bakterienarten – wahrscheinlich noch mehr – für die Muzinproduktion: In der äußeren Schleimschicht sitzt *Akkermansia muciniphila*, das seinen »Nachnamen«, »die Schleimliebende«, daher trägt, dass sie Muzin verdaut. Dies führt anders, als man befürchten könnte, nicht zu Schleimverlust, sondern *Akkermansia* regt dadurch die Muzinabgabe der Becherzellen erst richtig an. Die Nachfrage steigert gewissermaßen das Angebot. *Akkermansia* wandelt den Schleim enzymatisch in kurzkettige Fettsäuren und wenige Zucker um. Durch die bakteriellen Enzyme wird das Muzin zum Darminneren hin so gelockert, dass Einzeller gut in ihm leben können. Diese nötige Schleimlockerung in Richtung Speisebrei kann nicht von den Körperzellen selbst durchgeführt werden, sodass der Schichtaufbau des Schleims ganz von Bakterien abhängig ist.[179] Fehlt sie, ist auch der Biofilmaufbau gestört. Genau das liegt bei allen Unverträglichkeiten und chronisch-entzündlichen Darmkrankheiten vor. Gesunderweise aber ist alles im gleichmäßigen Fluss. Die Bakterien verdauen genauso viel Muzin, wie nachfließt, sodass dichte und lockere Schleimlagen gleichmäßig in einem Fließgleichgewicht bestehen bleiben. Wird das Mikrobiom aber gestört, gerät das Gleichmaß aus dem Lot – mit allen Konsequenzen.

* Vom lateinischen *lumen* für »Licht«. Der »lichte« Raum eines Hohlorgans.

In der Umgebung der *Akkermansia* leben *Faecalibacterii prausnitzii.* Sie nehmen die kurzkettigen Fettsäuren auf, verdauen sie und geben Buttersäure ab. Buttersäure, ein Hauptenergieträger im Darm, versorgt Becherzellen mit ausreichender Energie für die Muzinsynthese. Auch die anderen Epithelzellen werden damit energetisch versorgt. Buttersäure ist auch Baustein des Nervenbotenstoffes GABA, der für das Nervensystem, aber auch in der Bauchspeicheldrüse eine wichtige Rolle spielt. Und Buttersäure regt die Bildung von Blutgefäßen in Dünndarmzotten an.

Ernährt werden die Bakterien dabei aus Ballaststoffen aus dem Speisebrei, aus resistenter Stärke, die mit der Nahrung aufgenommen wurde. Ohne Ballaststoffe gibt es eine Unterernährung der Bakterien, deren Zahl und Aktivität daraufhin abnimmt (siehe Seite 143ff.). Dann lässt weniger Buttersäure die Darmepithelzellen darben, die Becherzellen bilden weniger Schleim, und weniger kurzkettige Fettsäuren stehen für den bakteriellen Stoffwechsel zur Verfügung. Die allgemeine Aktivität sinkt, der Lebensraum der Bakterien nimmt ab, ihre Anzahl folglich auch, und aus dem gesunden »mukonutritiv«, also »schleimnährend« genannten Regelkreis aus Bakterienaktivität und Schleimhaut wird ein Teufelskreis mit Mikrobiommangel und Schleimhautverlust.

Die Aufnahme »ganzer« Nahrung, also pflanzlicher Lebensmittel mit ihrem natürlichen Ballaststoffanteil, ist somit eine lebensnotwendige Voraussetzung für einen gesunden Darm. Fehlt sie – und davon ist die Industrienahrung verspeisende »westliche« Welt geprägt –, schrumpft die Schleimschicht im Darm zwangsläufig und geht schlimmstenfalls allmählich verloren. Sämtliche Darmerkrankungen sind mit fehlender, ungeschichteter oder zu wenig Schleimschicht verknüpft.

Ernährt sich jemand mit Nahrung ohne Ballaststoffe, ist es so, wie wenn er sein Auto tankt, aber kein Öl in den Motor füllt. Es geht kaputt. Man kann es dann bald nur noch schieben oder an ein Abschleppseil – den Darm an Diät oder Medikamente – hängen, aber richtig auf Tour gehen kann man damit nicht mehr.

Der Schleim vermag auch Gifte, die den Dünndarm erreichen, abzupuffern und deren gefährdende Wirkungen von den Darmzellen fernzuhalten. Dieses Vermögen ist abhängig von der Dichte des Schleims im Verhältnis zur eindringenden Masse des Gifts. Dazu zählen auch solche Verbindungen, die von den Bakterien im Speisebrei gespalten wurden, wie chemische Rückstände und künstliche Zusatzstoffe.* Da die Qualität des Schleimfilms abhängig ist von der Zusammensetzung

* Auch Reste von Verpackungsmaterialien, Wasserflaschen, Mikroplastikpartikel aus Zahnpasta und so weiter.

der darin lebenden Bakterien[180] und die Entgiftungskapazität im Speisebrei ebenfalls von den dortigen Bakterien abhängt, hängt das Risiko für Darmzellerkrankungen direkt von der Qualität des dortigen Mikrobioms ab.

Mangel- oder Fehlbesiedelung im Darm kann dazu führen, dass Bakterien den Schleim anders behandeln, als es sein sollte, und dass die Schleimstruktur zusammenbricht. Dann sind alle seine Funktionen gestört, eine Feinverdauung fehlt, und die Zelloberflächen werden direkt dem Darminhalt ausgesetzt. Darauf wiederum reagiert das Immunsystem. Immunzellen und ihre Aktivität sind ohnehin an der Regulation der Schleimbildung beteiligt[181] und gestalten dadurch die innere Schleimschicht mit. Eine Überreizung führt auch auf diesem Wege zu einer Dekompensation.

Der Darmschleim ist also quasi Wohnstatt unseres Langzeitdarmmikrobioms und zugleich Schutz aller darunterliegenden Zellen des Darmepithels, der eigentlichen Darmhaut. In ihm findet ein eigenes Leben statt: Stoffe aus dem Nahrungsbrei strömen hindurch, werden gefiltert, verändert, feinverdaut, »angeschaut«, sie reagieren mit Mikroben, untereinander und mit den Epithelzelloberflächen, die auf ihren Kontakt mit Aufnahme, Ausscheidung oder Reizweiterleitung reagieren. Jede Kartoffel, jedes Schnitzel, jede Milchschokolade geht irgendwann in Kontakt mit den Bakterien und anderen Zellen in diesem Raum.

Gleichzeitig treten aus den Zellen und zwischen ihnen hindurch Substanzen, Säfte und Zellen, beispielsweise Lymphozyten, aus dem Gewebe in das Darminnere hinein und gehen im Schleim sowie durch ihn hindurch eng mit dem Speisebrei in Kontakt. Aus den Spitzen der Mikrovilli des Bürstensaums werden kleine Membranbläschen abgeschnürt und gen Schleimschicht abgegeben, in denen unter anderem Verdauungsenzyme aus der Zelle ins Darminnere wandern.[182] Es sind eiweiß-, kohlenhydrat- oder fettspaltende Enzyme*, die an der Feinverdauung beteiligt sind, und Lipopolysaccharide spaltende Enzyme, die immunologische Bedeutung haben. Sind die Zellen energetisch unterversorgt, reduzieren sie diese Abgabe. Dann fehlen Verdauungsenzyme in der Zelle und im Schleim, und es kommt zu Störungen in der Nahrungsverträglichkeit und Verdauung. Womöglich verständigen sich die Zellen über diese Bläschen auch direkt mit den Bakterien und gestalten aus den Zellbedürfnissen heraus das Mikrobiom. Wer weiß?

* Sowie alkalische Phosphatase.

Da das Mikrobiom einen Großteil der Zellenergie für die Saumzellen liefert, führt Bakterienzufuhr zu besserer Nahrungstoleranz bis hin zum Verschwinden von Unverträglichkeiten. Ähnlich wie an der Erdoberfläche die fruchtbare Bodenschicht im Vergleich zur darüber- und darunterliegenden kilometerdicken Erdensubstanz beziehungsweise Atmosphäre hauchdünn erscheint, zugleich jedoch die höchste Vielfalt und Dichte an Leben aufweist, finden wir in der dünnen Schleimschicht, die den Darmzellen aufliegt, die höchste Mikrobendichte und -vielfalt, die man im Körper bislang entdecken konnte.

Innerer Austausch

Hier ist der Raum, wo Immunkommunikation, mikrobielle Kommunikation, Gewebezellkommunikation und die »Botschaft der Nahrung«[183] in einen innigen Dialog miteinander treten. Der Darm ist folglich mehr als bloß ein Nahrungsaufnahmeorgan. Der Körper geht tatsächlich gleichsam auf die Nahrung zu! Er tritt dem Nährenden, das – vorbereitet durch Verdauungssäfte und Bakterien – zu ihm kommt, mit seinen Bläschen im weichen Lebensraum des Schleims entgegen. Und die dort lebenden Bakterien kümmern sich um die Integration. Stoffwechsel ist hier zugleich Begegnung. Aus den Gewebezellen ins Darminnere und von dort in die Zelle findet geradezu eine Art Wechselstrom statt.

Diese Geste des Auf-die-Nahrung-Zugehens lässt sich auch an der Bewegung der Darmepithelzellen ablesen. Sie werden am Fuße der Darmzotten gebildet und wandern binnen 24 bis 26 Stunden gen Zottenspitze, wo sie sich in 3 bis 6 Tagen ablösen und sich abgeschilfert mit dem Speisebrei mischen. Dort finden sich also nebst diversen Bläschen Einzeller wie auch Einzelzellen.

Auch das erinnert an den Erdboden, wo aus den Wurzelspitzen von Pflanzen ebenfalls einzelne Zellen* abgelöst in Kontakt mit dem im wurzelumgebenden Schleim lebenden Amöben, Bakterien und Pilzen gehen.[184] Kaum abgeschilfert, aktivieren sie dort andere Gene und führen mehr Eigenleben als im Gewebeverbund zuvor. Sie geben Pflanzenhormone ab, können sich teilen und wieder gewebeartige Verbände ausbilden. Sie bilden Enzyme und Botenstoffe, die das Wachstum geeigneter Bakterien in der Wurzelumgebung fördern, das der anderen hemmen und so die Mikrobendichte ums Fünf- bis Zehnfache erhöhen. So beteiligen sie sich an der gezielten Gestaltung des wurzelumgebenden Bodenmikrobioms.

* Die sogenannten »Wurzelspitze-Boden-Grenzzellen« (GZ) oder *border cells*.

Warum sollten die im Darm abgeschilferten Epithelzellen für das Gewebe nicht eine vergleichbare Funktion haben? In beiden finden gleichzeitig Stoffaufnahme und Substanzabgabe statt. Und wo dieser Übergang am feinsten ist, lösen sich Einzelzellen aus dem höher organisierten Gewebeverbund in die innige Begegnung mit Einzellern hin ab. Was sie im Darm dort tun, wurde bislang nicht erforscht, warum sollten sie als immerhin lebende Zellen nicht genauso Enzyme und Botenstoffe abgeben?

Wir tragen in unserem Darm somit wie ein Abbild der Prozesse, die seit Anbeginn der Erdentwicklung den Biofilm-Boden für Wachstum und Entfaltung des Lebens bilden. Bakterien sind in dieser Begegnung das Verbindungsglied. Sie bilden eine Brücke, über die sich Außenwelt und Innenwelt verbinden. Damit das möglich ist, müssen alle drei zueinanderpassen: Nahrung, Gewebezellen und Bakterien. Wenn nicht, kommt es zu Unverträglichkeiten, zu Blockaden im Lebensfluss, zum Auseinanderdriften der Vernetzungen und schließlich zu Krankheit.

Bei Unverträglichkeiten, sei es von einzelnen Lebensmitteln wie Getreide oder Früchten oder von deren Bestandteilen wie Lactose oder Fructose, bleiben dann Stoffe, statt im Dünndarm resorbiert zu werden, im Darminneren. Sie werden im weiteren Verlauf des Darms bakteriell fermentiert, was zugehörige unpassende Bakterienstämme fördert und das Ungleichgewicht in den Dickdarm fortsetzt.

Leaky Gut

Eine üppige lebendige Schleimschicht über den Epithelzellen im Darm ist also eine notwendige Vorrausetzung für ein gesundes Leben. Darunter liegen die Zellen dicht an dicht, beweglich untereinander verbunden, und zwischen ihnen ein feiner Flüssigkeitsfilm. Ihr Zwischenraum kann nach Bedarf geöffnet werden, beispielsweise um Körpersäfte hindurchtreten zu lassen. Hierdurch wird der Wasser- und Elektrolythaushalt zwischen Darm- und Körperinnerem geregelt. Sobald ein Reiz im Darminneren wie unverträgliche Nahrung, Gifte oder ein Übermaß an unpassenden Mikroben eine rasche Entleerung nahelegt, wird sein Inhalt mit viel Flüssigkeit schnellstmöglich abtransportiert. Das nennen wir »Durchfall«. Verbindungsstrukturen, die wie kleine Klettverschlüsse rings um jede Zelle angelegt sind, die sogenannten Kittleisten*, sorgen auf mehreren Ebenen übereinander dafür, dass hindurch kein unangemessener Stoffaustausch stattfindet. Ihr Öffnen wird durch ein Eiweiß geregelt, das Zonulin, das gewöhn-

* Lateinisch *zonula occludens*, englisch *tight junctions*.

lich im Darminneren vorkommt und das, soweit man bisher weiß, von Bakterien und Eiweißen im Darminneren gesteuert wird.

Gesund ist eine dynamische Anpassung der Schleimhautdurchlässigkeit durch elastische Kittleisten. Durch diese wird die Zelle auch polarisiert, sodass ihr elektromagnetisches Gefälle eine Ionenaufnahme erleichtert. Sie können sich auf Impulse hin öffnen und schließen, sodass das Körperinnere dem veränderlichen Milieu des Nahrungsraums gegenüber gleich bleibt. An dieser Regulation sind die Bakterien wesentlich beteiligt. Sie geben nicht nur Impulse ans Zonulin, sondern die von ihnen produzierte Buttersäure verstärkt auch die Bereitstellung derjenigen Eiweiße, die die Kittleistenstruktur bilden. Hier sind die Darmbakterien der Schlüssel zur Gesundheit.

Zu besonderen Zeiten, wie in der Schwangerschaft, kommt es zu einer gesunden Erhöhung der Kittleisten-Durchlässigkeit. Der darüberliegende Biofilm verhindert dabei den Einfluss schädlicher Stoffe.

Passt nun die Bakterienbesiedelung im Darm nicht oder die Eiweißzusammensetzung, was sich meistens gegenseitig bedingt, gerät die Zonulinregulation aus den Fugen mit der Folge, dass die Kittleisten zu weit oder zu oft oder dauernd geöffnet sind. Dann gelingen Steuerung und Rhythmus zwischen Zusammenziehen und Entspannen dieser im Zellgerüst verankerten Kittleisten erst zu wenig, später gar nicht mehr. Man nennt dies »Leaky Gut«.* Es können dann Partikel ungefiltert zwischen den Zellen hindurchtreten, die nicht dorthin gehören, weil sie entweder nicht ganz verdaut sind oder giftig oder weil sie in der Epithelzelle zunächst verändert werden oder vor dem Körperinneren durch Bürstensaum und Schleimschicht ferngehalten werden müssten. Fehlt Letztere, was bei einer Mikrobiomstörung die Regel ist, sind dem Durchfluss nicht dorthin gehörender Partikel wahrlich Tür und Tor geöffnet. Es ist, als würde jemand direkt durchs Schlafzimmerfenster ins Haus springen, statt erst mal ruhig an der Haustür zu klingeln. Ähnlich unangenehme Folgen kann eine Darmdurchlässigkeitsstörung für den Bewohner haben. Es fehlt die natürliche Grenze. Es tritt zu viel ein, und entgegengerichtet verliert das Gewebe dadurch Flüssigkeit und Substanzen.

Reizdarm

Die mit den Epithelzellen in Kontakt stehenden Nerven- und Immunzellen reagieren darauf mit sofortiger Aktivierung und setzen Beseitigungsvorgänge in Gang, die dem Schutz dienen, aber als Entzündung

* Englisch für »löchriger Darm«, auch als »Barrierestörung« bezeichnet.

in Erscheinung treten. Für den Menschen äußert sich dies als Symptome des »Reizdarms«: mit Nahrungsunverträglichkeiten, Durchfällen, Krämpfen, vegetativen Symptomen, Blähungen oder Verstopfung. Ist der Auslöser dafür ein kurzfristiger, beispielsweise eine Lebensmittelvergiftung, heilt dieser Prozess bei Schonung des Darms bald wieder vollständig ab. Eine Gabe gesunder Bakterien kann dies heilsam unterstützen (siehe Seite 260ff.). Besteht ein Leaky Gut jedoch längerfristig, was man zunächst nicht merkt, weil ein Mikrobiommangel sich unter Umständen langsam im Laufe von Jahren entwickelt, kommt es erst zu leichten Störungen oder Unpässlichkeiten. Man wundert sich vielleicht, warum man auf einmal auf etwas allergisch reagiert, was man jahrelang problemlos vertragen hatte. Dauert der Zustand an, kommt es zu Störungen im nachfolgenden System. Dies ist über das in der Pfortader vom Darm abfließende Blut als Erstes die Leber.

Leber

Beim gesunden Menschen nehmen die Zellen der Epithelschicht die im Biofilm dazu vorbereitete Nahrung auf. Was nicht nährend ist, bleibt im Darm, wird mithilfe der Bakterien weiterverdaut, wenn nötig enzymatisch entgiftet und mit dem Stuhl ausgeschieden. Was über die Mikrovilli in den Saumzellen aufgenommen wird, durchläuft dabei einen Verdichtungsprozess, da ja die Oberfläche der Mikrovilli um das etwa Vierzigfache größer ist als die Basis der Epithelzelle, durch die alles weitergegeben wird. Die Zottenoberfläche ist wiederum größer als deren Basis.

Beim Leaky Gut hingegen rauscht alles, was von den in der Regel damit überforderten Immunzellen nicht abgefangen werden kann, ins Gewebewasser, ins Blut und in die Leber durch. Diese ist bei einer Mikrobiomstörung bereits durch andere Ungleichgewichte belastet (siehe Seite 111). Die heranflutenden ungefilterten Substanzen führen zur Aktivierung von Entgiftungsreaktionen, um den übrigen Körper davor zu schützen. Durch diese »Überbeschäftigung«, fachsprachlich metabolische Endotoxinämie,[185] die an den Blutwerten üblicher Leberuntersuchungen zunächst nicht ablesbar ist, können allerdings die aus dem gewöhnlichen Gewebestoffwechsel anfallenden Säuren aus den Muskeln oder dem Gehirn nicht mehr vollständig verstoffwechselt werden. So bleibt beispielsweise Laktat im Gewebe liegen. Dort blockiert es die gesunde Zellatmung, insbesondere die der Mitochondrien, die die Zellenergie zur Verfügung stellt. Im harmlosen Fall erwirbt man sich dadurch leicht Muskelkater, man kann aber auch immerzu schlapp oder ständig müde sein. Erhöhte Laktatspiegel in der Zelle und

Mitochondrienblockaden werden mit vielen Erkrankungen in Verbindung gebracht, auch mit der Entstehung von Krebs.

Nebenbei gelangen natürlich auch alle eingenommenen Medikamente bei einer Barrierestörung direkter ins Blut und können darüber zu unerwünscht starken Wirkungen führen. Daher sind bei Menschen, die Lebensmittelunverträglichkeiten und/oder eine der damit verbundenen Erkrankungen aufweisen, alle Dosierungen gängiger Medikamente besonders sorgfältig zu prüfen. Das gilt prinzipiell für alle Substanzen, die im Darm eintreffen, für Alkohol, Drogen, Lebensmittelzusätze, Pestizide und andere Gifte. All dies kann zu Völlegefühl nach dem Essen mit Druck im Oberbauch, zu Appetitlosigkeit, Blähungen, aber auch zu Antriebslosigkeit führen. Man sagt: »Der Schmerz der Leber ist die Müdigkeit.« Nimmt man für diese Situation mit bester Absicht ein Medikament ein, das aber durch Wirk- oder Zusatzstoffe die Leberentgiftung noch darüber hinaus belastet, wird das Problem statt besser ungewollt ständig größer werden.

Ist die Leber infolge eines Leaky Gut überbelastet, kommt es über kurz oder lang zu einer zunächst geringen Leberentzündung. In deren Folge verändert sich der Fettstoffwechsel. Es kann sein, dass eine »Fettleber« diagnostiziert wird, obwohl die typischen Ursachen wie zu hoher Alkoholkonsum fehlen. Daraus entstehen Übergewicht sowie bei damit verbundener Stoffwechselüberlastung auch Diabetes. Die Zusammenhänge zwischen Darmmikrobiom und Diabetes und Übergewicht sind inzwischen nachgewiesen.

Geht die Barrierestörung mit einer Mikrobiomverschiebung aufgrund von Eiweißfehlverdauung im Magen einher, wenn also im Dünndarm eiweißspaltende Bakterien überwiegen, können diese aus Eiweißspaltprodukten und Nitrit, das zum Beispiel in gepökeltem Fleisch vorkommt, giftige Nitrosoverbindungen bilden, die nicht nur die Leber belasten, sondern sogar die Gene in den Zellen schädigen können. Der Darm erhält dabei einen zu basischen pH-Wert, bei dem wichtige Enzyme blockiert sind, was den eiweißspaltenden Bakterien als Milieu noch mehr Nährboden gibt.

Ammoniak, das aus der Eiweißverdauung vom Darm in die Leber gelangt, wird beim gesunden Menschen als Harnstoff zum Teil über Niere und Urin entgiftet. Etwa ein Fünftel davon scheidet die Leber jedoch mit der Galle wieder in den Darm ab. Bei einem hohen pH-Wert und bakterieller Fehlbesiedelung wird der Harnstoff jedoch dort wieder zu Ammoniak gespalten, der basisch ist, was die Probleme weiter vergrößert.

Erst eine Veränderung des Darmmikrobioms mit entsprechender Ernährung kann diesen ungesunden Kreislauf durchbrechen. Er dient zwar dem Fernhalten von Giften aus den Zentralorganen des Körpers, führt aber mittelfristig zu einer der zahlreichen chronischen Erkrankungen. Am bekanntesten sind dafür Diabetes, Arteriosklerose, Rheuma und Übergewicht.

Die bei einer solchen Fehlbesiedelung im Darm auftretenden Zersetzungsprodukte und Gase* waren übrigens einst für die Benennung als »Fäulnisorgan« verantwortlich, die seinerzeit zu dem Missverständnis führte, der Darm sei wegen seiner Fäulnisprozesse lebensverkürzend. Dies war zwar damals eine unangebrachte Verallgemeinerung, trifft aber beim Leaky Gut tatsächlich zu. Man kann dem unangenehmen Geruch von Stuhl und abgehenden Darmgasen eine Eiweißüberfrachtung und Fehlbesiedelung ablesen.

Jede Eiweißüberfrachtung hat eine Mikrobiomverschiebung im Darm zur Folge mit dem Risiko einer Leberbelastung, insbesondere bei bestehendem Leaky Gut. Man sollte daher in der täglichen Ernährung möglichst nur so viel Eiweiß zu sich nehmen, wie die Magensäure gründlich spalten kann.

Wie weit die Bakterien selbst in diesem Kreislauf mitschwimmen, ist schwer zu untersuchen und bislang noch unbekannt. Bakterienbestandteile aus dem Darm lassen sich jedoch in der Leber wiederfinden.

Galle

Von der Gallenflüssigkeit, die aus den Leberzellen in die Gallenblase und weiter in den Dünndarm entlassen wird, weiß man, dass sie Bakterien enthält. Bislang hielt man dies für einen krankhaften Prozess. Bei einer Überfrachtung der Gallenblase mit bestimmten Bakterien frei von Krankheitsanzeichen spricht man von »Dauerausscheidern«. Meistens wurde dann bisher eine Antibiotikatherapie angeraten. Man hatte zwar bereits vor etwa hundert Jahren in Gallensteinen, Galleflüssigkeit, Gallenblasenschleimhaut und Blasenwandepithelzellen bei Gesunden Bakterien gefunden, aber keine Funktion darin erkannt.[186] Man konnte damals auch bereits zeigen, dass diese Bakterienbesiedelung nicht nur aus dem Darm über die Leber, sondern genauso über das Blut stattfand. Mit den neuen Techniken entdeckt man nun aktuell ein ganzes Gallenblasenmikrobiom.[187] Gallensteinbildung und Gallenblasenentzündungen hängen mit diesem Mikrobiom zusammen. Übergewicht und andere mit Darmstörungen einhergehende Krank-

* Dazu zählen unter anderem Ammoniak, Phenole, Skatole und Putreszine.

heiten führen bekanntlich eher zu Gallensteinbildung mit dem Risiko von Gallenblasenentzündung.

In der Zukunft empfiehlt sich vielleicht statt operativer Entfernung der Gallenblase und/oder Antibiotikagabe (außer in Notfällen) zunächst eine Bakterientherapie, wobei es sicherlich gesünder ist, sein Mikrobiom gleich vorsorglich gut zu pflegen.

Gehirn

Ist die Schleimschicht geschädigt und der Zonulinhaushalt (siehe oben) gestört, beschränkt sich dies nicht auf die Darmkittleisten. Auch der Übergang zu anderen sensiblen Bereichen im Körper wird durch Zonulin reguliert, beispielsweise die Blut-Hirn-Schranke und die Blut-Hoden-Schranke. Ist also das Mikrobiom gestört, die Schleimschicht geschädigt und ein Leaky Gut aufgetreten und toxische Stoffe gelangen ins Blut, dann ist dies nicht nur für die Leber strapaziös, es gefährdet auch die Spermienbildung beim Mann und die Gesundheit im Gehirn. Dort dient die Blut-Hirn-Schranke nämlich dem Fernhalten all dessen, was einem reibungslosen Leben des Zentralnervensystems abträglich ist. Viele Krankheiten hängen damit zusammen.

Die Blut-Hirn-Schranke sorgt für eine Kontinuität im Gehirn, quasi für Ruhe im Kopf, und schirmt es von Schwankungen ab, die durch die Mahlzeiten, körperliche Bewegung oder psychische Strapazen im Blut entstehen. Nur deshalb ist dem Menschen ein Leben in gedanklicher Freiheit möglich und kann er vom Äußeren losgelöst leben.

Bricht die Blut-Hirn-Schranke zusammen und fällt dieser Schutz weg, kommt es unter anderem zu veränderter Durchblutung, Schwellung oder Entzündungen. Unerwünschte Stoffe fluten ungehindert in den Liquor. Dann steht die Hirngesundheit auf dem Spiel. Neben Morbus Alzheimer sind bei multipler Sklerose, Diabetes, Demenz, amyotropher Lateralsklerose und Morbus Parkinson die Zusammenhänge zwischen Erkrankung und Blut-Hirn-Schranken-Störung nachgewiesen. Diese Störung ist jedoch heilbar. Im Tierversuch vermochte die Fütterung von Mäusen mit kurzkettigen Fettsäuren, zu denen die bereits genannte Buttersäure gehört, wie sie von Bakterien im gesunden Mikrobiom reichlich gebildet werden, die gestörte Blut-Hirn-Schranke wieder zu schließen.[188] Und auch die gezielte Gabe von Bakterien vermochte sie wiederherzustellen.[189] Es liegt nahe, dass dies beim Menschen durch eine gute Mikrobiomversorgung ebenfalls gelingt.

Derzeit wird weltweit erforscht, wie die Bakterien und die mit ihnen verbundene Nerven- und Hormonsysteme in Gesundheit und Krankheit mit Kopf- und Bauchhirn zusammenspielen und wie sich Lebensstil und Stress auf diese auswirken. Sie hängen sehr eng miteinander zusammen. Bakterien geben lebenslang Impulse an Nervenzellen, und ihre Stoffwechselprodukte gestalten deren Aktivität mit.

Mikroglia

Bakterien sind bereits zur Entwicklung des Nervensystems im Mutterleib und der Kindheit notwendig. Nur große Bakterienvielfalt im Darm führt beispielsweise zum Ausreifen und gesunden Funktionieren der Mikroglia-Zellen im Gehirn. Diese amöboiden* Zellen sitzen beweglich zwischen den Nervenzellen und knüpfen oder lösen mit ihren Ausläufern beständig Verbindungen zwischen den übrigen Gehirnzellen. Das ermöglicht Lernen, Erinnern, Erfahrungenspeichern und Vergessen. Sie ziehen vorgeburtlich ins Gehirn ein und sind mit den Makrophagen des übrigen Körpers verwandt, die als »Fresszellen« gelten. Mikrogliazellen sind bei der Entwicklung des Gehirns und lebenslang auf eine bakterielle Vielfalt und Fülle angewiesen. Fehlt diese im Darm oder wird sie beispielsweise durch antimikrobielle Eingriffe reduziert, dann verkümmern die Mikrogliazellen und können ihre Aufgaben, zu der auch Immunaktivitäten und das Auflösen von Fremdpartikeln und abgestorbenen Gehirnzellen gehören, nicht mehr durchführen.[190] Dann kann das Gleichgewicht innerhalb der verschiedenen Systeme des Gehirns nicht mehr aufrechterhalten werden, und es kommt zu Funktionsausfällen.

Offenbar sind für ihre dauernde Aktivierung kurzkettige Fettsäuren nötig, wie sie aus dem Bakterienstoffwechsel ständig entstehen. Im Falle defekter Mikroglia, wie sie bei Bakterienmangel auftritt, fehlen Verknüpfungsaktivitäten im Zentralnervensystem (ZNS), die zu verändertem Verhalten bis hin zu Krankheiten führen können. Beispielsweise werden multiple Sklerose und Morbus Alzheimer damit in Verbindung gebracht

Dass eine Wiederherstellung des Mikrobioms oder eine Gabe der von den Bakterien aus ballaststoffreicher Ernährung gebildeten kurzkettigen Fettsäuren solche Defizite wieder kurieren kann, konnte in Tierversuchen gezeigt werden.[191]

Bauch-Hirn-Achse

Das Zentralnervensystem, also das Kopfhirn und das »enterische Nervensystem« genannte Bauchhirn, vermitteln sich gegenseitig Impulse über den Vagusnerv. Das nennt man »Bauch-Hirn-Achse«. Dabei ge-

* Amöben sind Wechseltierchen, Einzeller, die ihre Gestalt fortwährend ändern können.

hen etwa neunzig Prozent der Impulse vom Bauchhirn ins Zentralnervensystem und zehn Prozent vom Kopf in den Bauch. Unser bakteriell angeregtes »Bauchgefühl« ist an Denken, Fühlen, Handeln, an Lernen und Erfahrung im ZNS beteiligt.[192] Durch die Darmbakterien werden Nervenbotenstoffe gebildet, die Nervenaktivität regulieren und darüber Einfluss auf die Gehirnaktivitäten nehmen können, einschließlich Lernfähigkeit, Gefühlsempfindungen, Verhalten, Sinneswahrnehmung, Konzentration, Lust, Appetit und Gedächtnis. Entscheidungen »aus dem Bauch« heraus zu fällen, ist aufgrund dieser Kommunikation tatsächlich sinnvoll.[193] Mikrobiom und Gehirn- und Nervenaktivität beeinflussen sich dabei gegenseitig auf verschiedenen Ebenen und auf komplexe Weise.[194]

Hormone

Neben den Saumzellen zur Nahrungsaufnahme, den M-Zellen für das Immunsystem und den Becherzellen zur Schleimbildung liegen in der Darmschleimhaut auch Zellen, die Impulse an Hormonsystem und Nervengewebe weitergeben, die enteroendokrinen Zellen*. Man könnte sie als »Darmdrüsen« bezeichnen. Es gibt solche Zellen auch in Magen und Bauchspeicheldrüse, wo sie Hormone absondern. Sie haben auf der Darminnenseite Rezeptoren, die Süß und Sauer, Bitter und Herzhaft und jegliche Eigenschaft der Nahrungszusammensetzung »schmecken« können und daraufhin entsprechende Hormone gen Blut abgeben, darunter Histamin, Gastrin, Leptin und Sekretin. Histamin erweitert Blutgefäße und regt die Magensäureproduktion an, Gastrin steigert dies ebenfalls und verzögert die Magenentleerung, Leptin reguliert den Appetit, Sekretin den pH-Wert des Dünndarms. Andere Hormone regulieren die Darmperistaltik oder die Insulinausschüttung. Die Hormonkreisläufe des Körpers werden also mit dem reguliert, was im Essen ist und was an diese Rezeptoren gelangt. Das Mikrobiom, das den Darminhalt ja mitverdaut, ist an der Bildung dort »geschmeckter« Partikel beteiligt. Sie gehen obendrein dort auch direkt in Kontakt mit den Nervenzellen.

Endokrine Zellen im Darm geben je nach Darminhalt Hormone ins Blut ab, die woanders Organfunktionen steuern. Nicht nur Serotonin für die Darmbewegung, Gastrin und Histamin für die Magensäureregulation, auch Hormone für die Gallenblasenaktivität (Chole-

* Von den griechischen Wörtern *énteron* für »Darm«, *éndon* für »innen« und *krínein* für »absondern«.

cystokinin und Sekretin) und den Blutzuckerhaushalt* werden in den Blutraum abgeben. Alle diese Systeme sind mit der Bakterienaktivität verknüpft und können mit der Ernährung und einer Therapie mit Bakterien beeinflusst werden.

Nervensystem

Ein Typ dieser Zellen sind die enterochromaffinen Zellen, abgekürzt EC. Sie funktionieren wie Geschmacksknospen im Darm und nehmen sowohl die Zusammensetzung der Nahrung wahr als auch die des Mikrobioms. Sie geben aus dem Darm Signale über die Nerven in alle Ebenen des Körpers weiter: in die benachbarten Nervenzellen, ins Bauchhirn, in das autonome Nervensystem, ins periphere Nervensystem und ins Kopfgehirn. Dorthin werden sie hauptsächlich über den Vagusnerv vermittelt.

Das gesamte Nervensystem ist somit stets über den Zustand des Darms mitsamt seinem Inhalt informiert. In vielschichtig verknüpften Netzwerken zwischen Mikrobiom, Immunsystem, Hormonen und Nervensystem ist die ganze Psyche des Menschen eingebunden.[195] Es ist gut denkbar, dass dasselbe auch für das übrige Mikrobiom des Körpers gilt.

In der vorverdauten Nahrung finden sich Vorstufen für die Bildung von Nervenbotenstoffen, beispielsweise das Tryptophan für Serotonin**. Bakterien bilden ebenso Gamma-Amminobuttersäure (GABA), Serotonin und Noradrenalin, die direkt als Nervenbotenstoffe wirken. Man konnte alle bekannten Botenstoffe des ZNS auch im Darm nachweisen. Zwischen dem Darm und dem Nervensystem gibt es beständig lebhafte Wechselwirkungen. Einerseits gestalten Vorstellungen, Gedanken und Gefühle die Darmfunktion, andererseits teilen sich die Zusammensetzung des Darminhalts und der Zustand seiner Schleimhaut überallhin ins Nervensystem mit und wirken auf Stimmung, Verhalten, Bewegungen, Motivation und Antrieb, Konzentrations-, Erinnerungs- und Lernfähigkeit. Auch auf die Bereiche, die mit Glück, Zufriedenheit oder Angst und mit Belohnungserleben verbunden sind. Man kann sich mit der Art des Essens und mit dem Mikrobiom also entweder glücklich und zufrieden oder unglücklich und unzufrieden machen. Auch die Schmerzempfindung ist dadurch reguliert.

Es ist zum einen die Nahrung selbst, die Impulse an die EC-Zellen im Darm und weiter ins Nervensystem gibt, mitsamt den bakteriellen

* GIP: *Glucose-dependent insulinotropic peptide (gastric inhibitory peptide)*, GLP1: *Glucagon-like peptide 1.*

** »5-Hydroxy-Tryptophan«.

Verbindungen, die im Darm entstehen, zum anderen der direkte Kontakt der Zellen mit den Bakterien.[196]

In all diese Reize geht auch noch die mechanische Berührung der Darmschleimhautzellen durch den Speisebrei ein. Er gibt je nachdem, ob er geschmeidig über die Bürstensäume gleitet oder in groben Brocken darüberstreicht, über kleine Fühler unterschiedliche Impulse in das Nervensystem. Beispielsweise werden in unterschiedlichem Maß Vorstufen für das »Glückshormon« Serotonin abgegeben.[197] Man kann den Darm förmlich mit dem Essen innerlich streicheln. Allein schon durch gründliches Kauen kann man folglich sein ganzes Nervensystem positiv steuern.

Die Existenz eines gesunden Mikrobioms ist somit für eine gesunde Psyche unabdingbar, sie ist aber auch schlichtweg nötig für eine harmonische Bewegung des Darms durch die ihn versorgende glatte Muskulatur. Reizdarm, Verstopfung, Durchfälle und Ähnliches kommen bei psychischen Erkrankungen regelmäßig vor und hängen alle mit einem gestörten Mikrobiom zusammen. Es steht mittlerweile fest, dass sowohl psychische Störungen wie Depressionen, Burn-out, Angstzustände, ADHS oder Autismus als auch Erkrankungen des zentralen Nervensystems wie Parkinson, Morbus Alzheimer oder multiple Sklerose mit Veränderungen der Mikrobiota einhergehen. Eine Bakterientherapie kann hier gelegentlich Wunder bewirken.

Dickdarm

Der Dickdarm mit seiner höchsten Bakteriendichte im Körper bildet im Bauchraum mit aufsteigendem, quer verlaufendem und absteigendem Teil eine Art Rahmen um den übrigen Darm herum. In seinem Verlauf zum Anus nimmt die Zahl der Bakterien zu, auf mindestens geschätzte 10^{12}, also 1 000 000 000 000 Bakterien je Gramm Stuhlinhalt. Ihre Zusammensetzung ist vom vorausliegenden Dünndarmmikrobiom abhängig. Dabei wird der Gesamtstoffwechsel zunehmend sauerstoffarm. Treten unverdaute Partikel vom Dünndarm über, zum Beispiel bei Fructose- und Lactose-Fehlverdauung, vermehren sich im Dickdarm Bakterien, die diese unter Bildung von Gasen und osmotisch wirkenden Säuren verzehren, was zu Blähungen und Durchfällen führt. Aus Schwefelverbindungen, wie sie aus dem Fleischverzehr stammen, können sulfitreduzierende Bakterien giftige Gase bilden wie Schwefelwasserstoff (H_2S), die möglichweise Abtragungen und Geschwüre in der Schleimhaut zur Folge haben.

Hier finden weitere intensive Austauschprozesse statt, an denen die Bakterien beteiligt sind und von denen Darmgesundheit und Körpergesundheit abhängen. Vieles davon wird noch nicht ganz verstanden, es gibt Forschungen, die nahelegen, dass darunter auch die bakterielle Synthese von Molekülen fällt, die im übrigen Körper Hormonwirkungen entfalten.

Darmbakterien regulieren die Stickstoffausscheidung, was die Nieren entlastet (siehe Seite 146). Sie sind Teil des Gallensäurekreislaufs, bei dem im Dünndarm ein Teil der Gallenflüssigkeit zurück ins Blut geführt wird. Deren Reste werden von Bakterien im Dickdarm gespalten und geben dem Stuhl seine braune Farbe. Damit wird Cholesterin ausgeschieden, womit das Mikrobiom den Cholesterinspiegel im Blut reguliert. Mit der Gallensäure wird der Darminhalt angesäuert.[198]

Eine hohe Zahl milchsäurebildender Bakterien bewirkt eine zunehmende Ansäuerung des Stuhls, und dieser pH-Wert von etwa 5,8 bis 6,5 ermöglicht ein Optimum an enzymatischer Zersetzung dessen, was nicht zuvor resorbiert wurde. Dazu gehören in bedeutender Weise die Ballaststoffe (siehe Seite 143ff.). Sie haben weitreichende Wirkungen, werden unter anderem bakteriell zu kurzkettigen Fettsäuren gespalten, die, wie bereits beschrieben, über das Blut im gesamten Körper wirksam sind, einschließlich des Gehirns. Ihnen ist auch die Energieversorgung des Darms zu verdanken, und ihr Fehlen bedeutet eine eingeschränkte Darmfunktion, zum Beispiel mit »Verstopfung«. Um einen bakterienarmen Stuhl in einem energiearmen Darm weiterzubewegen, erfordert es mehr Muskelkraft, was zu Ausbeulungen der Darmhaut zwischen Gewebesträngen führt, zur Divertikulose. Verbleibt ein bakterienarmer knotiger Stuhl zu lange vor Ort, können darin enthaltene giftige Substanzen, wie sie mit billigem Essen in den Körper gelangen, die Darmwand so schädigen, dass schließlich Zellgeschwüre entstehen wie die Polypen. Schädliche Substanzen, die aufgrund von Bakterienmangel im oberen Verdauungsbereich entstanden sind, haben ähnliche Wirkung, ebenso wie Durchblutungsstörungen und dauernde Anspannung bei Stress.

Wird dabei die Toleranz des Darms überschritten, kann Dickdarmkrebs in Erscheinung treten. Dessen Zusammenhang mit der Zusammensetzung des Mikrobioms ist inzwischen vielfach nachgewiesen. Da eine gesunde Bakteriengemeinschaft giftige Substanzen in andere umwandeln kann, die harmlos sind, lohnt sich dann eine Bakterientherapie in doppelter Hinsicht. Sie reguliert das Mikrobiom im ganzen Verdauungsverlauf. Denn werden in Magen und Dünndarm bakterielle Prozesse ausgeglichen, verbessert dies auch die Gesundheit des Dickdarm-Mikrobioms und damit des ganzen Körpers.

Zahlreiche weitere Eigenschaften gehen vom Darm-Mikrobiom aus: Es gibt beispielsweise Vitamine ab, unter anderem B_1, B_2, B_6, B_{12}, Folsäure, Biotin, Niacin, Pantothensäure und Vitamin K. Bei Menschen, die kein Fleisch verzehren, ist das Mikrobiom – sofern es gesund ist – eine wichtige Quelle für Vitamin B_{12}.

Der aus dem Enddarm ausgeschiedene Stuhl besteht je nach Ernährung zum größten Teil aus Bakterien. Er ist in seiner Zusammensetzung kein genaues Abbild des in der Dickdarmschleimhaut lebenden Mikrobioms, schon gar nicht dem des Dünndarms. Nichtsdestotrotz lässt sich aufgrund langjähriger Erfahrung aus seiner Zusammensetzung einiges über Mikrobiom und Darmgesundheit ablesen.

Bakterien und Ernährung

Babynahrung

Ernährung und Mikrobiom sind ineinander genauso untrennbar verwoben wie das Mikrobiom und der übrige Körper. Daher gestaltet jeder Mensch mit seiner Ernährung die Eigenschaften seines Bakterienlebens und damit den Grad seines Wohlergehens. Dies fängt bereits vorgeburtlich an.

Das Mikrobiom der Mutter ändert sich in der Schwangerschaft mit den Wachstumsphasen des Kindes, um dessen Versorgung bestmöglich zu erfüllen.[199] Etwa einen Monat nach der Geburt stellt sich ihr Mikrobiom wieder ganz auf das der Erwachsenen ein. Das des Kindes entfaltet seine Aktivität je nach seiner Ernährung.

Ideal ist dafür die Muttermilch, denn sie enthält nebst allen erforderlichen Nährstoffen auch gleich die zu ihrer Verdauung gebrauchten Bakterien. Hunderte verschiedener Bakterienarten hat man in Muttermilch gefunden, die höchste Vielfalt in der allerersten, im Kolostrum. Daher gilt Kolostrum auch als Heilmittel. Deren Bakterienmischung richtet sich sogar nach der Geburtsweise. Sie unterscheidet sich zwar kaum, ob ein Baby auf natürlichem Wege oder mit medizinisch notwendigem Kaiserschnitt entbunden wurde. Bei einem »Wunschkaiserschnitt« jedoch weicht sie zulasten des Kindes vom Normalen ab, selbst wenn die Bakterienmenge in der Milch gleich bleibt. Man vermutet, dass dabei die Bakterien-Transportwege in der Mutter gestört sind.[200]

Damit Bakterien im Babydarm gut gedeihen, enthält Muttermilch auch die passenden Mikrobennährstoffe, also »Ballaststoffe« dazu, nämlich die auf das Baby maßgeschneiderten »humanen Milch-Oligosaccharide«. Vom ersten Lebensschluck an bietet gesunde Nahrung somit dreierlei: erstens lebende Bakterien, zweitens Nährstoffe zur direkten Versorgung der Gewebezellen, die dazu bakteriell feinverdaut werden, und drittens indirekte Nährstoffe, die »Ballaststoffe«, die vorrangig das Mikrobiom ernähren, deren Stoffwechselprodukte aber indirekt dem Körper zugutekommen. Für das ganze weitere Leben gilt, dass Ernährung nur dann gesund ist, wenn diese drei Bestandteile in passendem Verhältnis zueinander verzehrt werden. Ein Zuviel oder Zuwenig von einem oder zwei oder aller drei macht auf Dauer krank. Darüber hinaus spielen selbstverständlich Nahrungsherkunft und -qualität eine große Rolle.

Fehlt einem Neugeborenen die maßgeschneiderte Muttermilch, macht sich das in grundlegend veränderter Bakterienzusammensetzung und -aktivität im Babyleib bemerkbar. Flaschenmilch beispielsweise enthält in der Regel weder Bakterien, noch kann sie humane Milch-Oligosaccharide enthalten. Letztere sind durch künstliche Oligosaccharide nicht zu ersetzen, selbst wenn dies versucht wird. Auch durch Zugabe bestimmter Bakterien bemühen sich manche Hersteller inzwischen, dem Mangel vorzubeugen. Dabei ist es allerdings ein gewaltiger Unterschied, ob die Bakterien natürliche sind oder zum Beispiel aus gentechnologischer Züchtung.

Im 19. Jahrhundert betrug die Kindersterblichkeit in Deutschland im ersten Lebensjahr über 50 Prozent, und eine wesentliche Ursache dafür war das überwiegende Verabreichen von Flaschenmilch statt Stillen.[201] Heute äußert sich eine frühe Fehlernährung in späteren Mikrobiom-Erkrankungen, ob im Kindsalter oder bis in die Erwachsenenzeit. Ernährungsmängel von »Flaschenkindern« lassen sich jedoch erfahrungsgemäß durch eine gezielte baldige Mikrobenversorgung zumindest teilweise beheben. Erfahrene Hebammen kennen viele Hilfen, um Stillen auch in schwierigen Situationen möglich zu machen.

Beim Übergang von Muttermilch auf Breikost ist zu beachten, dass diese ebenfalls Bakterien und Ballaststoffe enthalten sollte, da sonst leicht Blähungen und Krämpfe beim Kind auftreten. Beispielsweise enthalten Gemüse und Kartoffeln von Natur aus Ballaststoffe, industriell gefertigte Breigranulate gewöhnlich nicht.

Artgerechte Ernährung für den Homo sapiens

Lebenslang gestaltet die Nahrungszusammensetzung die Mikrobenzusammensetzung des Menschen. Viele Kohlenhydrate lassen kohlenhydratverdauende Bakterien sich vermehren, viel Eiweiße viel eiweißspaltende, viel Fett viel fettverdauende und so fort. Viel Chemie in Essen lässt Mikroben gedeihen, die Entgiftungsprozesse durchführen. Zu viel Chemie bringt Bakterien um. Nach der Bakterienvermehrung gestaltet sich der pH-Wert im Darm: Kohlenhydrate führen zur Ansäuerung, eiweißspaltende Bakterien heben den pH-Wert, und wenn sie vermehrt sind, womöglich über die Norm.[202] Je nach Nahrung bildet die vorhandene Bakteriengesellschaft Darmgase aus, die das Milieu mitgestalten. Gibt es ein Ungleichgewicht im Mikrobiom, hat dies also immer irgendwo eine Ursache. Hefepilze der Gattung *Candida* sind beispielsweise dafür bekannt, übermäßige Schwermetalle im Darminneren zu binden, und vermehren sich, um sie so aus dem Blutraum fernzuhalten.

Im Laufe der Menschheitsentwicklung hat sich ein abgestimmtes Miteinander zwischen Bakterien, Körpersäften und Gewebezellen entwickelt. Dieses Miteinander ist in gewissem Umfang flexibel, lässt sich jedoch nicht beliebig auf völlig andere Essgewohnheiten abändern. Es gibt faktisch eine artgerechte Ernährung für den Homo sapiens, nämlich eine abwechslungsreiche vollwertige Mischkost. Alles, was außerhalb dieser Spanne artgemäßer Ernährung liegt, verändert das Mikrobiom dermaßen, dass der Körper nicht mehr in Einklang ist und der Organismus schließlich erkrankt. Genau das ist in den zurückliegenden Jahrzehnten in der »westlich industrialisiert« genannten Welt unzähligen Menschen passiert. Man weiß naturgemäß wenig über Mikrobiome vorgeschichtlicher Ahnen, kann jedoch an gegenwärtigen Kulturen, die als Jäger und Sammler oder Ackerbauern leben, ablesen, dass ihre Mikrobiome von großer Vielfalt und Fülle geprägt sind und dies in Übereinstimmung mit einer naturnahen Kost steht. Ihre Mikrobiome sind flexibel, das heißt, die innerlichen Mikrobenarten können beispielsweise auf Tagesrhythmus und jahreszeitliche Nahrungsschwankungen angemessen mit Vermehrung oder Verringerung reagieren. Solche Völker ernähren sich zu großen Teilen von pflanzlicher Kost, auch die Jägervölker, ergänzt durch einen Anteil an Fleisch. Dies unterstützt die Bakterien. Beim Verzehr frischer oder frisch verarbeiteter Pflanzenteile erhält der Körper schließlich immer das passende Verhältnis von Gewebenahrung zu Bakteriennahrung. Blätter, Wurzeln oder Früchte enthalten stets die zur Verdauung passenden Ballaststoffe – und übrigens auch die dazugehörigen sekundären Pflanzen- und Mikronährstoffe für den Stoffwechselbedarf. Je nach Nahrungsangebot entwickeln sich dabei Besonderheiten in Volksstämmen heraus. Bei Japanern fand man beispielsweise im Darmmikrobiom die Fähigkeit ausgeprägt, Seetang durch bakterielle Enzyme zu verdauen.[203]

Während ein Teil der Bakterienarten im Mund, Magen und Darm zu großer Beständigkeit neigt und erst auf langfristige Umstellungen der Nahrung mit einer Veränderung reagiert, gibt es andere, die kurzfristig reagieren, und zwar auf jede Mahlzeit. Möchte man ihre Zusammensetzung verändern, kann man dies also über die Ernährung tun. Bei drastischer Ernährungsumstellung, beispielsweise auf stark eiweiß- oder kohlenhydratreiche Kost, verändert sie sich bereits nach einem Tag. Das Mikrobiom übersetzt solche Veränderungen für den Körper und ähnelt so einem Bakterienorchester, das nach der Partitur der Ernährung für den Körper musiziert.

Die für den Menschen artgemäße Ernährung ist weder eine Erfindung noch eine »Diät«, sondern entspricht dem, was sein Lebensraum hervorbringen würde, lebten wir nur in gesunder Beziehung zu der uns umgebenden Erde: Es ist grundsätzlich eine abwechslungsreiche Mischkost aus all dem, was in und auf der Erde gedeiht. Fachsprachlich heißen wir »omnivor«, bei Tieren übersetzt man dies mit »Allesfresser«, also von allem davon etwas, und weder nur aus Pflanzen noch nur Körner oder nur etwas von Tieren.

Die Nahrungszusammensetzung ergab sich bei uns bis zum Auftreten der Industrialisierung aus dem, was in Garten und Landwirtschaft verfügbar war, nämlich viele pflanzliche Lebensmittel wie Gemüse, Kräuter, Obst, Nüsse, Getreide, dazu Tierisches wie Eier, Honig und Milch, dazu die kulturell entstandenen Lebensmittel wie Sauermilch, Backwaren, Fermentiertes*, Wein und Bier wie auch geringe Mengen Fisch und Fleisch. Letzteres war schon deshalb kostbar, weil Tierhaltung mühsamer ist als Gemüseanbau und daher in geringer Menge zur Verfügung stand und verzehrt wurde. Auf diese Proportionen ist ein menschliches Mikrobiom eingerichtet. Das bedeutet in Zahlen: größtenteils pflanzliche Kohlenhydrate, unter 20 Prozent Fett, etwa 15 Prozent Eiweiße, wenige Zucker und reichlich Ballaststoffe – die letztendlich auch Kohlenhydrate sind. Natürlich geben solche Auflistungen nur einen groben Anhalt, und eine Analyse von Bestandteilen, auch von Kalorien, wird der Realität vom Miteinander in Nahrung, Mikrobiom und Gewebezellen gar nicht gerecht.

Bakterien und Körpergewicht

Wie viel Energie der Körper aus der Nahrung gewinnt, entscheidet sich aus der Art des Mikrobioms. In Mikrobiomen ursprünglich lebender Völker wird aus der gleichen Nahrungsmenge eine höhere Energiemenge gewonnen, das heißt, für eine kalorische Vollernährung reicht dort weniger Essen aus als bei »westlich« bakterienverarmten Menschen. Wir sind nicht nur eine Wegwerf-, wir sind auch eine »Durchwerfgesellschaft« und vergeuden einen Teil der Nahrung selbst noch im Inneren unseres Darms, indem wir schlechtes Essen schlucken und unter Energieaufwand ungenutzt wieder ausscheiden. Die Folgen tragen wir erst mit Fassung und dann zum Arzt. Man kann förmlich selbst mit vollem Bauch noch Hunger leiden, wenn die Bakterien feh-

* Vom lateinischen *fermentum* für »Gärung«, eine Stoffumwandlung durch Enzyme, in der Regel von Bakterien oder Hefen.

len. Berechnungen zum Nahrungsverbrauch der Menschheit müssten von daher im Prinzip das Mikrobiom einbeziehen.

Die im Jahr 2011 nach einer Studie aus Heidelberg aufgekommene Ansicht, dass jeder Mensch in einen von drei »Enterotypen« einzuteilen sei,[204] deren Bakteriengesellschaft über die Energieaufnahme aus der Nahrung und somit über Dick- oder Schlanksein bestimmt, ist ein Irrtum, auch wenn es überall weitererzählt wird. Danach sollte das Verhältnis der Bakterienabteilungen *Bacteroidetes* zu *Firmicutes* für das Körpergewicht eine Rolle spielen. Das Vorhandensein von Mikrobenstämmen dieser Abteilungen sagt jedoch noch lange nichts über ihre Aktivität aus, und ihre Häufigkeit ändert sich im Menschen je nach Tageszeit und Essen. In beiden kann es Stämme mit gleichen Aktivitäten geben.

Man wird nicht übergewichtig, weil man zu einem Mikrobiomtyp gehört, sondern wenn schlechte Ernährung zu einer Mikrobiomstörung führt, diese zu Darmschleimhautschäden, Leaky Gut und chronischer Entzündung, und das zu Leberstoffwechsel- und Fettverdauungsstörungen (siehe Seite 119ff.). Natürlich auch, wenn man mehr isst, als der Körper benötigt, was meist beides zutrifft.

Die Ernährung der modernen Zivilisation hat sich vom Miteinander des Mikrobioms weit entfernt. Gezuckerte, fettreiche, ballaststoffarme und mit künstlichen Zusatzstoffen, industrialisierten Salzen und gentechnologisch manipulierten Teilen angereicherte Nahrung kann vom Mikrobiom nicht gesund verdaut werden.[205] Allein ein zu fetthaltiges Essen kann zur massiven Abnahme der *Akkermansia*-Bakterien führen (siehe Seite 115).*[206] Da das Mikrobiom seine Aktivität nach der Zusammensetzung des eintreffenden Speisebreis ausrichtet, kann es nicht anders sein, als dass es sich schließlich aus dem harmonischen Miteinander mit den anderen Zellen abkoppelt, um den Darminhalt, so gut es geht, zu verdauen – mit allen bereits beschriebenen Folgen. Dies kann schleichend geschehen, aber nach Nahrungsexzess genauso gut plötzlich. Und dies geschieht je eher, desto verarmter ein Mikrobiom bereits nach vorangegangenen bakterienstörenden Erlebnissen ist. In den USA erhalten nach offiziellen Angaben Kinder bis zum zweiten Lebensjahr durchschnittlich je fast dreimal eine Antibiotikakur, elf Kuren bis zum zehnten Lebensjahr und siebzehn Kuren bis zum zwanzigsten Lebensjahr.[207] Vergleicht man die Karte von der Häufigkeit von Antibiotikakuren mit der eines Auftretens von Übergewicht, sieht man, dass sich diese in Deckung bringen lassen.[208]

* Im Tierversuch um den Faktor Hundert mit der Folge ansteigender Nüchternhypoglykämie und Insulinresistenz.

Bakterien und Zusatzstoffe

Würde man den Darm fragen, welche Nahrung er sich wünscht, würde er sie sich in jedem Fall chemiefrei wünschen. Weder dienen Pestizide noch Farbstoffe, Emulgatoren oder Rieselhilfen der Ernährung. Sie nutzen der besseren Vermarktung minderwertiger Waren, der längeren Transport- oder Lagerfähigkeit, einer technischen Verarbeitung und in der Regel der Verbilligung von Anbau, Herstellung und Verkauf. Pestizide im Acker- und Gartenbau wirken nicht nur im Boden, sondern über die Nahrung weiter im Menschen. Was draußen Pflanzen oder Insekten tötet, tötet Leben auch in uns. Zusatzstoffe setzen ebenfalls ihre Wirkung im Körper fort. Konservierungsstoffe*, die im Supermarktregal Mikrobenwachstum verhindern sollen, hören damit im Mund nicht plötzlich auf. Sie sollen verhindern, dass eine Ware sich verändert, doch das ist im Bauch das Gegenteil von Verdauung. Wie genau sie auf das Mikrobiom wirken, ist noch unerforscht, gewöhnlich werden sie im Darm bakteriell zersetzt. Was die Reste dort allerdings anstellen, weiß niemand, man vermutet, dass sich dadurch Bakterienstämme vermehren, die Nerventoxine abgeben. Kindern mit Hyperaktivitätsphasen geht es jedenfalls erfahrungsgemäß deutlich besser, wenn ihre Ernährung frei von Konservierungsstoffen ist.

Emulgatoren, wie sie in industrialisierter Nahrung häufig vorkommen, um deren Konsistenz zu verändern, können bereits in geringen Mengen nachweislich das Mikrobiom beeinträchtigen.[209]

Ein Trennmittel, das als Trägerstoff oder Säureregulator in Lebensmitteln verwendet wird, wie Magnesiumcarbonat, setzt die Säureunterdrückung auch im Magen fort und stört damit Magenbakterien und Eiweißverdauung (siehe Seite 110). Der Geschmacksverstärker Glutamat wirkt als ein Neurotransmitter nicht nur auf der Zunge, sondern bis ins Gehirn. Künstliche Mengen machen aufgeregt, Kopfschmerzen, Schlaflosigkeit und Nervenstörungen.** Künstliche Farbstoffe im Essen regen nicht nur die Kauflust an, sondern beschäftigen im Körper die Immunzellen mit ihrer Entsorgung und halten sie in Alarmbereitschaft.

Auch der Einsatz niedrig dosierter Antibiotika als Mastbeschleunigung in der Massentierhaltung dient allein der billigen Aufzucht. Da-

* Vom lateinischen *conservare* für »bewahren, beibehalten«.

** Laut Lebensmittelrecht muss »Glutamat« nur in chemischer Reinform als »Geschmacksverstärker« deklariert werden. Unter anderen Bezeichnungen wie »Hefeextrakt«, »Molkeprotein« oder »hydrolysiertes Eiweiß« und so weiter kann es dennoch enthalten sein und das Produkt trotzdem als »frei von künstlichen Geschmacksverstärkern« beworben werden.

bei brauchen auch Lebensmittel ihre angemessene Entwicklungszeit. So wie ein unreifer Apfel ungenießbar ist, verdirbt man sich mit künstlich verkürzter Verarbeitung das Mikrobiom. Kaffee beispielsweise wird wesentlich besser vertragen, wenn seine Bohnen mit traditionellen Verfahren und langsam geröstet wurden.

Laut einer repräsentativen Umfrage der Deutschen Gesellschaft für Qualität im Oktober 2014 entscheiden jedoch 72 Prozent der Deutschen beim Lebensmitteleinkauf anhand des Preises und nur 33 danach, ob das Produkt gesund ist.[210] Solange Menschen billiges Essen kaufen, egal welch schlechte Qualität es hat, wird es auch so hergestellt werden. Was hat man davon, wenn man billigen Kram isst? Bezahlt wird dabei mit dem Verlust der Gesundheit und mit ständig ansteigenden Krankenkassenkosten.

Wer wirklich gesund sein will, muss sich daher bewusst dazu entscheiden, dass ihr oder ihm das Essen und ein gesundes Leben etwas wert sind. Dies ist bloß eine Frage der Prioritäten. In Deutschland geben Menschen im Schnitt lächerliche 10 Prozent ihres Einkommens für Essen aus. In ärmeren Ländern sind dies bis zu 80 Prozent.[211] Der Krankenkassenbeitrag, den es dort wahrscheinlich gar nicht gibt, beträgt bei uns im Schnitt 15,7 Prozent.

Gesunde Ernährung

So eine Liste von den Folgen von Gift im Essen lässt sich endlos fortsetzen. Eine gesunde Ernährung ist von all diesen Stoffen frei, und je stärker ein Mikrobiom beeinträchtigt ist, desto bedeutsamer ist es, auf sie zu verzichten. Liegt bereits ein Leaky Gut vor, können chemische Nahrungszusätze über die Blut-Hirn-Schranke bis ins Zentralnervensystem wirken und dort womöglich psychische und Nervenkrankheiten auslösen.

Die Freude am Essen hängt mit dem Mikrobiom zusammen: Ernährt man sich gesund und hat man ein gesundes Mikrobiom, kann man aus der ganzen Fülle der Lebensmittelvielfalt schöpfen und genießen. Ernährt man sich schlecht, führen die Mikrobiomstörungen zu diversen Unverträglichkeiten. Dann muss man zunächst auf den Verzehr einzelner, später immer weiterer Lebensmittel verzichten und gelangt bei bestehendem Leaky Gut in eine endlose Spirale von zunehmenden Einschränkungen, Entbehrungen und Entzündungen, was immer weniger Freude am Essen mit sich bringt und viel Mühsal bei der Ernährung.

Das Einzige, was aus diesem Teufelskreis hinausführt, ist die Hilfe der Bakterien. Wer nämlich regelmäßig gesund isst und dadurch ein gesundes Mikrobiom mit großem Spielraum hat, kann sich mühelos auch einmal ein extremes Esserlebnis leisten wie bei Auslandsreisen, Familienfesten oder an Karnevalstagen. Nicht dass man dabei unbedingt ungesund essen muss, man ist jedoch für alle Fälle gut bakteriell gerüstet. Sich biologisch zu ernähren, lohnt sich daher in jeglicher Hinsicht. Eine schlechte Ernährung kann auch durch eine Zugabe von Probiotika nicht ausgeglichen werden.

Biologische Lebensmittel haben einen großen natürlichen Vitamin-, Spurenelemente- und Mikronährstoffgehalt. Diese finden sich zum Teil in den Farbverbindungen und im Aroma von Pflanzen, die wir dem Essen entnehmen. Interessanterweise essen wir ja farbenreiches Essen und geben nur braunen Stuhl ab.

Fehlen Mikronährstoffe, kann sich das, gerade bei alten Menschen, versteckt als Krankheit äußern und zu Missverständnissen führen. Was bei ihnen als Vergesslichkeit, Verwirrtheit, Schlafstörungen, schlechte Wundheilung, Depressionen, Herzbeschwerden oder Schmerzzustände in Erscheinung tritt, kann durchaus bloß ein Vitamin-, Mikronährstoff-, Neurotransmitter- und nachfolgender Mangel an innerer Verständigung sein, der bei einem Bakterienmangel aufgetreten ist. Dann führt eine Vollversorgung mit Bakterien, Ballaststoffen und natürlichen Vitaminen erfahrungsgemäß wieder zu erstaunlichen Verbesserungen.

Was sind gesunde Lebensmittel?

Die Nahrung für den Homo sapiens stammt naturgemäß aus Pflanzen, die in der Erde verwurzelt, an der Luft gewachsen und von der Sonne beschienen wurden. Dabei können wir nie gesünder sein als der Boden, in dem unsere Nahrung gewachsen ist.

Es gibt kein Lebensmittel, das nicht auf Pflanzen zurückzuführen ist, denn selbst ein Käse stammt aus Milch von einer Kuh, die Gras gefressen hat. Bei jedem Pflanzenwachstum sind Bakterien beteiligt. Je näher ein Lebensmittel an diesem Ursprung ist, desto mehr Lebenskraft hat es. Im Laufe der vieltausendjährigen Kulturgeschichte entwickelte die Menschheit dazu die Möglichkeit, Rohnahrung zu garen, zu backen oder zu vergären. Hitze oder Bakterien dienen dabei der Verwandlung. Beides bringt Veränderungen der Ausgangsstoffe mit sich, die das Spektrum der Nahrung für den Menschen erheblich erweiterten. Zur Aufbewahrung dienen Fermentieren, Pökeln, Trocknen, Einlegen oder

Salzen. Je näher Ernährung an solchen ursprünglichen Prozessen ist, desto bekömmlicher ist sie für den Menschen. »Abwechslungsreiche Mischkost« heißt demnach auch täglich von jeder Art der Zubereitung etwas: Rohkost, gegarte Kost und fermentierte Lebensmittel. Dazu eine bunte Vielfalt an Kräutern und Gewürzen. Diese zeigen übrigens jeweils eigene Wirkungen auf das Mikrobiom. Das alles muss nicht innerhalb einer Mahlzeit sein und sollte natürlich den Lebensumständen angepasst werden.

Das Mikrobiom lebt in einem Wechsel der Jahreszeiten (siehe Seite 164ff.). In sommerlicher Hitze tut dem Körper beispielsweise eher eine Rohkost gut, im Winter aus dem gleichen Gemüse eine wärmende Gemüsesuppe. Das gilt auch für hitzige und fröstelnde Menschen.

Die Zubereitung des Essens hat Auswirkungen auf das Mikrobiom. Beim Garen bilden sich bei Gemüsen etwa bestimmte Wirkstoffe, wie die Oligogalakturonsäuren, die etwa den Kontakt störender Bakterien an Darmzellenoberflächen verhindern. Das nutzt man bei der Karottensuppe nach Moro*, die Kindern bei Durchfällen gekocht wird.

Die Qualität eines Lebensmittels wird durch alle »Erlebnisse« gebildet, die es von der Entstehung im Boden bis zum Verzehr hat. Dabei gibt es nicht nur eine Stoffqualität, es gibt auch eine Prozessqualität. Sie ergibt sich aus allem, was ein Lebensmittel bei seiner Herstellung erlebt. Die stoffliche Qualität ist die summarische Zusammensetzung der Inhalte. Die Prozessqualität schließt die räumliche Formbildung ein, beispielsweise die Knäuelung einer Eiweißkette zu einem Eiweißmolekül. Bei Kulturpflanzen spielt bei deren Entwicklung auch die Züchtungsweise eine Rolle. Tausende von Jahren lang wurden Kulturpflanzen auf gutes Wachstum im Boden und für die Menschen gezüchtet. Seit wenigen Jahrzehnten jedoch findet die Züchtung auf billigere Herstellung und maschinelle Verarbeitbarkeit hin statt. Der eigentliche Sinn einer Nahrung, nämlich die Verträglichkeit für Menschen, ging dabei verloren. Wir haben also auch noch eine Verarmung in der Verarbeitungskultur.

Zurzeit wird häufig der Fehler begangen, die schlechte Qualität von Lebensmitteln und deren Verarbeitung mit dem Lebensmittel an sich zu verwechseln. Die Tatsache, dass die Fortentwicklung von Kulturnahrungsmitteln wie Milch und Getreide sich vom Menschen gewaltig abgekoppelt hat, er dieses Essen folglich nicht mehr verträgt, wird fälschlicherweise nun der Nahrung selbst angelastet. Milchprodukte und Brot haben seit Jahrtausenden selbstverständlich zur menschli-

* Prof. Ernst Moro (1874–1951), Direktor der Heidelberger Universitäts-Kinderklinik.

chen Ernährung gehört, wurden gut vertragen und haben uns gut genährt. Sie könnten es weiterhin, wenn wir zum einen für ihre naturgemäße Entstehung sorgten und zum anderen ein gesundes Mikrobiom hätten. Es ist bemerkenswert, dass die häufigsten Unverträglichkeiten in just diesen beiden Produkten liegen, die mit der Menschheit einen langen gemeinsamen Entwicklungsweg vollzogen haben – ebenso wie sein Mikrobiom. Wir haben diese gemeinsamen Entwicklungen einer Profitgier geopfert.[212]

Gluten

Ähnlich, wie man Bakterien für Krankheiten schuldig erklärt hat, wird jetzt Getreide als Krankheitsursache beschuldigt und Gluten als Getreideeiweiß per se als gefährlich propagiert. Das ist Unsinn. Man würde auch nicht generell Metall dafür verantwortlich machen, wenn ein Schlüssel nicht mehr passt, weil das Schloss defekt ist. Man würde versuchen, beides wieder zueinander passend hinzubekommen. Und dazu brauchen wir verträglichen Getreideanbau und Bakterien.

Es treffen auch hier schlechte Qualität und geschwächtes Mikrobiom aufeinander. Im Jahr 2015 wurden 18 338 Tonnen »Backwaren und andere Zubereitungen aus Getreide« allein aus China importiert,[213] beispielsweise als tiefgefrorene Teiglinge, die an Backtheken aufgebacken und als angeblich »frische« Brötchen billig verkauft werden. Daraus lassen sich viele hundert Millionen Brötchen machen. An Milch und Milcherzeugnissen (ohne Butter und Käse) wurden im selben Jahr aus China 304 552 Tonnen eingeführt. Ganz abgesehen von dortigen Herstellungsbedingungen fragt sich, wie so weit hergeholte chinesische Milch- und Getreideeiweiße zu hiesigen Därmen passen sollen.

Passen sie nicht, macht man derzeit nicht das fehlende innere Miteinander zwischen Nahrung, Mikrobiom und Immunsystem verantwortlich, wie es zutreffend wäre, sondern den Weizen an sich. Dabei »greift« der Weizen nicht »die Darmschleimhaut an«, wie es im Buch eines prominenten Forschers martialisch heißt: »Wir sind auch tagtäglich mit Gluten konfrontiert, doch lediglich eine Minderheit von uns unterliegt in diesem Kampf.«[214] Das 19. Jahrhundert lässt grüßen.

Gluten sollte, wie jedes andere Speiseeiweiß auch, angemessen im Magen verdaut und im Darm aufgenommen werden. Wenn aber dort gestörte Verhältnisse vorliegen, da Bakterien mitsamt der bereits zuvor zerstörten Schleimhaut fehlen, gibt es nun mal ein Problem. Dafür kann der Weizen nichts.

Gliadin und Glutenin, die Bestandteile des Glutens, sind lange Aminosäureketten, die während des Getreidewachstums zu Eiweißen geknäuelt und angeordnet werden. Die Art des Wachstums bestimmt dabei über die Gestalt dieses Knäuels und somit über seine Wirkung im Kontakt mit anderen Eiweißen, beispielsweise die der Bakterien oder der übrigen Zellen im Darm. Gliadin wird ebenso wie die es begleitenden Enzymeiweiße* gesunderweise von den Verdauungssäften und Bakterien im Magen zerlegt. Wenn nicht, wandert es unverdaut in den Dünndarm. Darauf reagiert der Körper mit Zonulin-Ausschüttung (siehe Seite 119f.). Es ist der Reflex auf die Störung des Gleichgewichts. Die Kittleisten bleiben daraufhin übermäßig geöffnet, und es kommt zu Störungen zwischen den Zellen. Mit der Zeit wird daraus ein krankhafter Prozess. Sobald das Immunsystem auf den Leaky Gut mit einer Entzündung reagiert, erlebt man eine deutliche Glutenempfindlichkeit und muss bis zur Wiederherstellung der Darmschleimhaut und ihrer Bakterien sämtliche unverträglichen Lebensmittel weglassen.

Bei Menschen mit Zöliakie reagiert die Darmhaut auf den Kontakt mit bestimmten Getreideeiweißen von vornherein mit einer unregelmäßig großen Ausschüttung von Zonulin, das die Kittleisten öffnet. Diese Störung gilt als genetisch bedingt. Da nun aber bekannt ist, dass ein großer Teil des Genpools im Körper aus bakteriellen Genen besteht, können es genauso gut Einzeller sein, deren Gene hier eine Rolle spielen. Aus der Epigenetik** weiß man, dass auch genetische »Schalter« vererbt werden. Obendrein fanden Forscher in Blut und Gewebeproben Mikro-RNA-Abschnitte (siehe Seite 92), die ursprünglich von Pflanzen aus der Nahrung stammen und die wie Genschalter in den Stoffwechsel eingreifen.[215] Unser Essen gestaltet also sogar unsere Genablesung mit.

In Laboruntersuchungen wurde gezeigt, dass menschliche Verdauungssäfte Gliadin nicht vollständig verdauen können. Daraus schloss man, dass Weizen für den menschlichen Verzehr grundsätzlich nicht geeignet sei. Da die Verdauung in Magen und Darm jedoch nicht allein durch Säfte, sondern auch durch Bakterien erfolgt, ist dieser Schluss kurzsichtig. Beim Gesunden wird nämlich eine Zonulinabgabe durch Gliadin zwar angeregt, führt aber nicht zu solch überschießender Wirkung.[216] Nicht also das Getreideeiweiß ist die Ursache des Problems, wie Behauptungen glauben machen wollen –, vielmehr macht die Reaktion des dafür anfälligen Körpers darauf krank.

* Zum Beispiel Amylase-Tryptin-Inhibitoren (ATI).

** Veränderung von Geneigenschaften unabhängig von der Vererbung. Von den griechischen Wörtern *epi* für »darauf« und *génesis* für »Zeugung, Schöpfung«.

Es kommt manchmal zur Ausbildung von Immuneiweißen, die die körpereigenen Zellen schädigen, auch die des Darmepithels. Darin liegt definitiv eine Fehlkommunikation. Nicht jeder, der Weizen nicht verträgt, hat also gleich eine Zöliakie, er hat womöglich aufgrund einer Mikrobiomstörung Mängel im Verdauungsverlauf. Diese lassen sich durch Wiederaufbau der Schleimhaut und Wiederherstellung der Bakterienaktivität und naturheilkundlicher Ausleitung der immunologischen Fehlprogrammierung erfahrungsgemäß beheben. Man muss nicht unbedingt lebenslänglich auf den Verzehr glutenhaltiger Nahrung verzichten. Allerdings ist angeraten, bei der Qualität der Nahrung grundsätzlich konsequent auf eine gesunde Herkunft zu achten, damit man gar nicht erst in solch eine Situation kommt.

Denn so wie der Mensch ein Mikrobiom hat, hat der Erdboden ein Mikrobiom. Es bildet sich je nach Bewuchs und Bewirtschaftung aus und seine Artenvielfalt und -zusammensetzung sind entscheidend für das Gedeihen der darin wurzelnden Pflanzen. Auch hier sind natürliche Vielfalt, Fülle und Zellkommunikation wichtig für die Gesundheit. Jede Pflanze hat ihre Bakteriengesellschaft, Phytobiom genannt, die Teil ihrer Qualität ist, und vom Saatgut über die Bodenbearbeitung bis zu Ernte und Lagerung ist jede Phase mikrobiell bedeutsam. Bakterien auf der Saat gehen in den Boden über, es gehen Bakterien aus dem Boden durch die Wurzeln in Pflanzen über und Bakterien auf Blättern, Früchten und Samen, darunter Getreide, werden in der Nahrungskette weitergegeben. So wirkt sich die Art des Bodenmikrobioms bis in unseren Körper hinein aus. Fermentation biologischer Pflanzen verläuft daher auch anders als konventionell angebauter.

Dabei leben Kulturpflanzen traditionell mit spezifischen Mikrobengesellschaften zusammen, deren Bedeutung und Pflege in biologischer Landwirtschaft berücksichtigt wird. Hingegen werden mit synthetischen Düngemitteln, Monokulturen und durch – in der Regel antimikrobiell wirkende – Pestizide Bodenmikrobiom und Phytobiom zerstört, was inzwischen zu einem bedenklichen Verlust von Artenvielfalt und Pflanzengesundheit in den damit bewirtschafteten Garten- und Ackerböden geführt hat. Mit der Wahl unseres Einkaufs haben wir die Macht, daran mitzuwirken, in welche Richtung die gemeinsame Kulturentwicklung von Mensch und Nahrungspflanzen und ihre Verarbeitungskultur sowie die Gesundheit unseres Mikrobioms sich entfalten.

Erfahrungsgemäß lassen sich auch Bodenmikrobiom und Phytobiom mit Bakterien heilen.*

* Siehe Bücher über Effektive Mikroorganismen Seite 275.

Bakterienernährung und Präbiotika

Was sind Ballaststoffe?

Bakterien ernähren sich im Darm mit Ballaststoffen. Dieser unglücklich gewählte Begriff für Nahrungsbestandteile, die für Körpersäfte nicht ganz verdaulich sind, stammt aus der Zeit, als man Bakterien im Körper für lästige Schmarotzer hielt. Ballaststoffe galten als überflüssig, und man ahnte nicht, dass damit Bakterien und Körper gut gepflegt und »gefüttert« würden. So wurden sie ab dem 19. Jahrhundert von Lebensmitteln abgetrennt, beispielsweise die Kleie des Getreidekorns vom Mehlkörper.*[217] Das macht Mehl länger lagerfähig, aber dem Brot fehlen dann die darin enthaltenen Vitamine, Spurennährstoffe und die Energiezufuhr für das Mikrobiom.

Lebensmittel bestehen natürlicherweise aus Nährstoffen für Gewebezellen und aus Ballaststoffen für die Bakterien gleichermaßen. Je stärker technische Prozesse jedoch aus Lebensmitteln Einzelbestandteile herausziehen, desto weniger Ballaststoffe enthalten sie. Moderne, industriell aus solchen Bestandteilen kreierte Nahrung ist weitgehend ballaststofffrei.

Als »Ballaststoffe« bezeichnet man die in Pflanzen enthaltenen Faser-, Gummi- und Schleimstoffe und Polysaccharide aus ihren Speicherorganen. Als Anhalt gilt, dass feste Pflanzenteile mehr Ballaststoffe enthalten als wässrige oder weiche. Viele sind also beispielsweise in Samen und Nüssen, Vollkornbackwaren, Kohlsorten und Hülsenfrüchten zu finden, wenige zum Beispiel in Gurken und Melonen.

Wie weit Lebensmittel tierischer Herkunft bisher vielleicht unbekannte Ballaststoffe enthalten, wurde bisher nicht erforscht. Milch und Milchprodukte, Fleisch, Wurst, Fisch, Käse, Fette und Öle gelten als ballaststofffrei. Desgleichen sind es fast alle Getränke, Zucker, die meisten Süßwaren und Süßstoffe.

Die Faserstoffe umfassen die Gruppen der Zellulose, Hemizellulose, Pectin und Lignin. Es gibt noch weitere zellunverdauliche Pflanzenbestandteile wie Saponine, Wachse, Tannin und ähnliche, deren Bedeutung für das Mikrobiom noch nicht untersucht wurde. Auch resistente Stärke zählt zu den Ballaststoffen.

* Geeignete Mühlen dazu erfand man im Jahr 1830 in der Schweiz.

Stärke

Stärke besteht größtenteils aus langen Zuckerketten, die überwiegend durch das Enzym α-Amylase gespalten wird, das im Speichel und im Bauchspeichel vorkommt. Nicht gespaltene Stücke gelangen bis in den Dickdarm und werden dort bakteriell zu kurzkettigen Fettsäuren verdaut, die, wie auf Seite 116ff. beschrieben, die Darmzellen ernähren. Dieser »resistent« genannte Stärkeanteil ist ein existenziell wichtiger Teil der Ernährung. Er hängt von der Herkunft, der Verarbeitung und dem Kauen der Nahrung ab. Im geschroteten Getreide, wie es ein klassischer Frischkornbrei enthält, ist die resistente Stärke beispielsweise der Teil, der im Inneren des Schrotkörnchens für die Enzyme der Verdauungssäfte unerreichbar ist. Man muss ihn entsprechend gut kauen, damit er verdaulich ist. Der Grund, dass rohe Kartoffeln und rohe grüne Bohnen unverträglich sind, liegt an ihrem Gehalt unverdaulicher Stärke. Auch unreife Bananen enthalten resistente Stärke. Sie wird beim Lagern in ihre kleineren, resorbierbaren Teile zersetzt, was man am süßen Geschmack weicher Bananen ablesen kann.

Solche Stärke ist auch im Zubereitungsprozess einer Nahrung der Umwandlung unterworfen. Während frisch gekochte Kartoffeln gut enzymatisch verdaut werden, sodass nur wenig resistente Stärke in den Dickdarm gelangt, verändert sich durch Abkühlen die Stärkestruktur, und mit kalten Kartoffeln, wie im Kartoffelsalat, tritt mehr resistente Stärke für die Bakterien in den Dickdarm über. Ähnliches gilt für Reis.

Der Ballaststoffgehalt von Lebensmitteln für die Darmbakterien ist also von der Art der Nahrung und von ihrer Zubereitung abhängig. Dabei gelten einige Lebensmittel als besonders ballaststoffreich. Zu den Ballaststoffen aus Speicherorganen gehört das Nicht-Stärke-Kohlenhydrat Inulin, das in Chicorée, Spargel, Artischocken, Zwiebeln, Lauch, Pastinaken und Topinambur während des Wachstums eingelagert wird. Inulin ist deshalb bekannt, weil es, meist aus Topinambur, isoliert als Fettersatzstoff in Brotaufstrichen, Cremefüllungen, Salatsaucen und Milchprodukten und als präbiotisches Pulver Verwendung findet.

Es gibt auch pflanzliche, als Verdickungsmittel wirkende Zusatzstoffe wie Johannisbrotkernmehl, Guarkernmehl, Agar-Agar, Alginsäuren und Gummi arabicum, die erst im Dickdarm bakteriell abgebaut werden.

Die Ballaststoffmenge

Die Menge der täglich aufgenommenen Ballaststoffe hängt jeweils vom Essen ab. Empfohlen werden bei uns mindestens 30 Gramm, tatsächlich verzehrt werden in Deutschland durchschnittlich etwa 24 Gramm.[218] Es sind 16 Gramm pro 1000 Kilokalorien (4187 Joule) bei Frauen, 12,5 Gramm pro 1000 Kilokalorien bei Männern und 10 Gramm pro 1000 Kilokalorien bei Kindern. Also viel zu wenig. Bei Naturvölkern hat man die tägliche Einnahme von um die 50 Gramm pro 1000 Kilokalorien Ballaststoffe festgestellt. Wir leiden also zum Bakterienmangel auch noch an einem chronischen Bakteriennahrungsmangel.

Wie viele Ballaststoffe im »täglichen Brot« stecken, ist im Alltag schwierig zu messen. Man nimmt am besten grundsätzlich möglichst viel frische pflanzliche Nahrung zu sich, und zwar so »ganz«, wie sie natürlicherweise ist. Also Vollkornbrot, Obst, Gemüse, Nüsse, Feldfrüchte wie Kartoffeln und Getreide, Hülsenfrüchte und Pilze. 1 Kilogramm Vollkornmehl enthält 10 Gramm Ballaststoffe. Eine Scheibe Weißbrot 1 Gramm, eine Scheibe Weizenvollkornbrot 3,7 Gramm, eine Scheibe Roggenvollkornbrot 4,1 Gramm. Beim Weizenmehl ist der Unterschied in der Ballaststoffmenge am Typ abzulesen. Je 100 Gramm haben bei Vollkornmehl 11 Gramm, bei Type 1050 5,5 Gramm und bei Type 405 3,7 Gramm.

Der Einfluss der Ballaststoffe

Ballaststoffreiche Kohlenhydrate führen bei der Verdauung zu einem langsamen Blutzuckeranstieg mit nachhaltiger Sättigung. Hingegen lässt ballaststoffarme Kost den Blutzuckerspiegel schnell ansteigen und wieder sinken, was die Organe belastet und zu nachfolgend baldigem Hungergefühl führt.

Ballaststoffe wirken definitionsgemäß im Dickdarm, und zwar verschieden, je nachdem, ob sie – wie die meisten – wasserlöslich sind oder unlöslich wie die Zellulosen und Lignin. Unlösliche kommen eher in Getreiden und Hülsenfrüchten vor, lösliche in Obst und Gemüsen. Es kommt auch darauf an, wie sie bakteriell »behandelt« werden. Entweder sie werden in Einfach-, Doppel- oder Dreifachzucker gespalten, oder sie werden fermentiert und dabei in kurzkettige Fettsäuren verdaut. Dabei entstehen Gase, überwiegend Wasserstoff (H_2), Kohlenstoffdioxid (CO_2) und Methan (CH_4). Beide Vorgänge führen zur Vermehrung derjenigen Bakterien, die zum gesunden Mikrobiom gehören. Welche dies im Einzelnen sind, lässt sich nicht sagen. Dafür benötigen Bakterien Eiweiße und verbrauchen Stickstoff. Man kann Leber und Nieren bei Krankheiten von der Stickstoffausscheidung entlasten, indem man die Darmbakterien mit Ballaststoffen füttert und vermehrt. Er wird dann mit den Bakterien im Stuhl ausgeschieden.

Die Fermentation erhöht die Wasserbindungskapazität im Stuhl, vergrößert das Stuhlgewicht, macht ihn weicher und erleichtert die Peristaltik. Die größere Bakterienmenge vergrößert die Mikrobiomaktivität, erhöht die Toleranz gegenüber Fremdeinflüssen und gibt Stabilität. Sie gibt auch ein wärmeres, wohligeres Gefühl im Bauch, was auf die Psyche wirkt.

Fettsäuren

Durch die bakteriell aus Ballaststoffen gebildeten Säuren wird der pH-Wert im Darm in der gesunden Spanne von eingangs pH 5,5 bis 6,5 zu 6,5 bis 7 im Enddarm eingestellt. Dieser pH-Wert ist wichtig für alle Verdauungsvorgänge im Dickdarm. Nicht nur, weil dieses Milieu genau diejenigen Bakterienstämme gedeihen lässt, die gesund sind, sondern auch weil es das Wirken von Enzymen ermöglicht sowie die Rücknahme von Mineralien aus dem Darminneren in den Körper. Ballaststoffe sind mineralienreich, Calcium, Magnesium und andere Spurenelemente sind bei erhöhtem pH-Wert jedoch nur schwer aufzunehmen und gehen dann mit dem Stuhl verloren.

Die aus der Ballaststoffverdauung gebildeten kurzkettigen Fettsäuren, allen voran die Buttersäure, und in passenden Verhältnissen Propion- und Essigsäure, sind für die Gesundheit des Menschen unverzichtbar, und alle Darmerkrankungen gehen mit ihrem Mangel einher. Sie liefern den Zellen die nötige Energie, regulieren die Schleimhaut, fördern Zellregeneration, Durchblutung und Kommunikation, wirken im Nervensystem, haben entzündungsregulierende und antioxidative Wirkungen und sicherlich noch mehr. Ihr Vorhandensein ist für Darmgesundheit existenziell.

Nicht lange nachdem man Ballaststoffe im 19. Jahrhundert industriell aus der natürlichen Nahrung zu entfernen begann, merkte man, dass sie der Verdauung fehlen, und man fing an, sie getrennt wieder zuzuführen, und zwar zuerst im Jahr 1941 auf einem Marineschiff. Da die Matrosen an Verstopfung litten, erhielten sie Weizenkleie mit an Bord. Damit begann mit der Weizenkleie-Karriere die »Präbiotika«-Ära der Ballaststoffe. Ein kostspieliges und ressourcenraubendes Paradoxon entstand: Zuerst trennt man Mehl und Kleie, Pflanze und Ballaststoffe, dann isst man beides getrennt voneinander doch wieder zusammen. Dieses absurde Verhalten ist bis heute üblich, ohne dass Seemannsnot dies erforderlich macht: Man isst ballaststoffarme Fertigprodukte, und als Zusatz kauft man sich teure Präbiotika aus dem Reformhaus.

Präbiotikapräparate

Derzeit gängige Präbiotika*, ein Begriff, der sich bei Fertigprodukten eingebürgert hat, vielleicht weil es kostbarer klingt als »Ballaststoffe«, sind aus Pflanzen gewonnene Kohlenhydrate in Form von Poly- oder Oligosacchariden. Es sind Inulin oder Inulinabkömmlinge namens Fructooligosaccharide (FOS), Pektine und resistente Stärke. Andere, zum Beispiel die Galactooligosaccharide (GOS) und deren Abkömmling Lactulose, produziert man künstlich aus Milchzucker, mit Enzymen, die man aus extra gezüchteten Bakterienstämmen gewinnt. Sie werden Lebensmitteln häufig gar nicht als Präbiotikum zugefügt, sondern aus verarbeitungstechnischen Gründen oder für den Geschmack verwendet wie in aromatisierter Milch, Joghurts, Fertigdesserts, Fruchtsäften und Energydrinks, vor allem aber in Kinder- und Säuglingsnahrung. Das wird dann mit »gesund für den Darm« beworben, obwohl dies bei solchen synthetischen Produkten gar nicht nachgewiesen und sogar zu bezweifeln ist. Lactulose gilt wegen einer hohen Wasserbindungsfähigkeit als Abführmittel.

Resistente Stärke als Präbiotikum wird gern aus Tapioka, dem Sago der Maniokwurzel, gewonnen oder aus Kartoffel- oder Maisstärke. Ihre Wirkung auf eine Vermehrung der kurzkettigen Fettsäuren im Darm ist wie anderes auch von der Herstellungsweise des Produkts abhängig.[219] Inulin und seine Fructooligosaccharide stammen häufig aus Chicorée oder Topinambur.

Bei der Einnahme isolierter Präbiotika und Ballaststoffe ebenso wie von Kleie benötigt der Körper immer zusätzliche Flüssigkeit, die durch reichliches Trinken von Wasser oder frischem ungesüßtem Tee zugeführt werden kann.

Durch die regelmäßige Einnahme von Präbiotikapräparaten lässt sich das Mikrobiom beeinflussen. Wie und in welchem Umfang sich dies entwickelt, ist allerdings von Mensch zu Mensch verschieden. Es kann auch wirkungslos bleiben. Zwischen der Mikrobiota und den

* Vom lateinischen *prae* für »vor« und griechischen *bíos* für »Leben«, auch »Prebiotika« geschrieben.

Ballaststoffen besteht eine Wechselwirkung, und die hängt von Ausgangsgesellschaft und -aktivität des individuellen Mikrobioms ab. Es muss ja überhaupt erst imstande sein, das jeweilige Präparat zu verdauen. Dieses Verhältnis zueinander lässt sich jedoch ebenso wenig prüfen wie der Beitrag einer damit einhergehenden Ernährung. Zudem unterscheiden sich gleichnamige Ballaststoffe je nach ihrer Herkunft und dem Polymerisationsgrad in ihrer Wirkung.* Daher sind nicht einmal wissenschaftliche Untersuchungen zur Abschätzung ihrer Wirksamkeit aussagekräftig.[220] Tendenziell findet man mit Präbiotikapräparaten eine Förderung der Darmgesundheit. Für die praktische Verwendung als Therapeutikum empfiehlt es sich jedoch, individuell auszutesten, ob ein bestimmtes Präparat für die jeweilige Person geeignet und eine positive Wirkung zu erwarten ist. Es kann auch unerwünschte Wirkungen geben, wie eine Verringerung der Mineralstoffaufnahme oder Wechselwirkungen mit Medikamenten.

Ohne eine grundsätzliche Änderung von Ernährungs- und Lebensgewohnheiten kehrt aber ein Mikrobiom ohnehin nach einer vorübergehenden Verbesserung durch Präbiotikazufuhr nach dem Absetzen wieder in die vorangegangene Konstellation zurück.

Bei der Wahl eines Präparats ist zu beachten, dass aus Fructose strukturierte Ballaststoffe wie das Inulin unter Freisetzung von Gasen zersetzt werden, also blähen. Bei Fructoseunverträglichkeiten tritt dies verstärkt auf, sodass man dann besser stärkebasierte Präbiotika wählt. Auch der leichthin als ballaststoffreich nahegelegte Verzehr von Schwarzwurzeln und Topinambur hat diese Nebenwirkung. Bei Nahrungsergänzungsmitteln, die Präbiotika mit anderen Stoffen kombiniert enthalten, ist gut zu prüfen, ob diese für den Organismus wahrhaftig heilsam sind. Manche Ballaststoffe oder Präbiotika sind in Produkten enthalten, die beim Abnehmen helfen sollen. Insbesondere wasserbindende, quellende Ballaststoffe führen dabei zu einer höheren Magenwanddehnung, was die Magensäurebildung erhöht. Die Magenentleerung erfolgt künstlich verzögert, was zwar ein rasches Sättigungsgefühl gibt, aber den weiteren Ablauf der Verdauung stört.

* Die Struktur von Inulin kann je nach Pflanzen- und Kultivierungsart aus zwei bis sechzig verknüpften Fructosemolekülen bestehen.

Diät, Bakterien und Gesundheit

Diät heißt Verteilung

Unter »Diät« versteht man heute eine zielgerichtete Ernährung. Als Ziel kann die Verringerung des Körpergewichts gelten, was im 19. Jahrhundert mit »Hungerkur« und im 20. Jahrhundert mit »Schlankheitskur« bezeichnet wurde, oder jedes beliebige Ideal wie gesund, schön, jung, fit, vital, sexy oder irgendetwas anderes, was erstrebenswert erscheint. Schließlich sind laut einer Studie in Deutschland fast ein Fünftel bereits der Teenager mit ihrem Aussehen unzufrieden.[221] Bei ärztlich verordneten Diäten, die nach Operationen, akuten Erkrankungen oder bei chronischen Stoffwechselerkrankungen vorübergehend oder dauerhaft notwendig sein können, spricht man eher von »Sonderkost«, »Schonkost« oder »diätetischer Therapie«. Sie kann lebenslang notwendig sein. Eine »Diät« wird eher vorübergehend und ohne ärztliche Anleitung »gemacht«. Je nach Jahrhundert waren zu diesem Zweck nahezu alle Mittel recht – der jeweiligen Mode und dem Zeitgeschmack angepasst. Alle Diäten haben eine Gemeinsamkeit: Sie fußen auf einem grundlegenden Missverständnis.

Das Wort »Diät« leitet sich vom griechischen *díaita* ab, was »Einteilung der Speisen« wie auch »Lebensweise« oder »Lebensunterhalt« heißt. Daher nennt man auch das Gehalt bei Parlamentsabgeordneten so. Das ist also mehr als bloß Ernährung. Zu griechischer Zeit war mit Diät eine »Verteilung« desjenigen gemeint, was im Menschen wirksam ist.[222] Und das sind nicht nur Essen und Trinken, sondern auch geistige und seelische Nahrung, gesunder Lebensrhythmus und körperliche Betätigung. Eine gesunde »Diät« sollte eine gesunde »Verteilung« dieser Elemente unterstützen, sollte eine Lebensweise sein, die die Harmonie im Menschen insgesamt fördert und die seine innere Ordnung (siehe Seite 233f.) stärkt.

Dies tut eine auf ein Ziel ausgerichtete Diät in der Regel nicht. Sie verfolgt jeweils eine Einseitigkeit: fettreduziert, kohlenhydratreduziert, fleischreduziert, kochtopfreduziert, rohkostreduziert, vegan, Kohlenhydrate und Eiweiße getrennt, oder angereichert durch diese, jene oder sonstige Elemente, in bestimmter Reihenfolge, vorgegebenen Kombinationen oder zu vorbestimmten Zeiten. Der menschlichen Fantasie sind dabei keine Grenzen gesetzt. Es finden sich jahrein, jahraus Persönlichkeiten, die sich und ihr Renommee mit viel Elan für diese oder jene Art von Diät in die Waagschale werfen. Bislang bekanntlich alle vergeblich, jedenfalls was die Wirkung bei anderen und was Körpergewicht und die Gesundheit der gesamten Bevölkerung anbelangt. Oft werden solche Diäten als »Neuigkeit« angepriesen, obwohl es die gleichen bereits früher einmal gab, wie die kohlenhydratarme Diät, die, 1863 in England von William Banting (1797–1878) propagiert, vielfach abgewandelt und europaweit praktiziert, in den siebziger Jahren des 20. Jahrhunderts vom US-amerikanischen Kardiologen Robert Atkins (1930–2003) neu erfunden wurde und heute unter der Bezeichnung »Low-Carb-Diät« wieder in Mode ist.

Solche zielgerichteten Diäten kennt man nur in Überflussgesellschaften. Sie sind eine Erscheinung von Lebensentfremdung und Ausdruck einer Suche nach Gesundheit in einer aus dem Lot geratenen Ernährungswelt. Naturvölker kennen solche Diäten nicht. In Deutschland praktizieren laut nationaler Verzehrstudie von 2008 13,5 Prozent der Frauen und 9,7 Prozent der Männer eine Diät, bei einer Allensbach-Umfrage im Jahr 2014 gaben 38 Prozent der über Sechzehnjährigen an, bereits mindestens einmal eine Diät gemacht zu haben.

Warum Diäten scheitern

Solche Diäten entstehen im immer wiederkehrenden Muster: Irgendein »Forscher« hat – meist in Amerika – »neuerdings« festgestellt, »dass …«. »Sensationelle Ergebnisse« werden präsentiert, unterfüttert mit scheinbar logischen Argumenten, warum man besser dies, das und jenes und nicht mehr so und solches essen sollte. Dann wird man gesund, glücklich, schlank oder schön, isst ethisch korrekt, sozial akzeptabel oder was sonst gerade gefragt ist. Das Ganze wird historisch verkleidet wie bei der »Paläo«-Diät, es folgen ein paar Medienberichte und Filmchen in YouTube, Stars werden zitiert, die Illustriertenwelt freut die Auflagensteigerung, und fertig ist die Welle. Ebbt sie ab, wird eine nächste aus der Wiege gehoben. Dass dies alle Jahre neu geschieht und dass noch nie eine solche Diät langfristig gehalten hat, was sie kurzweilig versprach, tut ihrer Popularität keinen Abbruch. Sie werden ausprobiert, umgesetzt, es gibt Fans dafür, Gegner dagegen, es ist wie eine kollektive Beschäftigungstherapie. Frauen scheinen dafür anfälliger zu sein als Männer. Vielleicht reden sie aber auch einfach nur mehr darüber.

Diäten dienen allenfalls als Übung in Disziplin, Willenskraft und Selbstbeherrschung. Doch dafür gibt es freudvollere Möglichkeiten.

Warum tut jemand sich so etwas an? Man bräuchte sich damit nicht weiter zu befassen, läge nicht auf einer tieferen Ebene eine echte Not dahinter und wäre nicht die immer neue Suche nach Diät in Wirklichkeit ein ungehörter Hilfeschrei einer zugrunde liegenden ganz anderen Störung. Genau dies ist auch der Grund für die Tatsache, dass selbst gründliche Diäten, die unter medizinischer Anleitung beispielsweise ein Jahr lang mit den Elementen Ernährungsumstellung, Bewegung und Verhaltensänderung eingeübt werden, langfristig scheitern.

Denn was alle diese Diäten gemeinsam haben, ist: Sie führen in die Irre. Was ist eine Diät? Sie ist eine Vorschrift. Sie kommt von außen und gibt einem Menschen ein Ernährungs- beziehungsweise Lebenskorsett vor. Warum sucht jemand das? Weil er irgendwann die Fähigkeit verloren hat, selber zu wissen, welches Essen ihm guttut. Soll ich dies essen oder jenes? Das mit dem kombinieren? Oder besser jenes mit selbigem? Was tut mir gut? Das sind Fragen, die einem gewöhnlich der gesunde Appetit und Menschenverstand vorgibt. Wer sie für sich selbst nicht beantworten kann, braucht für seine Heilung keineswegs eine Diät, sondern vordringlich das Wiederfinden einer liebe- und vertrauensvollen Beziehung zum eigenen Körper und zu sich selbst.

Nach Erscheinen meines Buches *Darmbakterien als Schlüssel zur Gesundheit* wurde ich gefragt, was man denn für den Darm Gutes essen könne. Es trafen Mails ein, die mich nach Kochbuchempfehlungen fragten – »für den Darm«. Darauf springt natürlich sofort die Industrie an, und prompt schossen massenhaft Kochbücher »für den Darm«, »Darmkochbücher« oder solche, deren Inhalt nun »darmschlank« machen soll, aus dem Marketingboden. So ein Quatsch! Bekanntlich landet Essen, egal, welches man zu sich nimmt, zweifellos auch im Darm. Insofern ist jedes Kochbuch auch ein Kochbuch für diesen Bereich des Körpers, selbst wenn es nicht draufsteht. In den »Darm-Kochbüchern«, die es erst gibt, seit die Welle da ist, stehen zum Teil völlig banale oder sogar unzuträgliche Rezepte. Es gibt die merkwürdigsten Empfehlungen darin, wie zur Ballaststoffversorgung täglich vier Tassen Schwarzen Kaffee zu trinken. Da ist es gesünder, zu den alltäglichen Rezepten von Henriette Davidis von ursprünglich 1845 zu greifen.

Das große Missverständnis liegt darin, dass Menschen überhaupt eine Anleitung zum Essen von außerhalb ihrer selbst suchen. Und zwar nicht nur als Kochanleitungen, die ja an sich nützlich sein können, sondern am liebsten gleich für ihr ganzes Leben. Solange sie dies tun, wird es auch Menschen, Institutionen und Firmen geben, die ihnen mit Büchern, Programmen, Produkten und Sonstigem dafür Geld abknöpfen.

Der gesunde Appetit

Menschen, die eine Mikrobiomstörung haben und deren Darm eine Erkrankung aufweist, sind für Diäten besonders anfällig. Warum? Der Darm ist im Menschen dasjenige Organ, das nicht nur körperlich den Übergang der von draußen kommenden Nahrung in den vom persönlichen Geistes- und Seelenleben erfüllten Blutraum vollzieht. Wie wir gesehen haben, findet an der dünnen Darmhaut ein inniger Kontakt und Austausch statt (siehe Seite 118f.). Hier ist Begegnung, hier ist Übergang und Miteinander, aber auch Abgrenzung und Trennung zwischen Nährendem und Unnützem. Für das Erleben meist unbewusst, vollziehen sich im Darm unentwegt Ent-Scheidungen. Aus der *análysis*, griechisch für »Auseinander-Lösung, Auflösung«, der Nahrungsbestandteile, die im Stoffwechsel ihre Rolle wechseln und zu Gewebebausteinen und Energieträgern im Körper werden, entstehen unentwegt individuelle Gewebezellen in der Ordnung des vielschichtigen höheren Lebens, das der Mensch ist. Auf geheimnisvollen Wegen bildet sich hieraus der Appetit.

Der Appetit ist diejenige Instanz in uns Menschen, die signalisiert, was uns guttut und was wir brauchen. Er entspringt den ganz individuellen Bedürfnissen und führt den Menschen idealerweise dazu, genau das zu sich zu nehmen, was für seine aktuelle Gesundheit und Entwicklung nötig, förderlich und gegebenenfalls heilsam ist.

Der Darm spiegelt also im übertragenen Sinne die Art der Kommunikation, der Wahl, der Grenzziehung und der persönlichen Entwicklungsimpulse des Menschen. Er ist der Ort im Körper, in dem sich auch das persönliche seelische Verhältnis zur Umwelt wiederfindet. Jedes Körperorgan hat ja Resonanz zu Aspekten des Seelenlebens. So liegen in der Galle die Steine, die man aus Wut gerne schmeißen würde, in der Lunge verarbeitet man Trauer, Nieren spiegeln Gefühle und Sorgen in der Partnerschaft – auch der mit sich selbst. Vielleicht möchte man auch aus der Haut fahren.

Darmkranke Menschen haben in der Regel nicht einfach nur Bakterienmangel. Sie haben nach meiner Erfahrung geradezu ausnahmslos auch Seelenwunden. Es sind verletzende Erlebnisse von Grenzüberschreitungen, Unterdrückung, Vernachlässigung, Selbstaufgabe oder Verlusten, von Übergriffen jeglicher Art und auf den verschiedensten Ebenen, die »nicht verdaut« werden konnten und die langfristig die Organe beeinträchtigen. Manchmal tauchen im Laufe einer Darmbehandlung Missbrauchserfahrungen aus dem tief Verdrängten auf, die jahrzehntelang zurückliegen und die damals als notwendige Überlebensstrategie in die Tiefe des Unbewussten abgespalten und verschoben wurden.

Solchen Traumata ist eines gemeinsam: Sie haben die Eigenständigkeit der Person infrage gestellt und auf subtile oder offensichtliche Weise Gewalt ausgeübt. Menschen, die so etwas in früher Kindheit erfahren haben, erleben dasselbe häufig später immer wieder im Leben, bis durch andere Erfahrungen tiefgreifend Heilung eingetreten ist. Bei solchen Erlebnissen wurde und wird in der Regel eine Autorität missbraucht: Lehrer, Eltern, Onkel, Schulkameraden, Großeltern oder größere Geschwister, später Schwiegereltern, Partner, Vorgesetzte, Gurus, Kinder … Viele Personen können Autorität in einer Weise ausüben, die gewaltsam ist. Häufig unter Ausnutzung von Abhängigkeit und Angst.

Solche Autoritäten machen abhängig. In dem Wunsch, sich vor weiteren schmerzlichen Erfahrungen zu schützen, gewöhnt man sich – meistens unbewusst – einen Blick auf die mögliche Gefahrenquelle an, ist auf diese fixiert und versucht, den Kontakt zu den Mitmenschen dadurch zu kontrollieren.

Durch vorschriftenreiche Erziehung geht das Vertrauen in die eigene Wahrnehmung und die natürliche Beziehung zum Körper und seinen Bedürfnissen verloren. Speise wird oft als Maßregel missbraucht: »Wenn du nicht isst, was auf deinen Teller kommt, dann …« Es wird unangebracht mit Größerem verknüpft: »Nur wenn die Schüsseln leer gegessen sind, wird morgen schönes Wetter.« Vielfach beziehen Machtkämpfe allgemein das Essen mit ein: »Solange du deine Füße unter meinen Esstisch setzt …« Oder Essen wird als Beziehungsersatz missbraucht, zum Beispiel wenn ein unglückliches Kind Süßigkeiten erhält statt einer liebevollen und tröstenden Umarmung.

Hat eine Person mit solcher Prägung eine Darmerkrankung, geschieht Folgendes: Sie ist durch die negative Autoritätserfahrung geprägt. Auf der Suche nach Heilung hofft sie nun unwillkürlich auf eine Autorität, die die eigenen Grenzen und Impulse nicht verletzt. Der man vertrauen kann, die die Verantwortung übernimmt, welche man für sich selbst bereits in der Kindheit verloren hat. Sie versucht, den Blick von der negativen Autorität auf eine jetzt als positiv erachtete Autorität zu lenken. Auf dieser Suche danach landet sie jedoch leicht bei Menschen und Konzepten, die ihr wie einem Kind sagen, wo es langgeht. Je liebevoller und nützlicher das aussieht und je sicherer man sich damit fühlt, desto besser. Deshalb erscheinen beruflich erfolgreiche, gar berühmte Personen als ein Garant für ein solches Konzept.

Auch mit Therapeuten kann man in ein solches Abhängigkeitsverhältnis geraten, beispielsweise durch die Versprechungen langwieriger

»Darmreinigungskuren«. Diese sind nicht selten so etwas wie ein Besänftigungsritual.

Befreiung von Fremdbestimmung

Auch eine Diät ist eine solche Autorität. Sie sagt einem, wo es langgeht und was man tun muss, damit es einem gutgeht. Dabei fühlt man sich an die Hand genommen, erleichtert, verstanden, zugehörig und geborgen: »Endlich weiß ich, was mir Gesundheit und Sicherheit gibt ...« Oft kann man sich dabei noch Gleichleidenden zugehörig fühlen. Leider ist dies immer eine Sackgasse. Man begibt sich mit der Diät in eine neue Abhängigkeit, in der neue Enttäuschung programmiert ist. Sie gibt einem nicht, was man braucht.

Es ist das Prinzip der Autoritätshörigkeit an sich, die die Diäten erfolglos und zu einer endlos wiederholbaren Schleife im Abhängigsein werden lässt. Deshalb lohnt es sich auch nicht, mit Diäthaltenden darüber zu diskutieren.

Die Lösung ist ein Schritt in die Selbstständigkeit. Eine Ablösung aus dem Glauben, dass andere wissen, was gut für einen ist. Es ist der Schritt in das Vertrauen, dass niemand besser weiß, was gut für den Menschen ist, als allein der einzigartige eigene Körper und der eigene Appetit. Es ist das Wiederentdecken der eigenen Empfindungen. Es ist ein Weg in die Freiheit. Nach innen, dorthin, wo man seine eigenen Impulse und Befindlichkeit wahrnimmt und daraus gespeist seinen ganz persönlichen Lebensweg geht.

Das geht nicht auf einmal, sondern schrittchenweise, und man darf sich professionelle Hilfe holen, wenn man in der Ablösung aus sichtbaren oder unsichtbaren Autoritäten Unterstützung braucht. Eine Psychotherapie kann helfen, sich wieder mit sich selbst zu versöhnen und wieder in eine gute Beziehung zum eigenen Körper zu kommen.

Geht man diesen Weg heraus aus dem Hin und Her zwischen den Verletzungen durch negative Autoritäten und den Abhängigkeiten von vermeintlich positiven Autoritäten, die erst qualifizierte Helden sind und dann doch wieder »böse Täter« werden, und macht man sich auf den Weg der Suche nach den wahren eigenen Impulsen, gewinnt man nicht nur die Rückkehr eines gesunden Appetits, sondern auch echten Rückhalt in sich selbst. Man gewinnt die Gewissheit, sein unverwechselbares eigenes Leben zu leben.

Aus einer wiedererlangten Liebe zu sich selbst wird man seinem Leib mit Leichtigkeit nur Gutes tun und ihn gern mit gesunder Nahrung versorgen wollen. Und dies nicht aus der Kontrolle des Kopfs her, sondern mit Herz und wahrlich aus dem Bauch heraus.

Auf der Suche nach sich selbst

Es gibt also keine »Darmdiät«. Wer so etwas verspricht, versteht die Wurzeln von Darmerkrankungen nicht. Wenn man den großen Zeh hebt, bewegt sich dabei die Nackenmuskulatur. Beißt man schief in sein Gebiss, kann man über die ungleichen Einwirkungen Kniebeschwerden bekommen. Der Mensch ist immer ein Ganzes. Diäten, die vorgeben, einen Teil des Körpers zu verändern, sind unseriös. Verdauung und Stoffwechsel sind dazu da, die wechselnden Nahrungen auf den *einen* ganzen Menschen hin zu übersetzen. Es gibt allgemein gesunde Ernährung und Lebensmittelqualität (siehe Seite 131ff.). Aber warum, wo, wie viel und wie man etwas isst, ob roh oder gekocht, vegetarisch oder mit Fleisch, ob morgens, mittags oder abends ... das entscheidet man besser selbst und probiert es für sich aus.

Und wenn man sich das nicht zutraut, ist der einzige Weg zu einem gesunden Darm die aufrichtige Suche nach einem besseren Verhältnis zu sich selbst. Das betrifft im Übrigen nicht nur Diäten, es gilt genauso gut für Therapien. Viele darmkranke Menschen haben eine Diät- und Therapiekarriere hinter sich. Sie kreisen mit ihren Ratgebern wie die Katze um einen heißen Brei um ihren blinden Fleck, und der heißt: der zugrunde liegende seelische Konflikt oder vielleicht sogar die traumatische Ursache, die gesehen werden will. Es ist ihnen nicht damit gedient, erst dieses Lebensmittel wegzulassen, weil sie es nicht vertragen, dann jenes, dann das nächste. Wenn bei einem Auto die Motorwarnlampe aufleuchtet, klebt man auch kein Pflaster darüber, verzichtet auf Scheibenwischwasser und fährt weiter. Sondern man hält an und schaut nach der Ursache, weil man weiß, dass das Fahrzeug sonst über kurz oder lang ganz seinen Geist aufgibt.

Natürlich ist es lästig, sich selbst zu erforschen. Natürlich tut es vielleicht weh. Natürlich muss man suchen, wenn man dafür heilsame Begleitung benötigt. Man hat jedoch die Wahl, entweder sich auf ganzer Linie für seine Genesung einzusetzen und sich neu und anders auf den Lebensweg zu machen oder sich weiterhin mit seinen Krankheitssymptomen im wahrsten Sinne des Wortes herumzuschlagen.

Es gibt Leute, die umfangreich gebildete »Fachpatienten« geworden sind, gründlichst informiert, die alles wissen, am liebsten besser als ihr behandelnder Arzt, die geradezu mit Stolz alle Details jeder Diagnostik und sämtliche Therapien zu ihrer Diagnose kennen. Sie äußern sich in Internetforen, Diskussionsrunden, Selbsthilfegruppen und der Presse, schreiben darüber Bücher oder Buchrezensionen und kritisieren oft dabei frustriert auch noch diejenigen, die ihnen von Berufs wegen helfen. So vermögen sie sich selbst und hilfsbereite Therapeuten aufwendig zu beschäftigen, in einer Endlosschleife von Erfolgslosigkeit. Eine Therapie nach der anderen, eine Diät nach der anderen, Kuren, Krankschreibungen, Sonderkurse. Jedes Mal gibt es eine kurzfristige Besserung, das Atemholen eines Lichtblickes, dann erscheinen die Probleme genauso wieder oder schlimmer als zuvor. Warum?

Es ist, wie wenn man einem hungrig schreienden Kleinkind einen Schnuller in den Mund steckt. Im ersten Moment wird es zufrieden und still sein, weil es etwas zu nuckeln hat, doch bald schreit es wieder und spuckt den Schnuller aus, weil es davon nicht satt wird und immer noch Hunger hat.

Auch die Seele hat so etwas wie hungrige Kleinkinder in sich, deren wahre Bedürfnisse wahrgenommen und die gefüttert werden wollen: mit Heilung, Zuwendung, Freude, Schutz, mit Liebe und Trost, mit Aufmerksamkeit, Zärtlichkeit und Geborgenheit. Sich nicht mit ihnen zu beschäftigen heißt, hungrig zu bleiben. Zu verlangen, dass andere sich damit beschäftigen, heißt, frustriert zu werden. Und als Kompensation ersatzweise zu Cola, Chips, Zigaretten, Bier, Arbeit, Sex, Internet oder Schokolade zu greifen. Oder den Körper schreien zu lassen, indem der Darm protestiert.

Der Weg zur Heilung

Wenn Sie diese Zeilen lesen und sich selbst betroffen fühlen, möchte ich Ihnen gern Mut machen: Hören Sie auf mit der Suche nach Rettung von draußen! Seien Sie mutig. Suchen und finden Sie den Schatz in sich selbst. Sie kennen sich selbst am besten, und Sie wissen in der Tiefe ihrer selbst einen Weg zur Heilung. Er lohnt sich! Der Darm ist nicht nur eine Grenze und ein Übergang zwischen der Nahrung von außen und dem eigentlichen Körperinneren. Er ist auch Organ der Entscheidung zwischen Außenbestimmung und Selbstbestimmung. Finden Sie Ihren eigenen Weg, Ihr unverwechselbares, lichtvolles Selbst! Fangen sie irgendwo an. Das Leben ist zu kurz, um es mit Fremdbestimmtwerden zu verbringen. Dann wird in der Regel auch Ihr Darm wieder gesund. Befreien Sie sich aus dem Gerümpel von Angst, Schmerzen und Wut und Widerständen aus der Vergangenheit.

Nehmen Sie sich Zeit für eine Lebensbetrachtung. Vielleicht zünden Sie eine Kerze an und bitten um innere Führung. Oder Sie gehen in den Wald und fragen die Bäume, oder Sie nehmen Papier und Stift und schreiben sich alles von der Seele – es wird genug nachfließen – und werfen es hinterher ins Feuer. Oder Sie gehen bergwandern. Nicht bloß einmal, sondern so oft, bis Sie sich frei im Strom des Lebens geborgen fühlen. Beginnen Sie einen Prozess. Finden Sie Ihren ganz eigenen Weg, Ihr Leben zu ergründen. Jedes Leben ist einzigartig.

Sie könnten sich Fragen stellen wie:

- Worin liegt mein Lebenssinn?
- Was bedeutet mir viel?
- Kann ich mich dem ausreichend widmen?
- Woraus beziehe ich Kraft und Sinn?
- Was tut mir gut?
- Räume ich dem genügend Zeit im Leben ein?
- Was macht mir die größte Freude? Lebe ich das?
- Kann ich mein Leben so akzeptieren, wie es war und ist?
- Was würde ich am liebsten ändern?
- Was fehlt mir für inneren Frieden?
  Finden Sie Ihre eigenen Fragen!

Wenn Sie aus Ihrer Biografie wissen, dass Sie sich mit Verletzungen allein gelassen gefühlt haben, suchen Sie sich liebevolle Begleitung von einem Menschen, damit Sie nicht erneut damit allein sind. Er oder sie sollte genügend Abstand zu Ihrem persönlichen Umfeld haben. Bitten Sie um die Hilfe, die Sie brauchen, nicht um die, die jemand anders für Sie für richtig hält. Lassen Sie sich von Ihrem Leben an die Hand nehmen und führen. Die Bakterien helfen Ihnen dabei. Sie kennen weder Autoritäten, noch lassen sie abhängig werden. Sie sind Kleinstlebewesen, die die Verbindung des Menschen zu seinem göttlichen Ursprung wiederherzustellen vermögen.

Wenn Sie einen wie auch immer gearteten Heilungsweg aus welchen Gründen auch immer nicht gehen wollen, dann seien Sie so aufrichtig, dies bewusst zu entscheiden. Jeder Mensch hat die Freiheit, so lange und so krank zu bleiben, wie es ihm nötig und erstrebenswert erscheint. Nur sollte man dann damit nicht unnötig die Menschen in der Umgebung strapazieren.

Ernährungsweise und Mikrobiom

Es gibt noch keine soliden wissenschaftlichen Studien, die gezeigt hätten, dass eine Diät ein bestimmtes Organ kuriert, indem sie gewisse Bakterien fördert oder hemmt. Es ist auch nicht zu erwarten, dass das geht. Wie und ob eine Diät auf ein Mikrobiom wirkt, hängt weniger von der Diät ab als vielmehr von den Umständen des jeweiligen Menschen.[223] Das Mikrobiom des einen reagiert darauf, des anderen nicht. Wie mehrfach erwähnt wurde, gestaltet die Nahrungszusammensetzung und -qualität die Eigenschaften des Mikrobioms und darüber des Körpers.

Gesund ist eine chemiefreie artgerechte Mischkost (siehe Seite 132ff.). Ein Übermaß an Eiweißen stört seine Zusammensetzung bereits im Magen (siehe Seite 110). Ein Mangel an Kohlenhydraten geht in der Regel mit Ballaststoffdefiziten, also mit mangelhafter Mikrobenernährung einher und ist daher auf Dauer bedenklich. Eine ausschließlich vegane Diät führt bereits mittelfristig zu Vitamin- und Mineralstoffmangel,* die durch Einnahme von Zusatzpräparaten ausgeglichen werden müssen, damit keine Schäden auftreten, was nicht der Sinn der Diät sein kann. Zudem ist die Wirkung solcher Zusätze auf das Mikrobiom noch unerforscht. Bei Kindern gefährdet vegane Ernährung das gesunde Wachstum.

Wenn immer man etwas gar nicht isst, schwinden allmählich die zugehörigen Bakterien mitsamt ihrer Aktivität. Selbst bei Unverträglichkeiten sollte man prüfen, ob man vielleicht doch wenigstens ein klein wenig davon verträgt. Bei Lactose-Unverträglichkeit beispielsweise hält die regelmäßige Aufnahme kleiner Mengen von Lactose die Fähigkeit zur Bildung des für die Verdauung nötigen Enzyms β-Galactosidase wach.

Bei vorübergehenden Diäten kehrt die Mikrobiota kurz nach deren Ende in den vorigen Zustand des Mikrobioms zurück, beziehungsweise sie passt sich an die nachfolgende Ernährung an. Bei einer Diät, die dauerhaft etwas ausschließt, kommt es auf lange Sicht zum Verschwinden der bei der Verdauung mangelgefragten Bakterien, und mit ihnen verschwinden ihre Funktionen im Körper.

* Als Erstes bei Vitamin B_{12}, Vitamin B_2, Kalzium, Eisen, Zink, Jod und Omega-3-Fettsäuren.

Hunger, Fasten und Mikrobiom

Die bereits erwähnten Diäten zum Abnehmen misslingen häufig wegen zu großen Hungers. Hungergefühle sind, wie kürzlich bei Mäusen nachgewiesen wurde, ebenfalls von den Bakterien abhängig. Das Sättigkeitsempfinden entsteht unter anderem durch Eiweiße, die von manchen Darmbakterien – sofern vorhanden – nach einer Mahlzeit ins Blut abgegeben werden und die im Hypothalamus des Gehirns Sattsein signalisieren und das Beenden der Mahlzeit anregen.[224] Es kann gut sein, dass sich psychische Essstörungen eines Tages auch als bakterienabhängig herausstellen. Beim Wunsch, Übergewicht zu reduzieren, erweist sich eine gute Behandlung des Mikrobioms daher als zum Abnehmen wirksamer, als gegen beständige Hungergefühle ankämpfend vergeblich eine Diät zu versuchen.

Wie sich Fastenzeiten auf das Mikrobiom auswirken, weiß man bislang eher aus der Tierwelt. Es wurde an Fischen[225] genauso untersucht wie an Wachteln,[226] Pinguinen,[227] Pferden,[228] Goldhamstern[229] und der Burmesischen Tiger-Python.[230] Daraus lässt sich immerhin Grundsätzliches ableiten: Das Mikrobiom passt sich der veränderten Situation an, indem seine Zusammensetzung sich ändert – vorausgesetzt, es kann in gesunder Weise reagieren. Nach einer Umstellungsphase gewinnen die dann überwiegenden Bakterienstämme aus den verbleibenden Ressourcen im Darm oder aus der minimalen Nahrungszufuhr verhältnismäßig mehr Energie pro Stoff für den Körper. Praktisch bedeutet dies, dass das Mikrobiom auf Sparkurs geht. Dann ist Behutsamkeit gefragt.

Fastenkuren sollten – wie es fachkundig schon immer praktiziert wird – gut eingeleitet, möglichst unter Weiterversorgung mit kleinsten Nahrungsmengen durchgeführt und anschließend sehr behutsam wieder aufgebaut werden. Man kann die Gelegenheit gut für eine Mikrobiomumstimmung nutzen.

Es ist durchaus hilfreich, das Mikrobiom in der Fastenzeit mit Bakterien zu unterstützen (siehe Seite 268). Bei einer vorliegenden Mikrobiomstörung kann Vollfasten sonst möglicherweise zum Überhandnehmen unerwünschter Arten führen. Aus einer längeren Hungerphase abrupt zu Vollkost zu wechseln, ist auf das Mikrobiom eine ungesunde und unberechenbare Einwirkung. Solchen Extremen sollte man es besser nicht aussetzen.

Mikrobiom und Stress

Das Wort »Stress« leitet sich vom englischen Wort für »Druck, Anspannung« ab, das vom Lateinischen *stringere* stammt, übersetzt »straff anziehen, zusammenschnüren«. Stress hängt stets mit Angst zusammen (vom lateinischen *angustus* für »eng, beschränkt, in Not«).

Es geht also um eine Situation, in der man diejenigen Grenzen seines Lebens überschritten hat, in denen man sich wohl fühlt und sich im freien Fluss seines Fließgleichgewichtes bewegt. Das kann sich auf die verschiedensten Lebensaspekte beziehen: auf Anspannung oder Ruhe, auf Emotionen oder Ernährung, auf Tagesrhythmus, Sex, Klima oder Sonstiges. Indem eine Grenze überschritten wird, entsteht innerlich ein zunächst gesunder Widerstand, der den Menschen zum Zurückkehren in seine Kernlebenszone auffordert. Ändert man daraufhin nichts, sondern bleibt dennoch außerhalb dieses persönlichen Zentrums, empfindet man diesen Zustand schließlich als Druck, als Stress.

Stress kann auf sehr verschiedenen Ebenen auftreten: bei seelischer, zwischenmenschlicher, körperlicher, gedanklicher, geistiger oder anderer Grenzüberschreitung. Da diese Grenzen von Mensch zu Mensch verschieden sind, lässt sich Stress nicht verallgemeinern. Für den einen ist es bereits Stress, allein vor die Türe zu gehen, für jemand anderen ist selbst ein Ultra-Triathlon noch Vergnügen. Der menschliche Körper und sein Mikrobiom haben für den Homo sapiens allerdings gemeinsame naturgegebene Grenzen.

Die Hormon-Achse

Damit alle Organe den ständig wechselnden Anforderungen an den Organismus gewachsen sind, sorgen umfangreiche Hormonregelkreise für beständigen Ausgleich im Körper. Für Anspannung und Entspannung beispielsweise die sogenannte Hypothalamus-Hypophysen-Nebennierenrinden-Achse. Der zentral im Kopf liegende Hypothalamus im Zwischenhirn gibt in Ruhe sieben- bis zehnmal täglich einen Schub des Hormons CRF, also Corticotropin-Releasing-Faktor ab, das auf die Hirnanhangsdrüse, die Hypophyse, wirkt. Die stärkste Ausschüttung erfolgt am Morgen. Die Hypophyse, in der viele Hormone reguliert werden, gibt daraufhin ins Blut ebenso rhythmisch das adrenocorticotrope Hormon ACTH ab. Dies bewirkt, dass Zellen in der Nebenniere beginnen, Kortisol zu bilden und abzugeben, das daraufhin im Körper wirkt. Das im Blut vorhandene Kortisol hemmt nun wieder das CRF-Hormon, damit die Wirkung auf den Körper auf ein angemessenes Maß begrenzt bleibt. Mit diesen Hormonen wird auch das Immunsystem reguliert, indem CRF bewirkt, dass aus Mastzellen Hunderte aktivierende Stoffe freigesetzt werden, die entzündungsfördernd sind, und etwas später dann Kortisol die Freisetzung von Zytokinen bewirkt, die entzündungshemmend sind.* Dieser Hormonrhythmus ist im Tagesrhythmus im Körper verankert und mit Zelluhren in den Organen koordiniert (siehe nächstes Kapitel), nach denen sich die Aktivität richtet, beispielsweise der Energiestoffwechsel in Leber, Fettgewebe und Bauchspeicheldrüse.

In Ruhe bleibt dies alles in einem pulsierenden Gleichgewicht. Auf besondere Anforderungen jedoch gibt es einen Extrahormonschub, der das Immunsystem kurz entzündlich reagieren lässt und es anschließend wieder bremst. Auf solche Anforderungen hin wird im Körper damit das vegetative Sympathikussystem aktiviert, das die Hormone Norepinephrin und Adrenalin ausschüttet, die unter anderem an Immunzellen binden, und darüber wird ebenfalls eine Entzündung gefördert (mit proinflammatorischen Zytokinen). Entzündung ist also keine Krankheit, sondern eine Tendenz innerhalb eines Gleichgewichtssystems. Es ist ein sinnvoller Impuls, der den Körper in einem Wechselspiel von Aktivierung und Beruhigung in der Balance hält und im Alarmfall rasch alle nötigen Energien zur Verfügung stellt. Dies geschieht regelmäßig im Tagesrhythmus, mit der größten Aktivierung morgens und der geringsten am Abend.

Bei Stress, also Überschreitung der gewöhnlich regulierten Grenzen, führt diese Aktivierung zu einer überschießenden Entzündungsreaktion. Mehr CRF- und Adrenalinausschüttung aktivieren mehr Immunzellen mit allen damit verbundenen Folgen. Das ist zunächst normal. Ebbt der Stress sogleich wieder ab, kann das Kortisol dies zurückregulieren und die Balance im System wiederherstellen. So ein akuter Stress kann ein seelisches oder körperliches Ereignis sein wie plötzliche Angst, Schreck oder Unfall, ein Sonnenstich, Kollaps, eine Operation oder Ähnliches.

Anders ist das bei Stress, der nicht gleich wieder aufhört. Dann bleibt nämlich die Aktivierung bestehen und mit ihr die Entzündungstendenz. Das hat Folgen. Die Rezeptoren, welche die Kortisolwirkung eigentlich vermitteln sollten, reagieren irgendwann wegen der Dauerbeanspruchung gar nicht mehr, und die entzündungsbremsende Korrektur bleibt aus. Der Körper bleibt auf dauernden Stress hin im Entzündungszustand stecken und gerät auch insgesamt aus dem Lot. Dauerstress führt also zu Krankheit.

* Diese Wirkung des Kortisols wird therapeutisch genutzt.

Beispielsweise benötigt die Zelle für die Kortisol- und Adrenalinsynthese Vitamine, insbesondere Vitamin C. Der Verbrauch steigt bei Stress an, was einen Mangel bei Entgiftungsreaktionen der Leber bewirkt, wo Vitamin C nötig und obendrein auch ein Antioxidans ist.

Stress verändert die Bakterienaktivität

Das Mikrobiom ist in dieses Gleichgewichtssystem eingebunden, reagiert also im Rhythmus mit, ändert sich je nach Aktivierungszustand und ist bei Dauerstress direkt mitbetroffen. Bei Stress steigt der Umfang der Schleimhautentzündung. Die Bewegungen in Magen-Darm-Organen nehmen ab, ihre Durchblutung sinkt, und die Sauerstoffversorgung in der Darmschleimhaut nimmt ab. Es werden weniger Kittleisteneiweiße* synthetisiert mit der zunehmenden Neigung zum Leaky Gut.[231]

Die Zusammensetzung innerhalb des Mikrobioms verschiebt sich. Die im Übermaß ausgeschütteten Mastzelleninhalte wirken antibiotisch. Verstärkt durch das Überwiegen bestimmter Hormone und Nervenbotenstoffe, die an manchen Bakterien eher anhaften als an anderen, vermehren sich einseitig bestimmte Bakterienstämme. Die Vielfalt insgesamt nimmt ab.[232] Auf Dauer verschiebt sich das Mikrobiomgefüge völlig. Bei stressbedingter Zunahme von Norepinephrin im Darm wurde eine höhere Virulenz** einzelner Bakterienstämme gefunden.***[233] Bakterien, die eigentlich gesund im Mikrobiom tätig waren, können sich dann verändern. Es folgen Verdauungsstörungen, Schmerzen, Durchfälle, Blähungen und Krämpfe, also ein Reizdarm. In dessen Folge treten mehr Ängste und Depressionen auf, Gehirnbeeinträchtigungen führen zur Veränderung von Wahrnehmung, Gefühlen, Schmerzempfindung und Gedächtnisleistung.[234]

Eine stressbedingte leichte Dauerentzündung führt potenziell überall im Körper zu Störungen. Im Darm führt sie mit dem Leaky Gut zu einer Leberüberlastung. Es kommt zur Erschöpfung (siehe Seite 122). Gleichzeitig bringt die veränderte Bakterienmischung Stoffwechselstörungen in der Schleimhaut und auch im übrigen Körper mit sich, mit der möglichen Folge von Infektanfälligkeit und Gewichtszunahme. Die Empfänglichkeit für Krankheiten nimmt generell zu. Die Kombination von Mikrobiomstörung, Dauerentzündung und Leberbelastung gilt als *das* große Risiko für die Ausbildung von Fettleibigkeit, Diabetes, Autoimmunerkrankungen und Krebs.

* »Zonulin«, »Occludin«.

** Vom spätlateinischen *virulentia* für »Gestank, Gift«.

*** Unter anderem bei *Campylobacter jejuni, Salmonella* und *E. coli* beobachtet.

Da die Mikrobiota und der Schleimhautzustand umgekehrt über Nervenbotenstoffe, über Signalmoleküle des Immunsystems und Hormone mit allen Nervensystemen direkt verbunden sind, kann Dauerstress einen Teufelskreis in Gang setzen, mit chronisch-entzündlichen Erkrankungen, Übergewicht und psychischen Störungen.

Tragisch ist es, wenn eine Schwangere Stress unterliegt. Erlebter Stress, wie Gewalt in der Schwangerschaft, führt zu einer Veränderung der Hypothalamus-Hypophysen-Nebennierenrinden-Achse des Kindes, das im Mutterleib in deren Hormonzyklus eingebunden ist.* Das Kind wird stressanfälliger mit erhöhtem Risiko für Verhaltensauffälligkeiten und seelische Erkrankungen im ganzen späteren Leben.[235]

Hat eine Mutter in der Schwangerschaft dauernd Stress, kommt das Kind bereits mit einem verzerrten Mikrobiom auf die Welt.[236] Auch das mütterliche Vaginalmikrobiom verändert sich mit Verlust an für die Geburt bedeutenden Milchsäurebakterien. Da das Mikrobiom für eine gesunde Zellausbildung nötig ist, kommt es beim Kind dadurch zu Fehl- und Mangelentwicklungen, auch im Nervengewebe, und zu erhöhter Reizbarkeit im Darm mit Allergietendenz.[237]

Dauerstress ist nicht nur mentalen oder sozialen Ursprungs. Eine langwierige körperliche Schwäche, Hunger, Vergiftung oder Leistungssport zählen dazu. Auch Ängste sind Dauerstress. Hat man stets Angst, zu dick zu werden oder eine Diät nicht zu schaffen, und deshalb Stress im Körper und Stress mit der Ernährung, führt dies tatsächlich leichter zu Übergewicht. Eine Diät, bei der man sich Tag für Tag einer Vorschrift bezüglich des Essens unterwirft, ist ein Dauerstress. Auch jeder Körpereingriff und jede Narkose ist ein Stress, in dessen Vor- und Nachsorge daher bewusste Mikrobiompflege empfehlenswert ist. Schwerkranke, Komapatienten oder Menschen nach Schädel-Hirn-Trauma sind in einem Stresszustand. Dies lässt sich mit einer Mikrobiomtherapie gut abfangen oder erleichtern.

Führt ein Operationsstress zu einem Leaky Gut und nachfolgender Leberbelastung, kann die veränderte Gallezusammensetzung das Mikrobiom der Gallenblase verändern und deren Entzündungstendenz noch verstärken. Häufig kommt es außerdem zu einer vorübergehenden Zunahme der Bakterien im Blut. Dann erfolgt womöglich eine weitere Operation mit Entfernung der Gallenblase. Sie ist jedoch ein erneuter Stress. Am besten ist es, mithilfe der Bakterien die Kittleistenregulation des Mikrobioms und die Schleimhaut im Darm bereits vorsorglich zu stabilisieren und die Leber postoperativ gleich zu entlasten.

* Durch epigenetische Veränderung im Glucocorticoid-Rezeptorgen.

Mikrobiom, Hygiene und Lebensrhythmen

Die ursprüngliche Bedeutung von Hygiene

Unter Hygiene versteht man heute überwiegend diejenige Form von Reinlichkeit, bei der man Mikroorganismen abtötet. Dass dies einem Missverständnis entspringt, hatten wir bereits in den vorangehenden Kapiteln gesehen. Hygiene gehört dennoch ganz wesentlich zu einem gesunden Leben, allerdings in seiner ureigentlichen Bedeutung. Das Wort stammt nämlich vom griechischen *hygieinḗ (téchnē)* ab, was übersetzt »der Gesundheit dienlich(e Kunst, Wissenschaft)« heißt. Hygieia war eine Tochter des Asklepios, des griechischen Gottes der Heilung, der im Asklepiostempel auf Kos verehrt wurde, wo Hippokrates wirkte. Dort liegt die Wurzel unserer europäischen Medizin. Hygiene meint also im eigentlichen Sinne ein insgesamt gesundes Leben. Dazu gehören sowohl Sauberkeit (siehe Seite 168) als auch gesunde Ernährung (Seite 138 und 221ff.), Körperpflege (Seite 232), Lebensrhythmus und Lebenssinn (Seite 154 und 233) und insgesamt ein Einklang zwischen Mensch und Welt. Dies alles beeinflusst direkt und indirekt auch unsere Bakterien.

Dass ein regelmäßiges Leben gesund ist, weiß man seit jeher. Im Kloster lebt man in diesem Sinne daher gut. Menschen, die hingegen dauernd einem unregelmäßigen Rhythmus ausgesetzt sind, werden anfälliger für alles Mögliche. Schichtarbeiter und Stewardessen erkranken beispielsweise häufiger schwer als andere. Die Entwicklung solch einer unregelmäßigen Berufstätigkeit begann erst mit der industrialisierten Neuzeit, und man weiß, dass sie mehr Herz-Kreislauf-Erkrankungen, Übergewicht, Diabetes und Krebsrisiko mit sich bringen. Dies hängt wohl mit dem gestörten Mikrobiom zusammen. Denn die Bakterien sind für den Serotoninhaushalt im Körper mitverantwortlich, und Serotonin ist an der Steuerung des Schlaf-wach-Rhythmus beteiligt.

Sonnenrhythmus als Lebensgrundlage

Alles Leben schwingt in Rhythmen, und jeder Mensch lebt in Rhythmen, deren deutlichster und grundlegendster der vom Sonnenlauf vorgegebene Impuls des Tag-Nacht-Rhythmus ist. Gleichmäßiger Wochenrhythmus, die Jahreszeiten, selbst ein regelmäßiger Jahresurlaub stellt einen der Gesundheit dienlichen Rhythmus dar.

Alle Organe des Körpers sind in Zyklen eingewoben, die seine Lebendigkeit insgesamt aus den inneren Impulsen der beiden Gehirne und aus den äußeren Impulsen durch Ereignisse bilden. Das Herz schlägt in Ruhe regelmäßig, beim Laufen schneller. In Ruhe atmet man regelmäßig, bei Aufregung rascher. Der Darm bewegt sich ebenfalls in Rhythmen. Er knetet seinen Inhalt mit regelmäßigen Einschnürungen, bewegt ihn zu bestimmten Zeiten in der Peristaltik vorwärts, und seine Zotten und Mikrovilli kontrahieren und flimmern. Es gibt im Menschen kein Organ, das diesen Rhythmen nicht verbunden ist.

Alle Rhythmen koordinieren sich im Menschen in einer »Zentraluhr« im Zwischenhirn, dem *Nucleus suprachiasmaticus* (SCN) des Hypothalamus. Dessen Zellen erhalten Lichtsignale von besonders lichtempfänglichen Netzhautzellen im Auge, über die sie an den zirkadianen* Rhythmus angebunden sind. Die »Zentraluhr« sendet je nach Sonnenstand Nervenimpulse und Botenstoffe in den Körper, die, vermittelt über Hormone wie Melatonin und Kortisol, alle im ganzen Körper verteilten »Zelluhren« in Einklang bringen. Jede Körperzelle ist rhythmisch aktiv. Jedenfalls hat man überall Gene dafür gefunden. Diese Gene funktionieren bei Krankheiten wie beispielsweise Diabetes, Krebs, Alzheimer, Schizophrenie, Übergewicht und koronarer Herzkrankheit nicht richtig.

Die Wirkung der in den USA meistverkauften Medikamente** interferieren im Körper mit Molekülen, die von diesen körpereigenen »Uhrgenen« abgegeben werden.[238] Sie stören also Rhythmen.

Tages-, Lebens- und Bakterienrhythmus

Auch die Bakteriengemeinschaft lebt in Rhythmen. Das Mikrobiom ist in alle großen Zyklen der Erde eingebunden. Seine Zusammensetzung oszilliert im Laufe des Tages, das heißt, seine einzelnen Bakteriengruppen zeigen regelmäßig unterschiedliche Aktivitäten zu den verschiedenen Zeiten. Bakterienübergreifend kommt es in einem 24-Stunden-Zyklus mal zum Überwiegen der einen Gesamtaktivität und mal einer anderen, die mit der Tageszeit regelmäßig verknüpft sind.[239]

* Von den lateinischen Wörtern *circa* für »ringsum, umher, im Umkreis« und *dies* für »Tag«.

** Die 7 häufigsten und 56 der 100 häufigsten.

Da nun die Aktivität des Mikrobioms immer von der Ernährung geprägt wird, bedeutet jede Mahlzeit einen Impuls in dieses rhythmische System. Für die Gesundheit ist folglich nicht nur wichtig, *was* man isst, sondern auch, *wann* man es tut, sodass es zum Mikrobiomzyklus passt. Es leuchtet damit ein, dass ein regelmäßiger Tagesablauf mit festen Essenszeiten die Gesundheit unterstützt. Werden die Mahlzeiten nämlich wiederkehrend eingenommen, leben auch die Bakterien gemeinsam im Tagesrhythmus – mitsamt ihrer Stoffwechselaktivität. Und mit allen weiteren Beziehungen zwischen ihnen und dem Gesamtorganismus. Das Mikrobiom ist in Harmonie oder nicht, abhängig davon, ob es regelmäßig seine Nahrungsimpulse erhält oder in chaotischer Weise. Selbst die Epithelzellrezeptoren, die kurzkettige Fettsäuren aufnehmen, sind von ihrer inneren Zelluhr abhängig.[240] Bei Regelmäßigkeit ist das Mikrobiom sogar bereits auf kommende Anforderungen gut vorbereitet.[241]

So wie es Herzrhythmusstörungen gibt, gibt es also ebenso Mikrobiomrhythmusstörungen, auch wenn sie bisher diesen Namen noch nicht haben. Vermutlich lässt sich ein Gutteil der Darmerkrankungen zumindest teilweise darauf zurückführen.

Wie der Rhythmus im Darmepithel koordiniert wird, hat man bei Mäusen bereits entdeckt: Der Kontakt der Bakterien mit »Empfängern« auf den Epithelzellen sorgt für eine Aktivierung der »Uhr« in den Zellen, die beständig die Bakterienschwingungen und den Tag-Nacht-Rhythmus wechselseitig abgleichen. Fehlen diese Bakterien und ihre Impulse, beispielsweise bei Bakterienmangel, ballaststoffarmer Ernährung oder nach Antibiotikagabe, oder fehlt der Lebensrhythmus, koppeln sich äußerer und Zellrhythmus voneinander ab. Dann kann das innere Gleichgewicht nicht beibehalten werden.

Mit dieser Synchronisation ist der Spiegel des Hormons Kortisol verknüpft, und auch die Immunzellen sind in diese Rhythmen eingewoben.[242] Bei den zum Immunsystem zählenden Makrophagen konnte man nachweisen, dass sie ihre wirksamen Eiweiße in einem zirkadianen Rhythmus abgeben.[243] Dieser Zusammenhang öffnet auch quasi »Fenster« für größere oder geringere Empfänglichkeit für mikrobielle Impulse. Das bedeutet, dass Bakterien zu unterschiedlichen Tagesphasen – oder Jahreszeiten? – das System eher beeinflussen als zu anderen. Bei Mäusen siedelten sich Salmonellen im Darm zu bestimmten Tageszeiten eher an als zu anderen, und zwar mit unterschiedlichen Immunreaktionen.[244]

Da nun diese Harmonisierung von Bakterienschwingungen und innerer Zell»uhr« im Darm nachgewiesen ist, liegt es nahe, dass dies in den übrigen Begegnungsräumen zwischen Mikrobiom und Körperzellen genauso geschieht: im Magen, im Mund, in der Lunge, vielleicht sogar auf der Haut. Man hat allerdings diese natürlicherweise wechselnden Zusammensetzungen im Tageslauf bislang bei keinen Stuhluntersuchungen und keiner Forschung zu Mikrobiomeigenschaften berücksichtigt. Viele Ergebnisse daraus sind also hinfällig.

Man könnte auch einmal ermitteln, wie sich Antibiotika auf die bakteriellen Rhythmen auswirken. Wahrscheinlich hemmen sie sie. Schließlich besitzen Mikroorganismen je eigene Schwingungen, wie man von Cyanobakterien weiß, die beispielsweise einen 24-Stunden-Rhythmus leben.[245] Man hat entdeckt, dass selbst die DNA jener Einzeller in diesem Rhythmus pulsiert, das heißt sich in ihrer spiralförmigen Anordnung öffnet oder verknäuelt. Von der Art der DNA-Knäuelung ist jeweils die Genablesung, also die ausgeübte Aktivität abhängig.

Auch bei Schimmelpilzen[246] und Hefen[247] findet man Lebensrhythmen. Im Inneren von Körperzellen weisen Mitochondrien, die ja mikrobieller Herkunft sind, rhythmische Zyklen in Energiehaushalt und Membranaktivität auf. So schwingen also einzelne Mikroben rhythmisch, das Mikrobiom lebt in Zyklen, Körperzellen schwingen, und alle verbinden sich mit den übrigen Körperrhythmen und denen der Erde.

Rhythmusverschiebungen stören das Mikrobiom

In der Darmschleimhaut treffen die rhythmischen Impulse des Mikrobioms auf die gesunderweise von der »Zentraluhr« synchronisierten »Zelluhren« der Epithelzellen. Sie werden genährt durch die Nahrung, deren Pflanzen im rhythmischen Sonnenlicht aufgewachsen sind. Es ist davon auszugehen, dass Lebensmittel, die in gesunden rhythmischen Prozessen, im Einklang mit dem Kosmos gewachsen sind, hier besser verträglich und verdaulich sind als andere. Es leuchtet ein, dass ihr Einklang Gesundheit bedeutet und ihre Disharmonie krankt macht.

Ernährungsbedingtes Übergewicht dämpft oder blockiert diese Rhythmen.[248] Das betrifft auch die Freisetzung von Fettsäuren aus den Fettspeichern in der Nacht, die ebenso von inneren Uhren geregelt werden. Die Kombination von Tagesrhythmusverlust und fett- und zuckerreicher Ernährung führt besonders schnell zu Mikrobiomstörungen.[249]

Ist man notgedrungen Rhythmusverschiebungen ausgesetzt, beispielsweise einem Jetlag bei Fernflügen, im Nachtdienst oder bei der halbjährlich unnatürlich erfolgenden Umstellung von »Sommer-« und »Winter«-Zeit, kann man das Mikrobiom schonen, indem man gewisse Rücksicht darauf nimmt. Man kann dazu die Mahlzeiten – wenigstens teilweise – zunächst nach dem vorhergehenden Rhythmus beibehalten, sich für die Umstellungszeit mit kleinen Portionen begnügen und sich dabei behutsam ernähren.

Elektromagnetische Felder

Elektromagnetische Felder und künstliche pulsierende Schwingungen wirken schädigend, indem sie unter anderem in die feinen Körperrhythmen eingreifen. Das Ausmaß an künstlichen Wellen, denen die Menschheit heutzutage ausgesetzt ist, beträgt das bis zu 10^{20}-Fache der ursprünglichen natürlichen Strahlung.[250] Es ist bewiesen, dass Abstrahlungen von Mobiltelefonen die Kittleisten in der Blut-Hirn-Schranke schädigen und deren Durchlässigkeit gefährlich steigern.[251] Da dies über die Veränderung der Kittleisteneiweiße* erfolgt,[252] die auch im übrigen Körper Kittleisten bilden – im Darm, in der Niere, in den Hoden –, bedeutet diesen Strahlungen ausgesetzt zu sein einen Verlust der die feinen Rhythmusharmonisierungen im Körper tragenden Strukturen. Leaky Gut kann also durch Mobilfunkstrahlung provoziert werden.

Möchte man das Mikrobiom heilen, ist all dies zu berücksichtigen. Es sind gesunde Lebensrhythmen lebensnotwendig, auch eine Hygiene im Umgang mit Schwingungen und Rhythmen, insbesondere regelmäßiges Schlafen und Essen. Alles, was das Streben von Bakterien und Körperzellen nach Einklang stört, stellt für den Organismus Stress dar.

Reinlichkeit

Hygiene im Sinne von Sauberkeit meint die passende Menge und Mischung von Bakterien am jeweiligen Ort zur jeweiligen Zeit. Das bedeutet praktisch all das, was der gesunde Menschenverstand gewöhnlich hergibt: dass man Dreck beseitigt, wo es nötig ist, und dass man dabei die Bakterien lässt, wo sie hingehören. Das heißt, dass man einen Putzlappen für den Boden nicht auch für Arbeitsplatten benutzt und den von der Toilette nicht für das Waschbecken. Dass man mit Stra-

* »Occludin«, »Zonulin«.

ßenschuhen nicht bis ins Badezimmer läuft, sich nicht mit demselben Handtuch die Füße, den Po und das Gesicht abtrocknet, den Einkaufskorb nicht vom Boden auf den Küchentisch stellt und nach dem Naseputzen das Papiertaschentuch in den Mülleimer wirft.

Hände weisen die größte Bakterienvariabilität im menschlichen Mikrobiom auf, weshalb Händewaschen mit Wasser und Seife zu den wichtigsten Maßnahmen gesunder Hygiene gehört, gerade vor jeder Mahlzeit und nach dem Toilettengang.

Zur Reinigung genügen in der Regel Wasser und Seife beziehungsweise einfache Hausmittel. Bei allen schärferen Mitteln empfiehlt es sich, über ihre Auswirkungen auf das Mikrobiom gut nachzudenken. Handdesinfektion zerstört die natürliche Hautbesiedlung und führt dort auf Dauer zu Hauterkrankungen. Desinfektionsmittel sollte man auch deshalb nicht im Alltag verwenden, weil sie mit der Luft und dem Wasser in die Umgebung geraten, wo sie in erheblichem Ausmaß störend wirken, indem sie Leben töten. Da inzwischen erforscht ist, dass Bakterien an der Wetterbildung beteiligt sind, und in den Wolken ihre Zusammensetzung sogar eine Rolle bei der Regenbildung spielt, können wir uns auch dem Klima zuliebe weitere Störungen der natürlichen Bakteriengemeinschaften in der Welt nicht leisten.

Bewegt man sich in disharmonischen Bakterienmilieus wie Krankenhäusern oder Pflegeeinrichtungen, Einkaufszentren, Flohmärkten, Kindergärten, Schulen oder Heimen, kann man seine Hände vorsorglich mit gesunden Bakterien tränken (siehe Seite 253).

Colon-Hydro-Spülungen

Die technische Spülung von Körperhöhlen beeinträchtigt das jeweilige Mikrobiom. Das gilt für Nasenduschen oder Vaginalwaschungen wie für künstliche Darmentleerungen. Regelmäßige Einläufe benötigt man für die Darmgesundheit nicht. Spülungen wie mit der Colon-Hydro-Therapie greifen störend in das Darmmikrobiom ein, und dabei zugefügter Sauerstoff beeinträchtigt das anaerobe Dickdarmmilieu. Sie sind daher für die Mikrobiomgesundheit bedenklich. Die dabei durchgeführte Prozedur strapaziert immer die subtilen Prozesse im Miteinander des Darms. Dieses unterstützt man besser als Selbstreinigungsimpuls mithilfe der Bakterien.

Auch bei Darmreinigungen, wie sie vor Bauchoperationen oder Koloskopie nötig sind, verändert die Spülung Vielfalt, Fülle und Struktur des Mikrobioms deutlich. Empfindliche Bakterienstämme können dabei völlig verloren gehen.[253] Eine Regeneration verläuft allenfalls über Wochen und ist von der Ausgangssituation abhängig. Langfristige Auswirkungen des Eingriffs können offensichtlich gemildert werden, wenn die Darmentleerungsspülung in Schritten erfolgt und nicht auf einmal.[254]

Zur Hygiene des Menschen gehören letztlich sämtliche Facetten seines Lebens. Hygiene ist kein Gegeneinander mit Beseitigung, vielmehr ist ihr Sinn ein harmonisches Miteinander aller Lebensebenen. Dadurch, dass der Mensch als einziges höheres Wesen geistige Freiheit hat, hat er auch die freie Wahl, »hygienisch« zu leben, also gesund und im Einklang oder nicht. Bringt man dies auf einen Punkt, geht es um eine achtsame Wahrnehmung seiner selbst und der Welt, um die Würdigung des Körpers, der uns durchs Leben trägt, und dazu um den Respekt gegenüber den Bakterien als Wegbereiter unseres Daseins und dem Planeten, auf dem wir leben.

Traditionelle Medizin mit Bakterien

Mikroorganismen als Heilmittel in der Geschichte

Bakterienmischungen aus Natur und Kultur

Schon seit alters nehmen Menschen Mikroorganismen als Hilfe zur Heilung. Bloß anders, als wir uns heute Medizin vorstellen. Man entnahm sie dem eigenen Lebensraum und gab sie dorthin, wo man es für nötig fand. Somit waren es immer Mischkulturen. Erst nachdem Louis Pasteur Reinkulturen erfunden hatte, betrachtete man Bakterien ja überhaupt als Einzelzellkulturen. Damit begann ihre Fehldeutung in Bezug auf den Menschen in einzelnen Stämmen als Krankheitserreger oder Gesundheitsbringer, ihre Bekämpfung mit Antibiotika, Züchtung als Probiotika und neuerdings ihre erhoffte Entwicklung von Einzelstämmen als Medikamente. So verstrickte man sich seither zeit-, kraft- und geldaufwendig in dem aussichtslosen Streben nach Kontrolle und Beherrschung der mikrobiellen Welt.

Unsere Vorfahren wählten einen leichteren Weg. Sie nahmen die Mischungen, wie es sie in Natur oder Kultur gab, und gaben sie in das Erkrankte. Nach traditionellen Überlieferungen, frei von Angst, seit Menschengedenken und überall auf der Welt.

Sie hatten dafür die Auswahl zwischen Bakterien aus spontanen Prozessen in der Natur, aus tierischen oder menschlichen Exkrementen und aus fermentierten Lebensmitteln. Gerade fermentierte Getränke wie Honigwein, Traubenwein, Bier und Sauermilch mit all ihren örtlich jeweils verschiedenen Mikrobenmischungen gab es in allen uns bekannten Kulturen. Überall wurden sie auch als Heilmittel genutzt. Nach wie vor tragen Menschen der Hirtenkulturen wie in der Mongolei Joghurt auf kranke Haut auf, um sie zu heilen.[255] In Griechenland ist es heute ebenfalls noch üblich, bei Sonnenbrand Joghurt aufzutragen.[256]

Wein

Das bedeutendste fermentierte Heilmittel war über Jahrtausende der Wein. Gemeint war damit der natürlich gegorene Most aus natürlich angebauten Weintrauben. Er galt in den alten Kulturen als Heilmittel für Leib und Seele, als Trank der Götter, der Himmel und Erde verbindet und der den Menschen an seinen Urquell anschließt. Dies ist er heute weiterhin als Träger der eucharistischen Wandlung im heiligen Abendmahl.

Diese Kraft zur Verwandlung lässt Wein wie ein bakteriell fermentiertes Urmedikament erscheinen. Nicht umsonst hat die »Apotheke« ihren Namen von ihm, denn das ursprünglich griechische Wort *apothḗkē* für »Abstell-, Vorratsraum« – bei den Römern *apotheca* – benannte einst den Lagerraum, in dem junger Wein verwahrt wurde. Im Mittelalter hieß so das Magazin für Kräuterweine, das dann auch Heilkräuter enthielt. Später wurden Apotheken Orte der Arzneimittelherstellung und erst ab dem 19. Jahrhundert zum Verkaufsraum anderswo produzierter Pharmaka. Auch das »Prosit«, übersetzt »möge es nützen«, entstammt ursprünglich ärztlichem Vokabular für die Wirkung des Weins als Heilmittel.[257] So mag es kaum verwundern, dass nicht nur Ärzte aller Zeiten die Heilwirkung des Weins priesen, jene Lieblingsmedizin aller Patienten, sondern genauso Philosophen und Gelehrte, unter denen der von 45 bis 125 n. Chr. lebende Plutarch sich mit dem Satz verewigte: »Wein ist unter den Getränken das hilfreichste, unter den Arzneien die angenehmste und unter den Nahrungsmitteln das schmackhafteste.«[258]

Wein wurde pur getrunken oder mit Wasser verdünnt, mit Heilkräuterauszügen fermentiert oder äußerlich angewendet. Beispiele für seine Anwendung würden Bände füllen. Wein war nachweislich noch im Jahr 1892 für kranke Mitglieder der Ortskrankenkasse Heidelberg eine in Apotheken auf medizinische Verordnung erhältliche Leistung. Das endete leider im 19. Jahrhundert, nachdem Louis Pasteur die alkoholische Gärung als bakteriellen Prozess analysiert hatte.[259] Bald war nur noch der Weingeist in der Apotheke erhältlich, dann bloß noch reiner Alkohol. Übrig blieben heute in alkoholischen Konservierungsmitteln gelöste medizinische Tropfen. Ein Überbleibsel aus Weinmedikamentenzeiten sind die Hoffmannstropfen von 1870, ein Mittel des Weintherapeuten und Leibarztes der Könige Friedrich I. und Friedrich Wilhelm I. von Preußen, Friedrich Hoffmann (1660–1742), das bei Ohnmachten helfen soll.

Auch der »Dämmerschoppen« ist eine Erinnerung an die Weintherapie. Es ist das vor und nach dem Sonnenuntergang zu trinkende Gläschen Wein, das im Jahr 1327 der kaiserliche Hofarzt Rembot dem Mainzer Bischof Matthias von Buchegg für seine Gesundheit verordnete.[260] Es gibt neuerdings wissenschaftliche Studien, die gesundheitsfördernde Wirkungen in Maßen täglich genossenen Weins wieder legitimieren.[261] Also prosit!

Kumys, Kefir und Molke

Kumys, fermentierte Stutenmilch, galt bei den Nomadenvölkern Russlands, Asiens und darüber hinaus sowohl als Volksgetränk wie auch für Reisende dorthin als Heilmittel bei Lungentuberkulose, Schwächezuständen und Magen-Darm-Erkrankungen.[262] Für ähnliche Anlässe wurde ebenso Kefir empfohlen, auch bei Blutarmut, Bleichsucht und Nervenleiden.[263]

Fermentationsbakterien enthielt auch die sich beim Dicklegen von Käse absetzende Flüssigkeit namens Molke, die weite Verbreitung als Heilmittel fand: Man nahm sie in Europa als Umschläge bei Syphilis, als Bad bei rachitischen Kindern, zum Einnehmen bei Durchfall, Brustkrankheiten, Gicht und Fieber.[264] Aus Weißrussland wird berichtet, dass man Molke, in der Hufeisennägel fermentiert wurden, zur Eisenversorgung trank.[265]

Molkekuren gab es bereits bei den Persern zur Leberreinigung[266] und als Frühjahrskur für allerlei Gebrechen durch alle Jahrhunderte hindurch. In Deutschland wurden sie im 19. Jahrhundert nach Schweizer Vorbild in Kurorten eingeführt. Man kurte mit einem täglichen Umtrunk tagfrischer Molke, deren Herkunft aus eigens dazu gehaltenen Tieren war, die auf ausgesuchten natürlichen und besonders artenreichen Kräuterwiesen weideten, dem »Medizinalfutter«. Dessen Wandel im Laufe der Weidesaison zeigte sich in gewandelten Molkeeigenschaften und schloss den Kurenden an den Rhythmus der Natur an. Diese Molke galt als »reizmindernd und stärkend bei Darm-, Urin- und Hautkrankheiten, bei Nervenleiden, Erkrankungen der Atmungsorgane sowie bei Schwindsucht«, zur »Harmonisierung des gesamten Organismus«.[267] Heute noch werden Molkekuren angeboten, allerdings eher zum Fasten.

Bier

Während bei Sauermilchprodukten die Bakterien überwiegen, entsprang die Heilwirkung bei Medizin wie Brot und Bier auch der Wirkung der beteiligten Hefen. *Saccharomyces cerevisiae* machte jahrtausendelang vergorene Getreideprodukte zu Heilmitteln. Schon im ältesten medizinischen Dokument Ägyptens, dem *Papyrus Ebers* aus dem 16. Jahrhundert v. Chr., wird Bier in zahlreichen Rezepturen als Medikament erwähnt.[268] Da es laut sumerischen Keilschriften bereits 2500 Jahre zuvor in Babylon Bier gab,[269] mag seine Heilfähigkeit da längst bekannt gewesen sein. Archäologischen Funden zufolge wurde Bier als Mundspülung zur Zahnfleischbehandlung, als Einlauf, zur Vaginalspülung und zur Wund- und Hämorrhoidenbehandlung verwendet.[270] Die Hieroglyphe für »Mahlzeit« war eine Kombination aus den Hieroglyphen Brot und Bier.[271] Und eine eigene Gottheit, Ninkasi, »die geheimnisvolle Kraft, die die Fermentation hervorbringt«, wurde besungen.[272] Seither wurde Bier wohl von allen bedeutenden Ärzten verordnet. Der englische Pfarrer Thomas Fuller (1608–1661) listet mehr als dreißig Bierrezepte für unterschiedliche Erkrankungen auf.[273] Biertrinken galt als Gesundheitstrunk. Beim Gelehrten Plinius dem Älteren (24–79 n. Chr.) lesen wir, dass Frauen zu römischer Zeit in Ägypten, Spanien, Gallien und anderswo den Bierschaum zum Gedeihen der gesunden Haut verwendeten.[274] Dazu muss man wissen, dass sich bei obergärigem Bier die Hefe im Schaum befindet, bei untergärigem hingegen im Bodensatz.

In der Volksmedizin nahm man Bier vorsorglich zu Pestzeiten, es wurde bei Menstruationsbeschwerden, Gallensteinen, Nierenleiden und der Syphilis eingesetzt und mit Gewürzen und Kräutern fermentiert auf Geschwüre aufgebracht.[275] Gelegentlich geben biologisch arbeitende Brauereien heute noch ihre Bierhefe zu Heilzwecken ab.

Der Name »Hefe« ist seit dem 11. Jahrhundert bekannt und heißt nach den beim Brauen und Backen beobachteten Prozessen »die Hebende«. Ab Ende des 19. Jahrhunderts wurde die Bierhefe in Europa zur Vaginalspülung bei Ausfluss, besonders bei Geschlechtskrankheiten, mit Erfolg eingesetzt.[276] Da hatte 1835 der französische Ingenieur Charles Cagniard de Latour (1777–1859) bereits herausgefunden, dass Hefe ein Lebewesen ist, und Theodor Schwann (1810–1882) hatte 1837 bewiesen, dass dadurch die Gärung geschieht. Er gab ihr die Bezeichnung »Zuckerpilze«, *Saccharomyces**. Nachdem Louis Pasteur im Jahr 1872 die Gärung durch Hefen beschrieben und der dänische Botaniker Emil Christian Hansen (1842–1909) im Jahr 1883 einzelne Hefearten differenziert** hatte, begann man, Hefen als Einzelstämme heranzuzüchten, auch zum Bierbrauen. Bis dahin waren es die in den Ritzen der Holzfässer sitzenden Hefestämme gewesen, die von Generation zu Generation weiterlebten. Das Bier, von dem bis dahin die Rede war, war daher anders als das heutige. Bis Ende des 19. Jahrhunderts wurde es naturtrüb verkauft und enthielt allgemein weniger Alkohol. Die richtige »Führung« des Hefewachstums war Teil der Braukunst. Wo dies nicht gelang, waren »Hopfen und Malz verloren«. So musste es

* Von den griechischen Wörtern *sákcharon* für »Zucker« und *mýkēs* für »Pilz«.

** *Saccharomyces carlsbergensis.*

zwar frisch verzehrt werden, was kein Problem war, da überall örtlich gebraut wurde, enthielt jedoch dafür den mikroben- und nährstoffreichen Bierhefe-»Schlamm«. Dieser wurde von da an technisch abgefiltert, die abgetrennten heilsamen Hefen wurden als Probiotikum für Tiere verkauft und das nun länger lagerbare Bier zum bloßen alkoholhaltigen Getränk reduziert. Schließlich kamen auch, statt der natürlichen Mischungen, Reinzuchthefen in Gebrauch. 200 verschiedener solcher Hefestämme werden derzeit bei deutschen Bierbrauern genutzt.[277]

Die heute in Apotheken und Drogerien vertriebene »Bierhefe« oder »medizinische Hefe« stammt meist von *Saccharomyces boulardii* ab, einem ganz anderen Hefestamm. Sie wurde von dem französischen Pilzforscher Henry Boulard[278] ausfindig gemacht. Er hatte, so heißt es, im Jahr 1923 in Indochina beobachtet, dass Einheimische bei Durchfallerkrankungen die Schalen von Früchten aßen, zum Beispiel von Lychees und Mangostanapfel*,[279] und isolierte daraus diese Wildhefe.[280] Sie wurde als »*Faex medicinalis*«** im Jahr 1926 ins deutsche Arzneimittelbuch aufgenommen und wird seither gern bei Durchfallerkrankungen verschrieben.*** Anfangs wendete man sie bei Hautkrankheiten, Darmerkrankungen, Diabetes und Grippe an, später wegen ihres hohen Vitamin-B- und Eiweißgehalts auch bei Mangelerscheinungen. Der für heutige Präparate gezüchtete Stamm der *Saccharomyces boulardii* heißt offiziell »*Saccharomyces cerevisiae* Hansen CBS 5926« und wird biotechnologisch hergestellt. Er gilt als immunregulierend, entzündungshemmend und giftneutralisierend. Man gibt ihn übrigens Patienten auch zusätzlich zur modernen Stuhltransplantation.[281]

Brot und Brottrunk

Das erste Bier entstand aus gegorenem Brot, das Hefen der Getreide enthielt. Es lag nahe, das Brot selbst auch als Heilmittel zu verwenden. Brot wurde ja über Jahrtausende hinweg ohnehin nicht bloß als Lebensmittel gesehen, sondern als heilige, die Seelen stärkende und somit heilende Gabe Gottes. Dies ist bereits im 104. Psalm (14, 15) ablesbar: »Du lässt Gras sprießen für das Vieh und Pflanzen für den Ackerbau des Menschen, damit du Brot aus der Erde hervorbringst (…) und das

* *Garcinia mangostana.*

** Der Fachbegriff *Faex medicinalis siccata* stammt von den lateinischen Wörtern *faex* für »Hefe« und *siccus* für »trocken«.

*** Zum Beispiel »Perenterol«, »Eubiol«, »Hamadin« oder »Yomogi«.

Brot das Herz des Menschen stärkt.« Die Verwendung von Brot als physisches Heilmittel wird erstmals aus dem alten Ägypten berichtet.

Bei Plinius dem Älteren lesen wir im Jahr 77 n. Chr.: »Selbst unser gewöhnliches Brot enthält nahezu zahllose Heilkräfte«, und zwar am besten das fermentierte. Brot heile Eiteransammlungen und Verhärtungen, es helfe bei Rheuma, Prellungen und Verrenkungen. Man strich es auf Nagelbettentzündung und Schwielen, gab es getrocknet bei Durchfall, pflegte damit die Stimme und kurierte Schnupfen. Mit Honig legte man es auf Schürfwunden, mit Myrte auf Eiterbläschen am Kopf und in Wein getränkt auf geschwollene Augen.[282]

In der Volksmedizin gab es seither Körperabreibungen mit Brotkrümeln, somit eine äußerliche Mikrobiomtherapie, bei Typhus, Cholera und anderen Entzündungskrankheiten. Zur Volksheilkunde gehörte es auch, vorgekautes Sauerteigbrot auf eine Wunde zu legen oder bei Fieber Brot als Wadenwickel zu verwenden.[283]

In Osteuropa war und ist es üblich, getrocknetes Brot so zu vergären, dass »Kwas« entsteht, ein milchsaures Getränk, *das* Alltagsgetränk, das bereits im 10. Jahrhundert urkundlich erwähnt wurde.[284] Mit seinen Milchsäurebakterien gilt es nicht nur als verdauungsfördernd, sondern insgesamt als heilsam. So sollte es vor Typhus, Milzbrand und Cholera schützen. Der Bäckermeister Wilhelm Kanne (1933–2011) hörte wohl von Menschen, die aus russischer Kriegsgefangenschaft zurückgekehrt waren, von Kwas. Er entwickelte aus Weizen, Roggen und Hafer ein Natursauerteigbrot und daraus den seit 1981 erhältlichen »Kanne Brottrunk«, ein hefe- und milchsäurebakterienhaltiges Fermentgetränk.

Schimmel

Brot diente auch einem berühmten Heilmittel als Grundlage, dem Schimmel. Schimmelpilze sind als Medizin oder zur Lebensmittelbereitung bis heute weltweit in Gebrauch. In Ägypten wurden mit Brotschimmel vor 2500 Jahren Hautinfektionen behandelt. Das *Lorscher Arzneibuch* aus dem Jahr 795* empfiehlt »Schimmel von trockenem Käse und etwas weichen Schafdung gerieben als Behandlung von Schienbeingeschwüren«.[285] Bei den indianischen Ureinwohnern Nordamerikas nahm man verschimmelte und zu Pulver vermahlene Maiskörner dafür, in Südamerika gekaute und zum Schimmeln in Wassernähe gelagerte Getreidekörner. Auch grüner Schimmel von Orangen,

* Eine Rezeptsammlung des südhessischen Benediktinerklosters Lorsch, das zum Unesco-Welterbe zählt.

Schinken oder Marmelade, abgekratzt und als Aufguss oder zu Pulver getrocknet, fand Verwendung, beispielsweise bei Hauterkrankungen. Man nahm Brotschimmel, aber auch verschimmeltes Heu oder Schimmel, den man auf Lederschuhen wachsen ließ, die man in ein feuchtes Gewächshaus stellte.[286]

Heute wissen wir, dass es *Penicillium*- und *Aspergillus*-Stämme sind, die bei Krankheiten helfen können. Aus ihnen gewann man später Antibiotika. Sie geben nebst zahlreichen Botenstoffen fett- und eiweißspaltende Enzyme ab, die unter anderem zerfallene Zellstücke verdauen und in heilende Substanzen verwandeln können.

Die Heilanwendungen der Schimmelpilze schwanden in dem Maße, in dem als isolierte chemische Substanz das Penicillin auf den Markt kam. Ab 1870 kannte man bereits die bakterienhemmende Wirkung von *Penicillium*-Pilzkulturen (siehe Seite 34). Als künstliches Penicillin in dessen Anfangszeit noch rar war, züchteten Ärzte Stämme des *Penicillium notatum*, aus denen es gewonnen wurde, auf Verbandsmaterial und legten dies auf entzündete Haut oder Wunden, was genauso zur Heilung führte.

Die Volksmedizin wählte für Heilungsprozesse intuitiv natürliche mikrobenreiche Milieus. So heilte man Krankheiten der Haut, indem man sie gründlich mit der braunen Brühe badete, die sich im Innern faulender Eichenbaumstümpfe gesammelt und fermentiert hatten.[287] Man trank dieses Moderwasser auch bei »Blutharnen«. Vermodertes überwintertes Eichenlaub, als Getränk aufgegossen, war Medizin bei Durchfall und Ruhr.[288] Hierbei wurde mit der Bakterienmischung gleich noch der heilsame Gerbsäureanteil aufgenommen.

Man bediente sich dessen, was die Umgebung jeweils bot. So trugen norwegische Fischer früher frischen Meereskrill* auf offene Wunden auf. Heute weiß man, dass für die Heilwirkung dessen Ausscheidungen entscheidend sind, die nämlich reichlich Bakterien und Enzyme enthalten.

Heilerde

Aus der Natur wurden auch Schlämme und Erden für Heilmittel entnommen. Ihre Bakterienzusammensetzung hängt von der jeweiligen Herkunft ab. Berühmt wurde die *Terra sigillata*, die ursprünglich von der griechischen Insel Limnos stammende »Siegelerde«, die dem da-

* *Euphausia superba*, antarktischer Krill.

raus gebrannten römischen Essgeschirr den gleichlautenden Namen gab. Innerlich eingenommen, heilte sie schwere Darmentzündungen und half bei Vergiftungen, äußerlich bei Entzündungen der Haut. Im Mittelalter galt ihre Einnahme als Teil eines Universalheilmittels, des Theriaks, und als offizielle Arzneidroge. Sie galt als Antidot gegen Vergiftungen und als Schutz bei Seuchen.

Im *Lorscher Arzneibuch* wurden spezifische Heilerden unterschiedlicher Herkunft bestimmten Erkrankungen als Heilmittel zugeordnet.[289] Mit dem Aufschwung der Bakteriologie Ende des 19. Jahrhunderts schwand jedoch ihre Verwendung aus den ärztlichen Rezepturen. Heilerde, seither sterilisiert und bakterienfrei, gilt heute bloß noch als physikalisch-chemisches Adsorbens für – beispielsweise bakterielle – Endotoxine. Ihre Wirkung ist aber immer noch von der Herkunft des Lehms abhängig. Heilerden werden nach wie vor mit Erfolg bei Durchfällen und in gröberer Körnung für äußerliche Packungen genommen. Derzeit käuflich erwerbbare Heilerde* wird nach der Gewinnung bei 130 Grad Celsius sterilisiert. Die medizinisch für Entgiftung präparierten Zeolithe** werden vor dem Zerkleinern und Mahlen bei circa 250 Grad Celsius mikrobentötend getrocknet.

Tiere

Das innige Zusammenleben von Haustieren und Menschen brachte Ähnlichkeiten in den Heilanwendungen mit sich – mit wechselseitigem Gebrauch der jeweiligen Gaben. Die Tiere dabei mit Bakterien zu behandeln, war allenorts üblich. So wurden neugeborene Ferkel vorsorglich mit Kuhmist abgerieben, und wenn es diesen gerade nicht gab, mit gereiftem Kompost aus dem Garten. Die Imprägnierung schützte sie vor unerwünschten Bakterien. Man trug auch frische Kuhfladen in den Ferkelstall. Fehlten sie, weil die Herde auf der Weide oder ihr Mist vom Frühjahrsgras zu dünnflüssig war, holte der Knecht mit der Schubkarre stattdessen aus dem Dorfweiher frischen Schlamm.

Wenn in der Eifel die Maul-und-Klauen-Seuche umging, wurde das Vieh mit einer Lehmpackung um die Hufe bis über die Knöchel in den Mist gestellt. Sah man bei einem Tier Symptome, wischte der Bauer mit Stroh Speichel aus dessen Maul und versah damit anschließend auch alle weiteren. Dies war wie eine Art Vaccine-Therapie. Wurde ein Kälbchen per Kaiserschnitt geboren, nahm man, ebenfalls mit Stroh,

* »Luvos«.

** Mikroporöses Aluminiumsilikat mit großer adsorbierender innerer Oberfläche.

etwas vom Scheidenausfluss der Mutterkuh, gab dies dem Kälbchen ins Maul und rieb es damit ein, damit es keinen Durchfall bekam. So ähnlich taten es Landhebammen früher mit mütterlichem Scheidensekret für Kaiserschnittbabys. Eine Methode, die übrigens gerade als angeblich ganz neue Idee bei Babys kürzlich mit einer »Pilotstudie« in den USA eingeführt wurde.[290]

Man nahm Tierbakterien traditionell auch für die Heilung der Menschen. Hatte ein Betrunkener eine Alkoholvergiftung, packte man ihn nackig bis obenhin in Pferdemist in den Stall. Bei einer Erkältung wurde man zum Ausmisten in den Schweinestall geschickt, wo man üppig mit Bakterien und obendrein mit einer guten Portion Ammoniak versorgt wurde, was die Atemwege freimachte. Kinder mit Keuchhusten brachte man ebenfalls in den Stall. Bei einer Nagelbettentzündung hieß es, die Hand einer Kuh direkt beim Koten unterzuhalten. Wer Tuberkulose hatte, schlief entweder im Zimmer gleich über dem Kuhstall oder direkt darin. Kuhdung nahm man für Umschläge, und bei Koliken flößte man Kranken den ausgepressten Saft eines Kuhfladens ein. Oder man presste den Saft aus Schweinekot aus und trank ihn.[291]

Exkremente

Exkremente waren zu allen Zeiten und in allen Kulturen zu Heilzwecken in Gebrauch. Das wird bereits in den jahrtausendealten ägyptischen Papyri überliefert.[292] Da gab es beispielsweise eine Rezeptur bei Augenleiden, in der der Kot eines Kindes verordnet wird – möglicherweise Kindspech.[293] Der römische Autor Marcellus Empiricus (4. bis 5. Jahrhundert) beschreibt ein »unglaubliches und einzigartiges Heilmittel für diejenigen, die an Hüftschmerz und Gelenkentzündung leiden«. Es war der Trunk aus gemörsertem Steinbockmist mit Pfeffer, Honig und Wein, gründlich vermischt und in einem Glasgefäß aufbewahrt[294]. Ein fermentierter Würzmist also. Plinius beschrieb als Medizin Taubenkot, sowohl in Essig, Wein oder mit Honig oder Öl, oder die Asche davon, und zwar zum Aufstreichen, Gurgeln oder Schlucken. Bei Durchfallerkrankungen war es »gerösteter Taubenmist, in den Trank gemischt«.[295] Das *Lorscher Arzneibuch* empfiehlt nebst anderem die äußerliche Anwendung von Geißen- oder Taubenmist bei Kopfschmerzen, gebrannten Schweinekot bei Geschwüren und Ziegenkot mit Honig bei Aphthen im Mund.[296]

Man kennt das Verspeisen von Exkrementen, die Koprophagie*, aus der Tierwelt, beispielsweise bei Nagetieren, die den bakteriell angereicherten Kot zur Vollverdauung der Nahrung ein weiteres Mal aufnehmen, um im zweiten Verdauungsgang fermentierte Nährstoffe aufzunehmen. Tiere reichern ihre eigene Bakterienvielfalt dadurch an, auch mit Bakterien von anderen Arten. Man beobachtet das gelegentlich bei Hunden, die modernes bakterienfreies Fertigfutter erhalten, oder nach einer Erkrankung. In der Volksmedizin gab man einem Pferd bei einer Kolik eine Brühe aus aufgelösten Pferdeäpfeln eines gesunden Pferdes zu trinken. Diese »Transfaunierung«** genannte Methode gibt es heute noch. Kühe mit Durchfall erhielten Pansensaft.***

Bakterientherapie mit Kot war traditionell bei Mensch und Tier gleicherweise üblich, genauso wie die Verwendung tierischer Organgewebe, Blut, Galle, Schweiß oder Speichel. Genau genommen sind Fette, Milch und Honig auch tierische Abscheidungen.

Die ganze Fülle an Möglichkeiten, die es bei der Stuhltherapie für den Menschen gab, liest man in der *Heilsamen Dreckapotheke* des Arztes Christian Franz Paullini (1643–1712) aus dem Jahr 1696, einem Werk, das ob der derben Worte über Kot und Dreck seinerzeit genauso Furore machte wie ähnliche Bücher bis heute.[297] Für jede denkbare Krankheit findet sich darin eine Arznei mit tierischen oder menschlichen Ausscheidungen. Das Buch wurde über viele Jahrzehnte wiederaufgelegt.

Man liest darin von frischem gewürztem Rossmist bei Durchfall, Elsternkot in Zwetschgenbrühe oder Schwalbenkotzäpfchen bei Verstopfung. Von knochenhaltigem Wolfskot, gemörsert, bei Kolik, trockenem Schweinekot bei Würmern oder auch Eselskotpflaster auf die Stirn bei Nasenbluten und Kuhfladenpackung bei Augenkrankheiten. Oder dem eigenen Stuhl als Backenwickel bei Zahnweh, Taubenkotwickel bei Kopfschmerzen und gedörrtem Pfauenkot, eingenommen bei Schwindel. Nicht nur Eichhörnchen- und Gämsenkot, Raben-, Katzen- und Mäusekot – selbst Zeisig- und Spatzenkot zählten zu den Rezepturen.

Je nach Krankheitsbild sollte man den jeweiligen Kot entweder frisch nehmen, vermischen, mit Wasser auflösen, rühren und abseihen, getrocknet als Klumpen oder pulverisiert schlucken, zu Brei verkochen,

* Von den griechischen Wörtern *kópros* für »Kot, Schmutz« und *phageīn* für »essen«.

** Vom lateinischen *trans* für »über« und neuhochdeutsch *fauna* für »Tierwelt«. Fauna war die Gemahlin des römischen Feld- und Waldgottes Faunus.

*** Der Pansen ist ein Hohlorgan bei Wiederkäuern, in dem Raufutter durch Vergärung mit Bakterien aufgeschlossen wird.

zu Asche verbrannt, geröstet, in Gurgelwasser oder zu Badewasser verarbeiten – was auch immer machbar ist, wird in der *Dreckapotheke* erwähnt. Die Anwendungsweisen ähneln tatsächlich verblüffend dem, womit auch heute im Mikrobiom mit Bakterien reguliert werden kann. Oft wurden geschmacksintensive Zutaten hinzugefügt, darunter Honig, Früchte, Kräuter oder Branntwein. Manchmal war die Zeitspanne bedeutend, zu der der Kot gesammelt wurde,[298] was vor dem Hintergrund des Mikrobiomrhythmus (siehe Seite 165ff.) bemerkenswert ist.

Paullini zitiert die antiken Ärzte Dioskurides und Galen als Vorbilder, die den Verzehr von Menschenkot bei Halsgeschwüren empfohlen hätten. Dazu habe ein gesunder Knabe drei Tage lang eine besondere Diät eingehalten. Erst der Stuhl des zweiten und dritten Tages wurde gesammelt, gewürzt und sowohl geschluckt als auch äußerlich aufgestrichen. In einem anderen Rezept werden frischer Knabenkot und Sauerteig vermengt. Im Vorwort heißt es: »Die Chineser treiben große Handlung mit Menschenkoth.«[299] Tatsächlich wird Stuhlanwendung auch von dort überliefert.

Im ältesten Handbuch für Notfallmedizin des Arztes Ge Hong aus dem 4. Jahrhundert liest man, dass er menschliche Stuhlaufschwemmungen bei Vergiftungen oder gefährlichen Durchfällen gab. Im 16. Jahrhundert beschrieb ein Li Shizhen Rezepturen mit fermentierter Stuhllösung, frischer Stuhlaufschwemmung, getrocknetem Stuhl oder Kinderstuhl, die er bei Leibschmerzen, Durchfall, Fieber, Erbrechen oder Verstopfung verabreichte. Damit die Patienten die Medizin gern nahmen, etikettierte man die Lösungen mit »gelbe Suppe« oder anderen Fantasienamen.[300] In Europa war man da offenbar direkter.

Als Behandlung von Durchfall wird im Jahr 1909 in einer volksmedizinischen Sammlung von Taubenkot, Hunde- oder Pferdemist oder den Exkrementen eines frisch geschlachteten Tieres berichtet.[301] Hundekot gab ein Pflaster für Geschwüre.[302] Taubenkot wurde bei Abszessen und Furunkel aufgetragen, und Gänsekot förderte die Nachgeburt.[303] Bei Magenschmerzen rieb man Regenwurmkot auf den Magen.[304]

In Estland hängte man bei Fieber ein Säckchen Schafsmist in ein Getränk für den Kranken.[305] In Afrika nahm man bei Durchfall Kameldung ein, womit auch europäische Soldaten geheilt worden sein sollen, die auf Feldzügen dort an einer Ruhr erkrankten. Mit Kameldung rieben die Tuareg Kranke vollständig ein,[306] was interessanterweise einer Mikrobiomtherapie gleichkam.

Nachweislich war es in den zwanziger Jahren des 20. Jahrhunderts in Russland in ländlichen Gegenden noch üblich, mit Exkrementen zu heilen: Lungenentzündung mit Hühnermist, eiternde Wunden mit Schafsmist und Bindehaut mit menschlichem Stuhl.[307]

Dass Kot in der Empfindung der Menschen früher positiv besetzt war, lässt sich bis heute an der Redensart ablesen, dass es Glück bringe, wenn jemand mit dem Schuh auf einem Hundehaufen ausrutscht.

In Mitteleuropa wurde bis in die Mitte des 20. Jahrhunderts die Übertragung von Stuhl zur Heilung für Darmerkrankungen als Einlauf »warm von Mensch zu Mensch« praktiziert[308]. Schließlich isolierte man dann vom Stuhl Bakterienpräparate, mit denen man seither bequemer hantieren konnte (siehe Seite 192ff.).

Bei der heutigen Tierhaltung hat sich deren Bakterienflora ebenso krankhaft weit vom gesunden Kreislauf des Lebendigen entfernt wie die der meisten Menschen, sodass Kot- und Stuhlanwendungen so nicht wirklich empfohlen werden können. Dabei wurde die menschliche »Stuhltransplantation« vor wenigen Jahren wieder als vorgeblich neueste Errungenschaft in die akademische Medizin eingeführt.

Heutrunk

Geradezu angenehm klingt neben den Kotanwendungen das Trinken von Heuaufguss als altes Hausmittel bei Durchfallkrankheiten. Frisches Heu übergoss man mit warmem Wasser, ließ es einige Minuten stehen und trank den Sud. Natürlich war auch hier die Mikrobenmischung des Heus entscheidend, die früher dem Mikrobiom des Hoforganismus entsprach, zu dem Bakterien von Boden, Pflanze, Tier und Mensch gehörten.

An frischem Heu findet sich eine Vielzahl von Bakterien, insbesondere der »Heubazillus« *Bacillus subtilis*. Seine Heimat ist der Boden, wo er für einen gesunden Stoffwechsel an der Wurzel sorgt, jedenfalls in Böden gesunder Ökologie. Er ist bekannt für die Fähigkeit, durch bakterielle Kommunikation die Bildung von Biofilmen zu fördern. Er bildet Sporen als Ruheformen aus, die sich bei 80 Grad Celsius nach zehn Minuten entfalten, während ein Teil anderer Bakterienstämme diese Temperatur nicht überlebt. Tee aus Heu wird in der Tierheilkunde heute noch bei Verdauungsstörungen, Durchfällen und Koliken eingeflößt.

Eine andere Bakterienbehandlung bei Durchfällen war die Verordnung von Muttermilch. Sie führte zur Anreicherung mit *Bifidus*-Bakterien beim Empfänger und zu einer Umstimmung des Milieus.[309]

Bakterienmischungen gab es also immer und überall in der Heilkunde. Man hat die Wirkung der alten Volksheilmittel bisher weitgehend auf ihren Substanzcharakter hin reduziert, also auf ihren bloß stofflichen Gehalt. In Zukunft kann man jedoch betrachten, welche Bakterien oder bakteriellen Wirkungen sie übermitteln, und dabei vielleicht das eine oder andere für die Wiederherstellung der Mikrobiomgesundheit wiederentdecken.

Mikrobiologische Therapien

Die Zeit zwischen dem Aufschwung der Bakteriologie Mitte des 19. Jahrhunderts bis zur medizinischen Ausrichtung auf Antibiotika seit dem Zweiten Weltkrieg war geprägt von der Erforschung etlicher bakteriologischer Fragestellungen. Darunter waren beispielsweise die Wechselwirkungen von Mikroorganismen untereinander, die Eigenschaften von *E. coli* und Bedeutungen der Bakterien im gesunden und kranken Körper. Schon früh widmete man sich dabei auch der Frage, wieweit Bakterien medizinisch nutzbar seien.

Seit spätestens um das Jahr 1720 war das Prinzip der »Inokulation«* bekannt. Damals kam die »Variolation«, die Übertragung von Pockenbläscheninhalt Kranker auf Gesunde zur Vorsorge, vom Osmanischen Reich nach England.** Dabei wird die Haut des Gesunden oberflächlich eingeritzt und Material von Hauterscheinungen leicht Erkrankter »inokuliert«. Dieses Verfahren einer »Schutzimpfung« fand in etlichen Völkern traditionell schon lange Anwendung und wurde 1796 in die europäische akademische Medizin eingeführt, als Edward Jenner (1749–1823) das abgewandelte Vorgehen der Variolation aus der Volksmedizin übernahm, nämlich statt menschlicher die weniger riskante Kuhpockenflüssigkeit einzuimpfen.[310] Seither spricht man von »Vaccination«***. Die daraus entwickelten »Impfungen«**** zur »Immunisierung« erstreckten sich dabei weitgehend auf die Vorwegnahme von Viruserkrankungen. Es war naheliegend, dies auch mit der Übertragung von Bakterien auszuprobieren. Das entpuppte sich jedoch als ziemlich riskant. Man musste die Einzeller zuvor abschwächen, »attenuieren«*****, um ein Entstehen einer schweren Krankheit zu verhindern. Als Verfahren dazu entwickelte man, wie 1880 Louis Pasteur, die »Erregerkultur« in Tierkörpern. Dabei spritzte man Bakterien in ein Tier, entnahm ihm, sobald es krank war, wieder welche, spritzte sie in ein nächstes Tier und immer so weiter, bis das Bakterium sich dabei so verändert hatte, dass es nicht mehr seine ursprünglichen Eigenschaften hatte. Damit impfte man. Die Wirkung auf den Men-

* Von den lateinischen Wörtern *oculus* für »Auge, Knospe« und *inoculare* für »durch Einsetzen von Augen (Knospenansätzen) veredeln«.

** Durch Mary Wortley Montagu (1689–1762).

*** Vom lateinischen *vacca* für »Kuh«, auch »Vakzination«.

**** Bis zum 18. Jahrhundert eine Bezeichnung aus dem Gartenbau für »Veredelungen, Pfropfen«.

***** Vom lateinischen *attenuare* für »schwächen, vermindern, dünn machen«.

schen blieb bei dieser Prozedur jedoch unvorhersehbar.

Es waren schließlich einzelne Persönlichkeiten, die aus den Beobachtungen natürlicher Regulations- und Heilungsprozesse bakterielle Heilmittel entwickelten. Obwohl diese durchweg erfolgreich waren, wurden sie durch die Begeisterung über Antibiotika im medizinischen Bewusstsein im 20. Jahrhundert an den Rand gedrängt.

Die bekanntesten der heute noch gängigen Präparate und Methoden aus der Frühzeit mikrobiologischer Therapien sind im Folgenden kurz vorgestellt. Es sind verschiedenste Mittel. Ihre Anwendung hat sich seit Jahrzehnten bewährt und erfährt seit dem Umdenken mit den neuen Erkenntnissen über Mensch und Mikrobiom einen neuen Aufschwung.

Die meisten Firmen der ursprünglichen Präparate haben inzwischen ihre Sortimente um weitere Mikrobenmittel erweitert, sodass eine mikrobiologische Therapie heute allseits aus der Fülle schöpfen kann. Es gibt Einzelpräparate oder Kombinationen mit verschiedenen Stämmen von *E. coli,* Enterokokken, Lactobazillen, Bifidobakterien oder andere, diese mit lebenden, abgetöteten oder homöopathisch potenzierten Mikroben oder ihren Stoffwechselprodukten. Sie unterscheiden sich durch Herkunft der Ausgangskulturen, pharmazeutisches Verfahren sowie Wahl und Zusammensetzung der Begleitstoffe. Einige sind als Arzneimittel zugelassen und apothekenpflichtig, andere gelten als Nahrungsergänzung, nur vereinzelte sind rezeptpflichtig, darunter die Injektionslösungen.

Eine mikrobiologische Therapie wird in der Regel im Zusammenhang mit einer umfassenden ganzheitlichen Behandlung gehandhabt. Welche der mikrobiologischen Therapien dazu gewählt wird, hängt oft von der Schulung und Erfahrung des Therapeuten ab. Weil es bei Bakterien um die Beziehung innerhalb eines Menschen geht, ist es wichtig, mit Intuition und Fachwissen für die jeweilige Krankheitssituation gut den dazu passenden Heilungsweg zu erkennen. Eine Selbstbehandlung damit ist grundsätzlich möglich, beispielsweise als Vorsorge von Durchfällen bei Auslandsreisen oder zur Erleichterung geringer Beschwerden. Bei Anzeichen einer Erkrankung oder bei bestehender Vorerkrankung ist jedoch stets ein Arzt oder Heilpraktiker zu konsultieren.

Neben der Autovaccine-Therapie gibt es mikrobiologische Therapien mit Einnahme lebender oder toter Bakterien* beziehungs-

* Symbioflor, Mutaflor, Rephalysin.

weise deren Stoffwechselprodukte* oder Impfung damit**, homöopathische Präparationen*** sowie die bakterielle Fiebertherapie und die Stuhltransplantation.

Darüber hinaus gibt es Medikamente, die mithilfe von Bakterien fermentiert werden. Sie werden hier nicht im Einzelnen beschrieben. Dazu zählen Mistelpräparate für die Krebstherapie, einzelne traditionelle Mittel**** und Urtinkturen und Rh-Dilutionen in der anthroposophischen Medizin.***** Dies sind wässrige Pflanzenauszüge, die dank Fermentation und einer besonderen rhythmischen Verarbeitung den Charakter der Pflanze bewahren und gänzlich ohne Zufügen von Alkohol konserviert sind.

Da Harn wie alle Körperausscheidungen Bakterien enthält, könnte man auch Eigenurinanwendung als eine bakterielle Behandlung auffassen. Das wäre jedoch zunächst noch wissenschaftlich zu untersuchen, weshalb hier davon nicht die Rede ist.

Mikrobiologische Therapien in der Übersicht

Autovaccine-Therapie, *Seite 188*
Symbioflor, *Seite 190*
Mutaflor, *Seite 193*
Coli-Biogen, *Seite 194*
Rephalysin, *Seite 194*
Spenglersan-Kolloide, *Seite 195*
Darmnosoden nach Dr. Bach, *Seite 197*
Tuberkulosemittel aus der Schildkröte, *Seite 199*
Bacille Calmette-Guérin, *Seite 200*
Fiebertherapie, *Seite 201*
Isopathische Therapie mit Sanum-Präparaten, *Seite 203*
Toxinal von Brehmer aus *Siphonospora polymorpha, Seite 205*
Stuhltransplantation, *Seite 206*

* Coli-Biogen, Spenglersan-Kolloide.

** Tuberkulosemittel aus der Schildkröte, Bacille Calmette-Guérin (BCG).

*** Darmnosoden nach Dr. Bach, Isopathische Therapie mit Sanum-Präparaten, Toxinal von Brehmer aus *Siphonospora polymorpha*.

**** Zum Beispiel *Solutio alkalina*.

***** Es gibt etwa 33 Rh-Pflanzenpräparate bei der Firma Weleda und 120 fermentierte Urtinkturen für Haut- und Heilmittel bei der Firma Wala.

Autovaccine-Therapie

Der Name »Autovaccine«* leitet sich davon ab, dass patienteneigenes Material gewonnen wird, um für diese Person eine Arznei daraus zu machen. Er wird heute in der Forschung häufig auch für anderes benutzt wie etwa für die Verwendung gentechnologisch hergestellter Eiweiße, die, in einen Körper gespritzt, gegen kranke Zellen angehen sollen, beispielsweise bei Krebs.

Bereits seit 1893 gibt es Versuche, Bakterien als »Vaccination« zu verwenden.[311] Dafür nahm man extra gezüchtete Laborkulturen aus Ausscheidungen oder Blut mit *Vibrio cholerae*, *Salmonella typhi* oder *Mycobacterium tuberculosis*. Man pasteurisierte und präparierte sie, versetzte sie mit den Konservierungsmitteln Karbolsäure oder Lysol und spritzte sie Kranken in die Haut. Insbesondere in den Kolonialländern Indien, Südafrika und Ägypten wollte man damit Soldaten vor Seuchen bewahren. Dass sich Cholera und Typhus durch fehlende Hygiene und durch Fäkalreste im Trinkwasser verbreiteten, erkannte man damals erst allmählich.

Diese Bakterienvaccination war sehr schmerzhaft und von unvorhersehbarem Erfolg. Berichtet wird, dass gelegentlich statt 16 Prozent der nicht Geimpften 8 Prozent der Vaccinierten daraufhin an Typhus starben. Es war jedoch schwierig, gleich wirkende Präparate zu erstellen. Auch waren die Reaktionen individuell verschieden, selbst bei innerlicher Einnahme von Krankheitserreger-Vaccinen, was man damals mangels Immunkenntnisse noch nicht verstand.[312] Da Viren im 19. Jahrhundert noch nicht als gesonderte Lebensform bekannt waren, wurde zwischen Bakterien und Viren damals nicht unbedingt unterschieden. Mit »Auto-Inoculation« oder »Heil-Impfung« meinte man die Behandlung des Kranken mit dem gleichen »Erreger«, der ihn krank gemacht hat. Man dachte sich, dass diese Art der Vaccination seine »Abwehr« gegen den »Erreger« steigere, was diesen aus dem Körper entfernt. Manchmal gelang es, manchmal aber auch nicht.

Die Verwendung bakterieller »Autovaccine« wurde ab Anfang des 20. Jahrhunderts intensiv erforscht und praktiziert, bis die Antibiotika als Standardtherapie der »Infektionskrankheiten« eingeführt wurden.

Die bakteriellen Autovaccine, auf die die heutige Therapie zurückreicht, wurden seit den zwanziger Jahren durch die Ärzte Arthur Becker (1893–1952), ab 1940 von Hans Kolb (1915–2009) und ab 1948 von Hans Peter Rusch (1909–1977) praktiziert und weiterentwickelt.

* Griechisch *autós* für »selbst, eigen«. Synonym: »autologe Vaccine«.

Arthur Becker (siehe Seite 54) kultivierte beispielsweise aus Rachenabstrichen von Patienten die Streptokokken und ließ sie mit diesen als »Auto-Gurgelvaccine« gurgeln. Aus anderem stellte er »Auto-Misch-Vaccine« zum Einspritzen her, die alle beteiligten Erreger im gleichen Verhältnis wie im erkrankten Körper enthielt, oder »Auto-Schluck-Vaccine« zum Einnehmen. Aus diesen Arbeiten entstanden zwei Arten mikrobiologischer Arzneien: bewährte Bakterienstämme oder deren Zerfallsstücke oder Stoffwechselprodukte zum Einnehmen (siehe nächste Seite) und die aus patienteneigenen Ausgangsstoffen zubereiteten persönlichen »Autovaccine«.

Bei der modernen Autovaccine-Therapie, die bei Mensch wie Tier gängig ist, werden je nach Krankheitsdiagnose Abstrich oder Probe von Stuhl, Blut, Zahnbelag, Eiter, Vaginalschleim, Bronchialschleim, Urin oder Ähnlichem entnommen und in ein Autovaccine-Labor geschickt. Aus den Bakterien in der Probe werden typische Bakterienstämme kultiviert, angezüchtet, dann abgetötet, standardisiert auf eine passende Mikrobendichte eingestellt und steril in mehreren Verdünnungen in Portionen abgefüllt. Diese Vaccine erhält der behandelnde Arzt über die Apotheke zur Verabreichung am Patienten. Die Herstellung dauert etwa drei Wochen.

Die Anwendung der Autovaccine erfolgt über mehrere Wochen bis Monate in einer ansteigenden Dichte, also in abnehmender Verdünnung. Dies erfolgt gemäß einem Anwendungsplan. Häufigkeit und Menge richten sich dabei nach dem Krankheitsbild und der jeweiligen Reaktionsbereitschaft des Körpers.

Autovaccine werden beim Menschen entweder unter dem Schlüsselbein in die Nähe der großen Venen in die Haut gespritzt, als Tropfen außerhalb der Mahlzeit eingenommen oder – bevorzugt bei Kindern und stark Geschwächten – in die Ellenbeuge eingerieben, wo die Hautimmunzellen reagieren.

Autovaccine werden erfolgreich bei chronischen Infektionen angewendet, die mit einem Ungleichgewicht in der Bakterien- oder Pilzbesiedelung einhergehen. Bei Viruserkrankungen und bei schwerstkranken Menschen sind sie ungeeignet.

Der genaue Wirkmechanismus der Autovaccine wird noch nicht ganz verstanden. Sie wirken auf das Immunsystem, indem offensichtlich Zellwandstrukturen der präparierten Bakterien durch Kontakt im Körper Elemente des Immunsystems anregen. Durch diesen Impuls zugunsten eines inneren Ausgleichs können auch langjährige Krankheiten in die Heilung gehen.[313]

Als Variante der Autovaccine-Therapie gilt die *E.-coli*-Autovaccine. Ausgehend davon, dass *E.-coli*-Zellwandbestandteile eine besondere Wirkung auf das Immunsystem haben, werden unabhängig von der Diagnose bestimmte *E.-coli*-Stämme aus dem Patientenstuhl zur Vaccine verarbeitet.

Symbioflor

Aus der Arbeit mit den Autovaccinen entstand das bekannteste unter den heute gängigen Bakterienpräparaten aus dem 20. Jahrhundert, das Symbioflor. Mehrere verschiedene Bakterienpräparate existieren seit 1954 unter dieser Bezeichnung.

Der Allgemeinmediziner Hans Kolb hatte im Jahr 1948 seine Praxis in Wetzlar eröffnet, wo Arthur Becker sein Labor betrieb. Von ihm hatte er bereits ab 1939 Bakterien erhalten, und zwar aus gesunden Rachenkulturen herangezogene »Kokken« für Behandlungen, die er mit Erfolg therapeutisch einsetzte.[314] Becker war der Erste, der die natürliche Bakterienflora des Rachens und der Mandeln beschrieb. Auf Hans Kolbs Anregung wurden physiologische Keime von verschiedenen Patienten vermischt und daraus »Hetero-Vaccine« hergestellt. Aus je zehn Bakterienstämmen, die sich positiv auf die Heilung verschiedener Krankheiten auswirkten, entstanden so zum Gurgeln das »Biostreptosan« aus Enterokokken* und zum Einnehmen das »Coli-oral«**.[315]

Im ersten Jahr übernahm der Gynäkologe Hans Peter Rusch die Urlaubsvertretung für Hans Kolb und lernte so Arthur Becker kennen. Von der wissenschaftlichen Hochschulmedizin kommend, war er über die Heilanwendung von Bakterien zunächst verwundert, ließ sich aber von den sichtbaren Erfolgen sofort überzeugen. So begann ihre langjährige Zusammenarbeit. Sie beschlossen, gemeinsam die mikrobiologische Therapie wissenschaftlich zu ergründen. Im Jahr 1950 veröffentlichten sie die Heilungsergebnisse aus der »Normalvakzine-Therapie«.[316] Sie erkannten, dass Bakterien, die im Körper keine sichtbare »Abwehrreaktion« verursachten, geeignet waren, Heilung auszulösen. Solche Stämme nannten sie »physiologische Bakterien«, kultivierten sie im Labor zu standardisierten Lösungen und gaben sie Kranken. Beispielsweise gaben sie Kleinkindern, die in einem Heim mit pasteurisierter Milch gefüttert wurden, Milch, die wieder mit Bakterien versehen war, und beobachteten, dass vor Beginn der Behandlung

* Vorläufer von »Symbioflor 1«.

** Vorläufer von »Symbioflor 2«.

87 Prozent der Kinder eine Rachen-Fehlbesiedelung hatten, nach vier Wochen nur 56 Prozent und nach acht Wochen nur noch 8 Prozent. Die Fehlbesiedelung blieb hingegen bei unbehandelten Kindern bestehen, mit größerer Neigung zu Infekten wie Angina oder Mumps.[317]

Die Verwandlung der Bakterienflora vom Kranken ins Gesunde mittels Bakterien nannte man damals anderswo auch »Symbioselenkung«.

Bereits damals beschrieben die Pioniere der Bakterienheilkunde Grundelemente des Mikrobioms, die vielen heute als »neue« Forschungsergebnisse erscheinen. So sah Rusch die Bakterienbesiedelung der Schleimhäute als natürlichen Schutz vor Infektionen an. Dieselben Bakterien, die physiologisch sind, können auch pathogen werden, sagte er.[318] Man kannte den Stellenwert einer intakten Darmschleimhaut als Voraussetzung für Gesundheit.[319] Dass psychischen Erkrankungen eine Darmbakterienstörung zugrunde liegen kann, war längst beschrieben.[320] Bereits 1963 bezeichnete der Kinderarzt Helmut Mommsen (1896–1983) die Bakteriengesamtheit als ein »an den Makroorganismus gebundenes Organ«, in dem zwischen »Schleimhautzelle und Schleimhautbakterien« ein »enger stoffwechselmäßiger Kontakt« besteht.[321] Es liege dort praktisch immer eine persönliche Bakterienflora vor. »Wandständige« Darmbakterien wurden von solchen im Speisebrei unterschieden. Es waren bereits die Vitaminsynthese durch Bakterien und Leberentlastung durch bakterielle Gesundheit bekannt. Man erkannte, dass kurzkettige Fettsäuren, die durch Darmbakterien aus der Nahrung gebildet wurden, für die Darmbesiedelung und die »Infektabwehr« nötig waren.[322]

Mit der Bakterientherapie wurden Hunderte von Heilungen berichtet, und die zunehmende Zahl von Ärzten, die damit arbeitete, vereinigte und unterstützte sich im von den Pionieren 1954 gegründeten »Arbeitskreis Mikrobiologische Therapie«. Dieser dient seither als Rahmen für Kurse und Schriften für Kollegen und zum Erfahrungsaustausch. Den Vorsitz hatte bis 1968 Helmut Mommsen inne. Die Heilerfolge, die anders als bloße Symptombeseitigung, wo später Beschwerden wieder auftreten, jeweils eine elementare Gesundheitssteigerung mit sich brachten, waren eindrucksvoll. In Herborn wurde ein mikrobiologisches Labor eingerichtet, das es, im Jahr 1977 vom »Institut für Mikroökologie« übernommen, nach wie vor dort gibt. Über die gesamte Zeitspanne der Antibiotikabegeisterung hinweg wurden hier die Grundgedanken der natürlichen Bakterienbesiedelung, des Kreislaufs des Lebendigen und ihrer Erforschung bewahrt und gepflegt.

Der Arbeitskreis, in dem auch Alfred Nißle (siehe Seite 51ff.) zu Gast war, war der Raum, in dem sich das Wissen über die Heilkraft der Bakterien über die antibiotischen Jahre hinweg Menschen mitteilen konnte, deren Haltung den Bakterien gegenüber von Verständnis für Zusammenhänge geprägt war. Aus diesem Geist heraus entstanden auch wichtige Einrichtungen für den biologischen Landbau.*

Die Bakterientherapeuten galten als Außenseiter. Ihnen war jedoch klar, dass der Mensch für seine Gesundheit eine gesunde bakterielle Besiedelung braucht und dass ein kranker Mensch mithilfe von Bakterien geheilt werden kann. Die Zeit gab ihnen recht.

Die mikrobiologische Therapie, die als Empfehlung damals entwickelt wurde, kann heute sowohl bei chronischen Entzündungen als Ausdruck von Immunschwäche wie auch bei allergischen Erkrankungen als Zeichen überschießender Immunreaktion angewendet werden. Sie beruht auf einer Einteilung »physiologischer« Bakterien in eine »Protektivflora« (Milchsäurebakterien), »Immunflora« (*Enterococcus faecalis* und *E. coli)* und eiweißabbauende Flora *(Klebsiella, Clostridien)*. Diese sollten als »Leitkeime« im Stuhl in bestimmten Zahlenverhältnissen zueinander vorkommen, und ihre Verschiebungen lassen Aussagen über inneres Krankheitsgeschehen zu. Vor Beginn einer Behandlung wird der Stuhl auf Bakterien und weitere Parameter untersucht. Daran lassen sich Störungen ablesen, woraus sich die Therapie ableitet. Als Therapieaufbau gilt ein Beginn mit Bestandteilen von *E. coli* und *Enterococcus* ohne lebende Bakterien** für etwa einen Monat. Dies entspringt dem Wissen, dass jegliche mikrobielle Therapie achtsam eingeschlichen werden sollte. Bereits die Pioniere beobachteten, dass selbst Spalt- und Zerfallstücke bestimmter Bakterien wirksam sind. Dabei wird die tägliche Dosis langsam erhöht. Zum zweiten Monat wechselt man auf Enterokokken*** und nimmt nach etwa zwei weiteren Monaten lebende *E. coli***** dazu. Parallel wird gern eine Autovaccine-Behandlung durchgeführt.

Das Schema wird jeweils individuell und entsprechend der Erkrankung angepasst, und die Präparate werden auch davon unabhängig für weitere Indikationen verwendet. Inzwischen gibt es eine Reihe ergänzender neuer mikrobiologischer Präparate.

* Hans Peter Rusch begründete mit den Schweizer Landbauwissenschaftlern Dr. Maria und Hans Müller den heutigen Bioland-Verband.

** »Pro-Symbioflor«.

*** »Symbioflor 1«.

**** »Symbioflor 2«.

Mutaflor

Alfred Nißle hatte bei seinen Versuchen zum Coli-Index (siehe Seite 51) die Erfahrung gemacht, wie verschieden die Lebendigkeit einzelner Coli-Kulturen sein konnte und was das für die Gesundheit bedeutete. Er arbeitete als Stabsarzt während des Ersten Weltkriegs in Lazaretten und setzte dort die Suche nach geeigneten Coli-Stämmen fort. Aus dem Stuhl eines Pionierunteroffiziers, der während seines Truppeneinsatzes in moorigen Gebieten auf dem Balkan anders als die meist an Ruhr und Ähnlichem erkrankten übrigen Soldaten darmgesund geblieben war, isolierte Nißle ein Coli-Bakterium, dessen Fähigkeit zum »Antagonismus« besonders stark ausgeprägt war. Nachdem er es dauerhaft vermehren konnte und es sich therapeutisch bewährt hatte, ließ er es in Gelatinekapseln, die mit Paraffin oder Wachs verschlossen wurden, pharmazeutisch verpacken. Ab 1917 standen diese Kapseln als »Mutaflor« zum Schlucken zur Verfügung. Der Name war vom Lateinischen *mutare* für »verändern« abgeleitet. *E. coli* Nißle 1917, international abgekürzt ECN, vermag sich anders als andere Bakterienstämme tatsächlich nach der Einnahme im Darmmikrobiom anzusiedeln. Er wird seitdem weltweit für die Behandlung von Darmerkrankungen eingesetzt. Über jetzt ein Jahrhundert hinweg wird er weiter kultiviert, und mit immer neuesten Methoden versucht man, seine Wirksamkeit zu erfassen.

Dass *E. coli* Nißle 1917 ein gesundes Gleichgewicht in der Mikrobengemeinschaft wiederherstellt, war bereits seinem Entdecker bekannt. Seit dem Jahr 2000 fand man weitere Wirkmechanismen: Zum Beispiel, dass er seiner Gestalt verdankt, sich in Schleimhäuten ansiedeln zu können. Er hat auf seiner Oberfläche Härchen, feine Geißeln und Membranmoleküle, deren Kontakt mit Körperzellen heilsame Impulse auslösen. Er fördert die Biofilm-Bildung, stärkt die Kittleisten und hindert Fremdbakterien, zum Beispiel Salmonellen oder andere *E. coli*, am Eindringen. Er erzeugt Stoffwechselprodukte, darunter Vitamine, die wie seine löslichen Signalmoleküle Entzündungen hemmen, indem sie die Abgabe von Immunbotenstoffen aus Epithelzellen regulieren.

Medizinische Indikationen für *E. coli* Nißle sind Darmerkrankungen, insbesondere die schubfreie Zeit bei chronisch-entzündlichen Darmerkrankungen sowie Verstopfung.

Coli-Biogen

Bei der norddeutschen Firma Laves, die ursprünglich ab 1908 ein Stärkungsmittel herstellte, beschäftigte sich Ende der zwanziger Jahre der Apotheker Wolfgang Laves auch mit Coli-Bakterien, um sie als Heilmittel zu entwickeln. Mit einem 1931 entdeckten und *E. coli* Laves genannten Stamm wurde das Colivit hergestellt, mit lebenden, auf selbstentwickeltem Nährboden gezüchteten *E. coli.* Es gab sie als Ampulle zum Trinken oder für rektale Zufuhr und als Kapseln mit je 250 Millionen getrockneten *E. coli.* Doch die Hoffnung auf Erfolg wurde durch eingeschränkte Verträglichkeit enttäuscht.

Daraufhin entwickelte man ein Präparat als bakterienfreies Extrakt, für dessen Herstellung man die Coli-Bakterien in ihrer Kulturlösung abtötet, sodass ihr Inhalt in Lösung geht. Diese wird filtriert, wobei größere Eiweißpartikel wie Zellwandbruchstücke und DNA entfernt werden. Übrig bleiben die feinen Inhaltsstoffe und Stoffwechselprodukte, laut Hersteller insbesondere Aminosäuren, Peptide, Kohlenhydrate und Glykolipide. Das Mittel* wird heute als Schleimhautheilmittel empfohlen. Da es bakterienfrei ist, kann man es auch in Situationen geben, wo die Schleimhäute zu gereizt für die Einnahme lebender Mikroben sind oder das Immunsystem zu strapaziert ist für einen Impuls.

Anwendung findet es bei allen auf Mikrobiomstörungen zurückzuführenden Krankheiten: Darmerkrankungen,[323] Unverträglichkeiten, Allergien, Hauterkrankungen und Ähnlichen. Bewährt haben sich Darreichungen, die zu Antibiotikatherapie vorsorglich dazugegeben werden, sowie als Begleitmittel zur Minderung der Nebenwirkungen von Chemotherapie oder Bestrahlung.

Rephalysin

Friedrich Bradtmöller (1884–1969) hatte im Jahr 1925 als Heilpraktiker den Wunsch nach einer *R*enaissance *e*inzigartiger *p*flanzlicher *H*eil- und *A*rzneimittel. »Repha« taufte er daher die dazu von ihm gegründete Firma. Eine Veröffentlichung über die Stoffwechselprodukte von *E. coli,* die der ihm bekannte Tierarzt und Lebensmittelhygieniker Eberhardt Lienhop (1920–1992) mitverfasst hatte,[324] brachte ihn im Jahr 1954 auf die Idee, diese als Medikament aufzubereiten.

* »Coli-Biogen«

Es kam zu einer Zusammenarbeit, aus der ein »katalysierendes biologisches Darmtherpeuticum« hervorging.* Lysierte, also aufgelöste Darmbakterien wurden mit Kamillenblüten- und Gänsefingerkrautextrakt, Vitamin B_{12} und Folsäure in Milchzuckerdragees präpariert. 1955 war das Mittel zugelassen und wurde bald beliebt.

Die Idee dahinter war, die Darmschleimhaut zu heilen, damit sich in ihr überhaupt wieder eine gesunde Bakterienbesiedelung entwickeln könne. Empfohlen war es bei Magen-Darm-Erkrankungen, Verstopfung, Barriere- und Durchblutungsstörungen der Darmschleimhaut und Infektanfälligkeit, angewendet wurde es sehr viel weitreichender.

Als alle alten Medikamentenkombinationen nach einem 1976 geänderten Gesetz neue teure Studien für die weitere Zulassung beibringen mussten, war man genötigt, das Präparat auf *E. coli* als Inhalt zu konzentrieren, stellte es pharmazeutisch um, und nach einer Übergangszeit wurde es neu zugelassen**, laut Health Claim*** zur mikrobiologischen Immunregulation. Es enthält heute *E. coli*, die fermentiert, durch Hitze inaktiviert und gefriertrocknet wurden, sowie als Präbiotikum Kartoffelstärke sowie Selen.

Spenglersan-Kolloide

Im Jahr 1848 flüchtete Alexander Spengler (1827–1901) nach der missglückten deutschen März-Revolution um sein Leben in die Schweiz. Er durfte in Zürich Medizin studieren und erhielt 1853 eine Arztstelle im damals kleinen abgelegenen und langjährig arztfreien Bergdorf Davos. Dort führte er die Höhenlufttherapie der Tuberkulose ein und machte den Ort bald zu einem hochbeliebten und weltberühmten Kur- und Sanatoriumsplatz, wo er dann lebenslang wirkte. Sein Sohn Carl Spengler (1860–1937) wuchs in dieses Leben hinein.

Die Tuberkulose war damals die bedeutendste Volkskrankheit, und viele Institute widmeten sich ihrer Erforschung. 1882 hatten fast zeitgleich Paul von Baumgarten (1848–1928), Pathologieprofessor in Königsberg, und Robert Koch (1843–1910) in Berlin die Tuberkulosebakterien beschrieben.[325] Während daraufhin in Berlin und anderswo Medizin *gegen* dieses *Mycobacterium tuberculosis* gesucht wurde, welche eine innere Desinfektion bewirken sollte, entwickelte sich Davos zum Kurort einer ganzheitlich ausgerichteten Tuberkuloseheilung,

* »Rephalysin«

** »Rephalysin C«

*** Zulassungsverordnung über nährwert- und gesundheitsbezogene Produktangaben.

mit Höhenluft, Ruhe und Bewegung, mit Kultur und Medikamenten, unterschiedlichen Behandlungen und einer besonderen Ernährung. Diese Medizin wurde aus der Ferne kritisch beäugt. Georg Cornet (1858–1915), ein Mitarbeiter Robert Kochs, schickte beispielsweise im Jahr 1887 drei mit Tuberkulose künstlich versehene Meerschweinchen nach Davos, während er drei zur Kontrolle in Berlin behielt, um tierexperimentell zu beweisen, dass die dortige Klimatherapie wirkungslos sei.[326] Ein Ergebnis ist nicht überliefert.

Im Jahr 1890 präsentierte Robert Koch ein Tuberkuloseheilmittel,[327] das »Tuberkulin«, ein, wie sich später herausstellte, gewöhnlicher Glyzerinextrakt aus Reinkulturen der Tuberkelbazillen.[328] Es wurde als wirksame Impfung propagiert, mit häufigen Dosen verabreicht und hoch gepriesen, seine Heilwirkung war aber nicht nachgewiesen, vielmehr entpuppte es sich schließlich sogar als gefährlich.

Carl Spengler, der in Deutschland und der Schweiz Medizin studiert hatte, arbeitete zunächst bis 1889 in Straßburg als Lungenchirurg. Als Erstem gelang ihm eine später nach ihm benannte Lungenoperation.* Danach arbeitete er mit seinem Vater in Davos weiter. Sie setzten das Kochsche Tuberkulin bei Patienten ein, und Carl Spengler wurde, wohl auf eine Veröffentlichung von ihm im Jahr 1892 hin, möglicherweise von Robert Koch nach Berlin eingeladen.[329]

Zurück in Davos, forschte er im eigenen Labor. Dabei entdeckte er die »Mischinfektion« im Gewebe, ein »so intimes Zusammenvorkommen verschiedenartiger Bakterien, dass die mechanische Trennbarkeit ausgeschlossen ist«,[330] was ihn später dazu anregte, Medikamente aus Mikrobenmischung zu entwickeln. Er teilte die Tuberkulose als Erster in Stadien ein, was die Behandlung klarer machte.[331] Um die Patienten vor Nebenwirkungen der Tuberkulin-Behandlung zu bewahren, hatte er zuvor bereits statt aus menschlichen aus abgeschwächten Rinder-Tuberkelbakterien ein »Perlsucht-Tuberkulin« entwickelt.** Damit wurde Carl Spengler in der Nobelpreisrede Robert Kochs 1905 erwähnt. Es wurde Tuberkulosekranken zunächst wie üblich unter die Haut gespritzt, später fertigte Spengler homöopathische Verdünnungen davon an, und bei Kindern und Schwerkranken bevorzugte er, es in die Haut einreiben zu lassen. Dies war so heilsam, dass er diese »perkutane Tuberkulinanwendung« als »Einreibemethode« 1904 veröffentlichte.[332] Dazu verwendete er Bakterien aus dem Speichel Tuberkulosekranker.

* Die »extrapleurale Thorakoplastik«, eine Rippenteilentfernung, zuvor 1888 von H. Quincke vorgeschlagen.

** Perlsucht ist eine Tuberkuloseform beim Rind.

Das Mittel hieß 1904 zunächst »Tb. I.K«*, später »Kolloid T«. Es wurde – und wird bis heute – aus einer Mischung von Mykobakterien, Streptokokken und Neisserien hergestellt. Darin wird die Anregung des Immunsystems durch Antigene der Bakterien kombiniert mit der Zufuhr von Antikörpern als »Antitoxine« zum direkten Schutz. Erfolgreiche Heilungen wurden bald in ganz Europa berichtet.

Spengler vermutete, dass Bakterien und ihre Toxine von Eltern zu Kindern über Generationen weitergegeben werden, was sie zu Krankheiten veranlagt, zum Beispiel zu Tuberkulose. Er nannte dies »Erbvirus«,[333] und er war überzeugt, dass zahlreiche Erkrankungen, darunter Arteriosklerose, Syphilis, Rheuma, Darmentzündungen und viele Krankheiten mit unbekannter Ursache, in Wirklichkeit damit ursächlich zusammenhingen.

Nach und nach entwickelte Spengler weitere Mittel jeweils für die bedeutendsten Krankheiten der Zeit.

Heute gibt es die acht Spenglersan-Kolloide A, E, G, K, M, Om, R, T, gewonnen aus verschiedenen Mikrobenstämmen, die aus kontrollierten Kulturen stammen. Antigene und Antitoxine werden jeweils gemeinsam zur homöopathischen Stärke D9 potenziert. Spenglersane haben die eigene pharmazeutische Herstellungsvorschrift HAB 58a.

Sie werden nach den inzwischen jahrzehntelangen Erfahrungen mit diesen Mitteln individuell therapeutisch eingesetzt. Es gibt präparatspezifische Indikationen wie Allergien, Schmerzbehandlung, Entgiftung, Herz-Kreislauf-Erkrankungen, Malarianachsorge, Entzündungen, Wundheilungsförderung und mehr, wobei man sie dabei meistens mit anderen Therapieelementen zusammen verwendet. Es ist mit den Kolloiden auch möglich, Blockaden gegenüber anstehenden Heilungsprozessen zu lösen.

Die Anwendung geschieht, indem wenige Tropfen der Kolloidlösung in eine Ellenbeuge aufgetragen und vom Patienten selbst gründlich eingerieben werden. Darauf reagieren Immunzellen in der Haut, und es werden Hautzell- und Blutgefäßrezeptoren ausgebildet. Auf deren Reiz hin entsteht eine Regulation im ganzen Organismus.[334]

Darmnosoden nach Dr. Bach

Nosoden** sind Medikamente aus »kranken« Körpersubstanzen, die pharmazeutisch präpariert wurden. Als erste Nosode gilt der homöo-

* Für »Immunkörper«, spezifische Antikörper.

** Vom griechischen *nósos* für »Krankheit«.

pathisch potenzierte Inhalt von Krätzebläschen des Arztes Constantin Hering (1800–1880) von 1833. Nosoden werden heute von mehreren Arzneimittelfirmen verarbeitet. Die Nosoden nach dem englischen Arzt Edward Bach (1886–1936) entstanden zunächst aus Stuhlbakterien seiner Patienten.

Bach war um 1912 Assistent der bakteriologischen Abteilung am University College in London. Dort fiel ihm auf, dass es offensichtlich bei bestimmten Kranken bestimmte Bakterienzusammensetzungen im Stuhl gab, die sich anhand von Milchzuckerverdauungsreaktionen unterscheiden ließen. Er beobachtete, dass diese Zusammensetzung je nach Ernährung des Menschen verschieden war, und fand Bezüge zwischen dem Gesundheitszustand des Patienten und der Häufigkeit einzelner Bakterienstämme. Auch beobachtete er, dass jeder Mensch langfristig eine typische persönliche Bakterienflora besitzt, dass sich diese rhythmisch ändern kann und dass deren bestimmte Typen mit bestimmten Krankheitssymptomen einhergehen.[335] Ab 1915 behandelte Bach, dem die Autovaccine-Arbeiten seit 1893 des Londoner Kollegen Almroth Wright (1861–1947) vielleicht eine Anregung waren, Patienten mit Vaccinen aus Darmbakterien, wobei er bemerkte, dass geringe Mengen stärker heilsam waren als große. Als er ab 1918 im »London Homoeopathic Hospital« als Bakteriologe tätig war und ihm die Übereinstimmung seiner eigenen Erfahrungen mit der Homöopathie deutlich wurde, begann er 1920 damit, die Bakterien potenzieren zu lassen, das heißt, stufenweise zu verschütteln.

Während für die Patienten-Autovaccine jeweils deren eigene Stuhlbakterien präpariert wurden, sammelte Bach nun für die Nosoden die Bakterien Hunderter von Patienten, die jeweils denselben Bakterientyp im Stuhl aufwiesen. Er ließ sie vermehren, gab sie in wässrige Lösung, wo sie bei 60 Grad Celsius abgetötet wurden, sammelte sie und potenzierte sie gemeinsam zu einem »polyvalenten* Impfstoff«. Dieser konnte nun auf Milchzuckerpulver präpariert geschluckt werden statt gespritzt, was den Vorteil hatte, dass der Arznei kein Desinfektionsmittel mehr zugesetzt werden musste. Es gab kein Risiko an der Einstichstelle, und es war auch noch preiswerter herzustellen.

Im Jahr 1927 berichtet er, dass es 80 Prozent der behandelten »abertausend« Patienten mit den Nosoden besser ging und 10 Prozent wahre »Wunder« erlebten.[336]

Bach hatte mit genauer Beobachtungsgabe stets den Patienten im Blick. Er war wahrscheinlich der Erste, der deutliche Zusammenhänge

* Vom griechischen *polýs* für »viel« und lateinischen *valere* für »geeignet sein, vermögen«.

zwischen Darmmikrobiota und seelisch-psychischer Verfassung feststellte. Er beschrieb etwa, dass Menschen mit ungewöhnlichen Ängsten die »Paratyphus-Bakterien« tragen, andere, reizbar-nervöse, solche der »Proteus-Gruppe«.* Patienten mit den jeweiligen Seelenmerkmalen reagierten positiv auf die passende Nosode, was auch immer sie eigentlich an körperlichen Beschwerden hatten. Er fand dies in einer solchen Regelmäßigkeit, dass er schließlich alle seine sieben Nosoden gewissen Gemütszuständen zuordnete. Um wirklich gesund zu werden, so sah er deutlich, müsse beim Kranken die seelische Ursache geheilt werden.[337] Der Weg, der mit den Darmbakterien begann, führte ihn über Beobachtung und Erkenntnis zu Mitteln zur Heilung von Leib und Seele.

Die Darmnosoden werden heute von dafür ausgebildeten Therapeuten verordnet, die sich mit deren Arzneimittelbild befasst haben. Unter anderem dienen sie dem Lösen von Therapieblockaden. Meist gibt man sie im Rahmen einer homöopathischen Gesamtbehandlung.

Tuberkulosemittel aus der Schildkröte

Im Jahr 1902 pflegte ein an Lungentuberkulose leidender Berliner Wärter im Aquarium die Schildkröten, und als deren zwei nacheinander an Tuberkulose starben, isolierte der Arzt Friedrich Franz Friedmann (1876–1953) aus ihnen die typischen Stäbchenbakterien. Er ließ Reinkulturen daraus fertigen, mit denen er Impfversuche begann. Man kannte bei der Erkrankung mit Tuberkulose damals typische menschliche und tierische** Stäbchenbakterien. Friedmann testete, ob ein Impfen mit den Schildkrötenbakterien ein Schutz vor Tuberkulose für den Menschen sein könnte.

Als er 1912 nach langjährigem Weiterkultivieren das in seinen Augen wirksame Präparat der Öffentlichkeit präsentierte, stieß er jedoch in vielerlei Hinsicht auf Widerstand. Wie bereits der mit seinem »Tuberkulin« gescheiterte Robert Koch gab er der Allgemeinheit weder seine Rezepturen noch die Anwendungsanleitungen reproduzierbar frei, noch kooperierte er mit notwendigen Ämtern. Als das Mittel in die Herstellung ging, fehlte angeblich dabei die nötige Sorgfalt. Zudem geriet er in die Mühlen der Politik. Auch wurden ihm die – damals durchaus gängigen – Serienbehandlungen an Heimkindern angelastet.[338] Es kam zu guten Heilungswirkungen, denen aber auch vorkom-

* Die damalige Benennung deckt sich nicht mehr mit der heutigen.

** *Mycobacterium humanis* oder *bovis*, vom lateinischen *bos*, Genitiv *bovis*, für »Rind«.

mende schwere Nebenwirkungen gegenüberstanden. Staatliche Auflagen im Umgang mit lebenden Bakterien bei der Produktion des Mittels führten 1914 zum Ende der Herstellung.

Mit weiterkultivierten Stämmen Friedmanns entwickelte um 1950 zu dessen Ärger Wilhelm von Brehmer ein eigenes Präparat (siehe Seite 205). Aus den alten Kulturen, heute *Mycobacterium phlei* genannt, wird heute homöopathisch ein Präparat hergestellt.* Es findet bei Krankheiten Anwendung, deren Erscheinungen mit Fieber, Nachtschweiß und chronischer Lungenbeeinträchtigung und allgemeiner Schwäche einhergehen, ähnlich wie bei der Tuberkulose.

Bacille Calmette-Guérin (BCG)

Aus dem *Mycobacterium bovis* kultivierten ab 1908 am Institute Pasteur in Lille der Arzt und Bakteriologe Charles Albert Calmette (1863–1933) und der Tierarzt Jean-Marie Camille Guérin (1872–1961) ihrerseits ein Tuberkulosemittel. Die Bakterien stammten aus dem Jahr 1901 von einer Kuh, die an tuberkulöser Milchdrüsenentzündung erkrankt war.[339] Sie züchteten diese Mykobakterien dreizehn Jahre lang auf Kartoffelnährboden mit Rindergalle und 0,5 Prozent Glyzerin[340] immer weiter, bis sie so verändert waren, dass sie eine Immunreaktion beim Menschen angeblich ohne Erkrankung auszulösen versprachen. Die 1921 als »BCG-Impfstoff« international eingeführte Impfung wurde ab 1928 staatlicherseits gefördert und weltweit mit vielen Stammvarianten jahrzehntelang zigmillionenfach durchgeführt. Da es dabei bald zahlreiche Todesfälle gab,** Erkrankungen und gravierende Nebenwirkungen und die Tuberkulose jedoch dadurch weder geheilt noch wirklich eingedämmt wurde, blieb sie umstritten. Sie wurde schließlich in Deutschland im Jahr 1998 offiziell eingestellt.

Heute gibt es Präparate aus den BCG-Mykobakterien zur Behandlung von Harnblasen-Krebs*** und als homöopathisch potenziertes Mittel****, das unter anderem bei rheumatischen Erkrankungen und zur Immunmodulation eingesetzt wird. Auch in einer Medikamentenreihe aus bakteriellen, homöopathisch zubereiteten Zellwandbruchstücken, die eine spezifische immunologische Wirkung haben, gibt es *Myco-*

* »Utilin S«, nicht zu verwechseln mit dem aus *Bacillus subtilis* entwickelten »Utilin«.

** In Lübeck starben 1921 nach der Impfung 77 von 256 Neugeborenen, und weitere 131 erkrankten an Tuberkulose.

*** »BCG-medac« und »OncoTICE«.

**** »Bovisan«.

*bacterium bovis.** Dies wirkt, indem unter anderem Toxine gebunden werden.

Fiebertherapie

Heilkundige aller Zeiten, von Hippokrates über Hildegard von Bingen bis heute, priesen die Wirkung des Fiebers. In ihm bringt der Körper seine Kraft zur Selbstregulation zum Ausdruck. Den Wunsch, künstlich Fieber herbeizuführen, fand man so wichtig, dass irgendwann der Satz »Gebt mir die Macht, Fieber zu erzeugen, und ich heile jede Krankheit« dem tiefsinnigen griechischen Philosophen** Parmenides (5. Jahrhundert v. Chr.) in den Mund gelegt wurde, obwohl er ihn nie geäußert hat.[341]

Zu fiebern ist ein Heilungsprozess, bei dem ein Ungleichgewicht im Organismus ausgeglichen wird. Die Abfolge von Schüttelfrost, trockener Hitze und heftigem Schwitzen reinigt den Körper und reguliert das Immunsystem. Die Heilkunst besteht darin, den fiebernden Menschen derart zu pflegen, dass äußere Begleiterscheinungen des Fiebers gemildert, Ausscheidungen abgeleitet werden und die Kraft zum Fiebern erhalten bleibt. Nur im Extremfall reguliert man es zurück in gesunde Grenzen.

Fieber wird auf einen übermäßigen Reiz hin ausgelöst, manchmal durch ein Trauma, meistens durch Pyrogene. Pyrogene sind fiebererregende Verbindungen, die entweder im Körper gebildet werden, zum Beispiel im Immunsystem, oder als mikrobielle, heutzutage auch künstliche Fremdstoffe in ihn gelangen. Dazu zählen Membranbestandteile von Bakterien, Pilze oder Viren und auch Endotoxine. Oder eben Kunststoffe oder Chemikalien. Sie geben einen starken Impuls ins Immunsystem. Pyrogene verstellen im Wärmeregulationszentrum im Gehirn den Temperatursollwert, woraufhin das Nervensystem reagiert und die Körperkerntemperatur über die normalerweise etwa 37 Grad Celsius hinaus erhöht wird. Etliche Vorgänge im Körper ändern sich daraufhin.

Die Körpertemperatur ist regelmäßig an den Hormonhaushalt geknüpft und verläuft in einem Rhythmus. Sie ist beim Menschen abends höher als morgens. Bei Fieber entstehen vermehrt sogenannte Hitzeschockproteine, die an der korrekten Faltung von Eiweißmolekülen beteiligt sind und die den Abbau von fehlgebildeten oder unnützen

* »Sanukehl Myc«.

** Der kein Arzt war, wie allenthalben behauptet wird.

Eiweißen fördern. Sie schützen zugleich die Körpereiweiße bei zu viel Hitze.

Zusammenhänge zwischen Fieber und Heilung sind seit alters so offenkundig, dass man das Fieber tatsächlich gezielt herbeizuführen begann. Seit dem 17. Jahrhundert infundierte man dazu psychisch Kranken, die man durch Fieber heilen wollte, Lammblut.[342] Ein meist tödliches Verfahren, das dennoch bis ins 19. Jahrhundert, auch mit Rinderblut und zuletzt in sowjetischen psychiatrischen Kliniken mit Menschenblut praktiziert wurde.[343] Als Vaccinieren Mode wurde, ging man zum Einimpfen lebender Bakterien über, die in die Haut geritzt oder ins Blut gespritzt wurden.

Zwischen 1860 und 1880 war die Idee, chronische oder psychische Krankheiten durch akute Infektionen heilen zu wollen, allgemein verbreitet.[344] Im Jahr 1868 berichtete Professor Wilhelm Busch (1826–1881), Chirurg in Bonn, von seiner erfolgreichen Infektion einer Krebspatientin mit Bakterien aus dem Erysipel* eines anderen Patienten.[345] Er hatte die Patientin in ein Bett gelegt, in dem »Patienten mit offenen Wunden erfahrungsgemäß Erysipel zu bekommen pflegten«.[346] Wenige Jahre darauf bestimmte der Chirurg Friedrich Fehleisen (1854–1924) die *Streptococcus-pyogenes*-Bakterien aus Erysipelen, isolierte sie im Labor und nutzte sie zur Fiebererzeugung bei Patienten mit Weichteilkrebs.** Einige Zeit später begann der Psychiater Julius Wagner-Jauregg (1857–1940) in Wien damit, in seiner Klinik künstliches Fieber zur Heilung psychisch Kranker einzuführen. Er infizierte Patienten mit Tuberkulin, mit abgetöteten Streptokokken oder Typhus-Vaccinen. Anderswo spritzte man den angeblich »Geisteskranken« zur Fiebererzeugung Milch, Terpentin, Harn, »ölig suspendierten Schwefel« oder Coli-Reinkulturen, was nur wenige von ihnen überlebten. Wagner-Jauregg brachte seine Patienten schließlich ans Fiebern, indem er ihnen Malaria zufügte. Dieser »Fortschritt« brachte ihm im Jahr 1927 als bislang einzigem Psychiater den Nobelpreis für Medizin ein. Es war just die Zeit, in der die Malaria als gewöhnliche Fieberkrankheit in Europa zu schwinden begann.[347] Bis in die sechziger Jahre galt die Fiebertherapie bei psychiatrischen Kranken als Therapiemöglichkeit, dann allerdings mit Eiweißen aus *E. coli*.[348]

Friedrich Fehleisen siedelte in die USA um, und vielleicht über ihn erfuhr der amerikanische Arzt William B. Coley von der Erysipelkur bei Krebskranken. Als junger Arzt berührt von dem Sterben an Knochenkrebs einer achtzehnjährigen Freundin von John D. Rockefeller,[349]

* Wundrose, nach dem gleichbedeutenden griechischen Wort *erysípelas*.

** Er beschrieb als Erster den Zusammenhang zwischen *Streptococcus* und Scharlach.

begann er im Jahr 1891 versuchsweise mit Fieberbehandlungen mittels Erysipelinfektionen bei Krebskranken. »Coley's Toxin« aus abgetöteten *Streptococcus pyogenes* und *Serratia marcescens* wurde dann von 1893 an erfolgreich verwendet. Als andere Therapien, zum Beispiel Bestrahlungen, durch in Amerika einflussreiche Ärzte bevorzugt wurden, wurde diese Fiebertherapie verdrängt und im Jahr 1962 in den USA sogar verboten.[350] In Deutschland gab es diese Bakterienmischung bis 1990 zu kaufen.* Sie wird weiterhin zur Forschung in der Tumorimmunologie verwendet.[351]

Heute weiß man, dass immunstimulierende Substanzen, wie es Bakterienbestandteile sind und wie sie bei Fieber aktiviert werden, durchaus bei der Entfernung von Krebs aus dem Körper beteiligt sein können.** Krebszellen sind zudem hitzeempfindlicher als andere. Eine alte Beobachtung, dass an Krebs Erkrankte im Vorfeld kaum mehr Fieber entwickelt hatten, gilt als immer noch gültig. So wird Fiebertherapie mithilfe von Bakterien heute in einigen Kliniken weiterhin als Teil einer Krebsbehandlung durchgeführt. Sie ist nicht zu verwechseln mit der Hyperthermie, bei der der Körper von außen her erwärmt wird.

Der Erfolg scheint vom Erreichen einer Fiebertemperatur von über vierzig Grad Celsius und von der Dauer des Behandlungszeitraumes abzuhängen.[352] Die erwünschte Immunreaktion ist nur möglich, wenn zuvor keine immunhemmende Behandlung durchgeführt wurde.

Isopathische Therapie mit Sanum-Präparaten

Eine ganz besondere Betrachtungsweise, die eigene mikrobiologische Heilmittel hervorbrachte, entwickelte der Biologe Günther Enderlein (1872–1968). Er war als Freiwilliger ab 1914 in der Medizinalabteilung der Armee in Stettin als Serologe*** mit der Untersuchung krankheitsauslösender Bakterien beauftragt. Bei mikroskopischen Betrachtungen fiel ihm auf, dass Bakterien bei Wachstum und Entwicklung offensichtlich Kreisläufe durchleben und dass sie sich nicht nur, wie man glaubte, ausschließlich durch Zweiteilung, sondern auch durch Vereinigung, also geschlechtlich vermehrten. Für diese Erkenntnis erhielten 1958 drei andere Mikrobiologen den Nobelpreis für Medizin.

* »Vaccineurin«, »MBV – mixed bacteria vaccine«.

** Dazu zählen die *microbe-associated molecular patterns* (MAMP oder PAMP), die tumorantigentragende dendritische Zellen aktivieren.

*** Vom lateinischen *serum* für »wässriger Anteil der geronnenen Milch, Molke«. Flüssiger Überstand des geronnenen Blutes.

Im Inneren von Zellen, zum Beispiel der Erythrozyten, sah Enderlein kleine Eiweißpartikel, die sich zu größeren entwickeln konnten. Diese Urkerne deutete er als die kleinsten biologischen Einheiten. Isolierte man sie aus Körperzellen, entwickelten sich daraus Einzeller.

Die Frage, ob Bakterien eine gleichbleibende Gestalt hatten* oder in verschiedenen Formen** leben konnten, wurde bis Ende des 19. Jahrhunderts kontrovers diskutiert. Dies erhielt schließlich durch die herrschenden Ansichten Robert Kochs und Louis Pasteurs die Ausrichtung, Bakterien hätten jeweils nur eine einzige Gestalt. Anderslautende Ansichten wurden seither allgemein abgelehnt, was Enderlein mit seiner Forschung von vornherein als Außenseiter abstempelte. Seine über Jahrzehnte lang gewissenhaft gesammelten Erkenntnisse, die unter anderem 1925 im Werk *Bakterien-Cyclogenie* zusammengetragen wurden, waren somit seiner Zeit voraus. Er entwickelt eine eigene Begrifflichkeit für die beobachteten Phänomene, was es bis heute schwierig macht, sie zu verstehen.

Als eine der Krankheitsursachen identifizierte Enderlein eine Entwicklungsstufe eines im Blut jedes Menschen vorkommenden »Endobionten«, den »Ursymbiont« *Mucor racemosus* (Fresen). Dieser sei ein entwicklungsgeschichtlicher Begleiter des Menschen und daher nicht chemisch zu bekämpfen.[353]

Enderlein sah in den kleinen Formen der Mikroben harmlose Symbionten, in den »höherentwickelten« hingegen »Parasiten«. Symbionten erhielt jeder Mensch bereits mit seinem Blut. Ein Überwiegen der inneren »Parasiten« geschah jedoch aufgrund einer Milieuänderung und führte zu den verschiedenen Krankheiten.

Als Heilmittel entwickelte Enderlein ab 1937 aus verschiedenen Mikroorganismen »immunbiologische«*** Präparate, die ihre harmlosen kleinen Entwicklungsstufen enthalten. Sie werden geschluckt, eingerieben oder gespritzt. Durch den Kontakt wird das innere Gleichgewicht zwischen Mensch und diesem Mikrobenzyklus wiederhergestellt.

Diese sogenannte »isopathische Therapie« unterstützt die Selbstheilungskraft und die Ausscheidung von belastenden Partikeln aus dem Körper. Die zugehörigen »isopathischen« Präparate werden heute durch die Firma Sanum-Kehlbeck hergestellt. Behandelt wird im Rahmen eines umfassenden Gesundheitskonzepts. Das Blut des Patienten wird im Dunkelfeldmikroskop betrachtet, wo man auch diejenigen

* Genannt »Monomorphismus«, von den griechischen Wörtern *mónos* für »allein« und *morphḗ* für »Gestalt«.

** Genannt »Pleomorphismus«, vom griechischen *pleĩon* für »mehr«.

*** Gemeint war damit die Stärkung der Immunregulation des Organismus.

Partikel sieht, die einem im üblichen Hellfeldmikroskop entgehen. Daraus leiten sich die Wahl des Präparates und das Behandlungskonzept ab.

Toxinal von Brehmer aus *Siphonospora polymorpha*

Der Pharmazeut Wilhelm von Brehmer (1883–1959) sah ähnlich wie Günther Enderlein im Blut Wandlungsformen bestimmter Mikroorganismen. Er forschte ab 1923 in Berlin zu Viruskrankheiten, unter anderem zur Maul-und-Klauen-Seuche, und es fiel ihm auf, dass der pH-Wert in Körperflüssigkeiten von Versuchstieren je nach ihrer Verfassung wechseln konnte. Er entwickelte die damals bahnbrechende Möglichkeit, den Blut-pH-Wert im fließenden Blut exakt zu messen, indem er mit dem Ingenieur Adolf Bücheler dafür ein Sanguimeter entwickelte (später Hämo-Ionometer genannt).[354] Enderlein und er konnten jedoch persönlich keine Übereinstimmungen ihrer Arbeit finden.

Von Brehmer erforschte ab 1928 insbesondere das von ihm so benannte *Siphonospora polymorpha* – heute *Propionibacterium acnes* –, eine Bakterie, deren Wuchsformen er im Zusammenhang mit dem pH-Wert im Patientenblut sah. Dabei beobachtete er, dass nur bei Krebskranken bestimmte Formen davon an roten Blutkörperchen zu sehen waren und dass dies mit dem Blut-pH-Wert zusammenhing. Dies veranlasste ihn zu der Annahme, Krebs sei durch *Siphonospora polymorpha* verursacht.[355] Allerdings nicht als Infektionskrankheit im klassischen Sinne, sondern als eine langjährig entstehende Blutkrankheit mit Erkrankung des ganzen Körpers.[356]

Er präparierte aus harmlosen *Siphonospora*-Kulturen, die er aus »gangränösen« Zahnpulpen und Wurzelgranulomen gewann,[357] im Jahr 1941[358] eine Vaccine*, die er als Heilmittel bei Rheumakranken, Neuralgien und Herpes Zoster einsetzte, zusammen mit einer Regulationstherapie des Säure-Basen-Haushalts. Aus mit Formaldehyd abgetöteten Kulturen filtrierte er Toxine**, die er als Medikament bei Krebsgeschwulsten anwendete.*** Der von ihm festgestellte Bezug zwischen bestimmten Bakterienstadien in Blut und Krebserkrankungen galt damals jedoch als tabu. Von Brehmer wurde fachlich und praktisch verfolgt und kämpfte vergeblich um Anerkennung. Er ließ allerdings auch

* »Arthrisinal«.
** »Formoltoxoid«.
*** »Toxinal«, später »Arthrisinal U«.

andere Forscher und deren Entdeckungen kaum gelten. Nach dem Krieg setzte er seine Arbeit unter Gründung einer »Internationalen Freien Akademie« fort. Nach 1950 entwickelte er aus dem von Friedrich Franz Friedmann isolierten Schildkröten-Tuberkulose-Bakterium (siehe Seite 199f.) ein Medikament, was nicht in dessen Sinne war.*

Heute gibt es aus den ursprünglichen von Brehmer'schen Bakterienkulturen hergeführte Medikamente. Die derzeit gängigen Bezeichnungen der jetzt homöopathisch aufbereiteten Bakterien lauten *Propionibacterium acne*** und *Corynebacterium stationis****. Beide werden als abgetötete, filtrierte Präparate aus den lebenden Kulturen hergestellt. Ersteres wendet man bei Gelenkerkrankungen an, Letzteres zur Begleitbehandlung bei Krebs. Beide wirken auf das Immunsystem. Die Wirkung der Mittel geht dabei erfahrungsgemäß weit über ihre enge Indikationen hinaus.

Stuhltransplantation

Die Gabe von Stuhlaufschwemmungen zur Heilung von Durchfällen war traditionell überall üblich (siehe Seite 180ff.). Man findet sie seit den alten Kulturen bis zum Beginn des 20. Jahrhunderts. Angewandt wurde Kot von Tieren oder Stuhl vom Menschen, oft von Kindern, zum Einnehmen, Auftragen, verarbeitet oder als Einlauf in den Enddarm eines Kranken. Zuletzt beschrieb der ab 1924 im Schwarzwald wirkende Landarzt Dr. August Gustav Heiser (1881–1953) seine erfolgreiche Anwendung diese Heilmethode. Er war damals nicht der einzige Arzt, der Stuhleinläufe von Mensch zu Mensch praktizierte.[359] Ehemalige Patienten, die von ihm so behandelt wurden, leben noch heute.

Als schließlich die Bedeutung der *E. coli* als Darmbakterien erkannt worden war, begannen Ärzte, statt des davor üblichen gemischten Stuhls die daraus als Reinkulturen gewonnenen *E. coli* therapeutisch zu verwenden. Sie wurden aus gesundem Menschenstuhl im Labor gezüchtet, mit Traubenzuckerlösung gemischt und ein- bis zweimal täglich Patienten mit einer entzündlichen Darmerkrankung als Einlauf zum Einhalten verabreicht. Mit gutem Erfolg. Man nannte dies die »Coli-Implantationstherapie«.[360] Da die Spender-Coli-Kulturen dafür allerdings täglich frisch präpariert werden mussten, war die Prozedur

* Die Vaccine »Sclerotin«.

** »Arthrokehlan A«.

*** »Arthrokehlan U«.

für alle Beteiligten lästig. So bevorzugte man schließlich die Weiterentwicklung der Coli-Präparate zu Medikamenten zum einfachen Einnehmen. Nur im Jahr 1958 berichtete in Amerika noch einmal ein Arzt davon,[361] dann verschwand die Stuhleinlauftherapie aus dem allgemeinen Bewusstsein.

Als die immer wiederkehrenden Durchfälle als entzündliche Folge von Antibiotikabehandlungen vor etwa dreißig Jahren zunehmend zum Problem wurden, nahm die Stuhltherapie einen ungeahnten Aufschwung.[362] Im Maße, wie die Überbesiedelung mit antibiotikaresistenten Clostridien dann unbeherrschbar wurde, begann man erneut, Stuhl von Mensch zu Mensch zu übertragen.

Diese als »therapierefraktäre *Clostridium-difficile*-assoziierte Kolitis« auftretende Folge eines Mikrobiomschocks wurde ab 2000 rapide häufiger, und ihre Zahl verdreifachte sich in den USA bis 2013. Seither wurde sie weltweit zur dramatischsten Komplikation nach Antibiotikabehandlungen überhaupt, sowohl in Krankenhäusern als auch ambulant.[363] Von 2000 bis 2011 stieg die Zahl der im Krankenhaus behandelten Durchfallerkrankungen insgesamt um mehr als das Doppelte. Die Anzahl daran in Kliniken Verstorbener stieg von 2000 bis 2011 von 401 auf 4152. Das entspricht 935 Prozent. Die übliche Therapie durch weitere Gaben von Antibiotika scheitert oft, sodass die jetzt »Stuhltransplantation« genannte Behandlung als hoffnungsvolle Behandlung neu aufkam.

Dabei erhalten Patienten nach einer weiteren Antibiotikagabe sowie nach Magen-Darm-Spülung flüssigen, zubereiteten Spenderstuhl durch Magen- oder Dünndarmsonden oder per Dickdarm-Endoskop in den Darm eingeführt. Auf eine positive Veröffentlichung einiger Fallberichte im Jahr 2013 in einer renommierten Fachzeitschrift hin[364] setzte weltweit geradezu ein Stuhltransplantationsboom ein. Seither wird sie in Deutschland in einer zunehmenden Anzahl von Kliniken durchgeführt. Angesichts ihres Erfolges stellt man derzeit Überlegungen an, ob diese Prozedur nicht auch bei anderen Mikrobiomstörungen oder Darmerkrankungen nützlich sei.[365]

Die Technik wird mittlerweile auch abgewandelt, indem Spenderstuhl, in Gelatinekapseln abgepackt, Patienten zum Schlucken gegeben wird.[366] Anleitungen dazu findet man sogar im Internet. Das ist allerdings nix für den Hausgebrauch! Der Stuhl muss dabei mehrfach versiegelt eingekapselt werden, weil sich Gelatine im Magen auflöst und der Inhalt sonst in ihn entleert wird.

Der Erfolg dieser Transplantation hängt von der individuellen Ausgangssituation im Mikrobiom des Empfängers ab und davon, ob das transplantierte Darmmikrobiom zu dem seinigen gerade passt.[367] Das lässt sich jedoch bislang in keiner Weise vorhersehen. Auch über langfristige Wirkungen von mit der Transplantation übertragenen genetischen oder weiteren Bestandteilen oder Informationen fehlt bisher das Wissen. Wegen möglicher schwerer Komplikationen[368] gehört das Stuhltransplantationsverfahren auf jeden Fall in erfahrene Hände.

Natürlich heilen mit Bakterien

Eine neue Therapie

Heilung des ganzen Mikrobioms

Wie kann man die Erfahrungen mit Bakterien aus den vielen Jahrtausenden mit den mikrobiologischen Erkenntnissen vom 19. Jahrhundert bis heute verbinden und eine Mikrobiomtherapie entwickeln, die kranken Menschen heute und zukünftig Heilung bringt?

Voraussetzung ist, dass man sich zunächst gänzlich von der Idee verabschiedet, Bakterien seien »Krankheitserreger« (siehe Seite 27f.), und dies ersetzt durch die Einsicht, dass Mikroorganismen ihren Sinn und ihre Aufgabe haben (siehe Seite 63–130) und zwar jede Mikrobe. Ausnahmslos. Dass sie weder »schuld«, »böse« noch gar »gefährlich« sind, sondern sowohl einzeln als auch übergeordnet als Stämme Teil eines unentwegt miteinander kommunizierenden Gemeinschaftsorgans sind, dessen Sinn die Förderung des Leben ist, nicht nur im Menschen, sondern auf der ganzen Welt. Ohne ihr Leben auf seinen inneren und äußeren Grenzflächen könnte der Mensch nicht existieren.

Es ist wichtig zu erkennen, dass das Mikrobiom im Menschen zwar in Räume mit unterschiedlicher Zusammensetzung und Aktivität aufgeteilt ist, in verschiedene Körperkompartimente wie Haut, Mund, Magen, Lunge, Galle, Darm und so weiter, dass es aber immer als Ganzes agieren kann. Eine Mikrobiomtherapie ist nur aussichtsvoll, wenn sie das ganze Mikrobiom des Menschen ergreift.

Dieses Gemeinschaftsorgan, das Mikrobiom, das in alle Lebenszyklen eingebunden und mit Körperzellen innig verwoben ist, ist in jedem Menschen persönlich und einzigartig. Es bildet sich aus dem bakteriellen Erbstrom, den Erfahrungen der Kindheit und aus sämtlichen Einflüssen im späteren Leben. Es setzt sich aus dauerhaften und veränderlichen Bakteriengruppen zusammen, wobei die veränderlichen durch kurzfristige Ereignisse gestaltet werden. Dies geschieht laufend durch die Nahrungsaufnahme. Für deren Verfügbarkeit für den Organismus bewirken die Bakterien die Feinverdauung und bilden darin eine Brücke zwischen der äußeren und der inneren Welt des Menschen.

Gleichzeitig richten sich seine Eigenschaften nach äußeren und inneren Einflüssen wie Durchblutung, Hormonen, Kontakten, Seelenverfassung, also nach dem ganzen Körpermilieu, das auch von Rhythmen und Schwingungsprozessen gebildet wird, und nach weiteren Umständen, denen der Mensch begegnet.

Anregung der Selbstregulation

Als Gemeinschaftsorgan ist das Mikrobiom in sich in Aktivitätsgruppen mit zahllosen Verknüpfungen geordnet. Je größer die Vielfalt ist, aus der es sich bildet, und je größer seine Fülle, desto besser können die wechselnden Anforderungen der Außenwelt, auch der Nahrung, auf die Beständigkeit des Organismus übersetzt und die Brücke zwischen Mensch und Umwelt flexibel gebildet werden.

Ist ein Mensch krank, ist unweigerlich das Mikrobiom daran beteiligt, meistens bereits bevor körperliche Symptome es zeigen. In der Regel geht der Erkrankung irgendeine Unausgewogenheit voran, die die Toleranzgrenze des Individuums überschreitet, sei es physisch-stofflicher, sozialer oder tiefergehender Natur. Können Bakterien diese Toleranzüberschreitung nicht ausreichend kompensieren, um die Homöostase als Organismus aufrechtzuerhalten, kommt es zu Regulationsversuchen, die den Körper überfordern. Dies tritt dann als Krankheit in Erscheinung. Für eine Rückkehr in die Toleranzbreite, innerhalb der das Gleichgewicht im Organismus sich wieder selbst regulieren kann, benötigt ein ernsthaft kranker Mensch Unterstützung. Diese kann mit einer Mikrobiomtherapie gegeben werden.

Eine Mikrobiomtherapie umfasst folglich den Einsatz von Bakterien selbst und die bewusste Gestaltung des Milieus, in dem die Bakterien leben. Das ergreift unweigerlich das gesamte Leben. Ziel ist die Wiederherstellung des Mikrobioms in Vielfalt, Fülle, Kommunikation und Aktivität sowie der übrigen Qualitäten in Beziehung zum Körper. Werden diese geheilt, regeneriert der gesamte Körper.

Dazu gehören die Wiederherstellung gesunder Übergangs- und Grenzflächen: der Außenhaut, der Schleimhaut, insbesondere der des Darms, sowie der Grenzen im übertragenen Sinne. Bakterien stellen Vermittler aller Lebensprozesse dar, nicht nur körperlicher, und überbrücken die Sphäre von sichtbarer und unsichtbarer Welt.

Dabei ist die Mikrobiombehandlung kein Ersatz für die bisherige heilsame und bewährte Medizin, sondern ihre Erweiterung. Es ist wünschenswert, dass jeder Mensch die Verantwortung für sich und seine Gesundheit übernimmt. Man braucht jedoch zunächst eine gute Diagnostik. Ohne Kenntnisse der hinter einer Störung liegenden möglichen Ursache lassen sich Symptome fehldeuten und Erfordernisse übersehen. Daher gehören alle ernsteren Erkrankungen grundsätzlich in die Hände ausgebildeter Ärzte, Heilpraktiker und Therapeuten. So wie die Bakterien zusammenwirken, um als Einzelne eine Gemeinschaft zu bilden, entfaltet sich Heilung am besten in guter zwischenmenschlicher Gemeinschaft. Erfahrungsgemäß kann eine anderweitige Therapie, zum Beispiel ein gründlich repertorisiertes homöopathisches Mittel, bisweilen erst dann wirken, wenn durch Mikrobiomtherapie zuvor eine Blockade gelöst wurde.

Einklang innerhalb des Menschen

Die Umsetzung einer Mikrobiomtherapie beinhaltet sowohl medizinische Hilfe als auch – genauso wichtig – eine mikrobiomfreundliche Lebensführung. Letztere liegt völlig in der Verantwortung der oder des Erkrankten mit seinen persönlichen Umständen. Bakterien sind Lebewesen. Bakterien aufzutragen oder zu schlucken, ohne ein bakterienfreundliches Leben zu führen, ist ein kraftraubender Widerspruch und erfahrungsgemäß für eine wirkliche Heilung ungenügend.

Heilung geschieht, indem Einklang innerhalb des Menschen wiederhergestellt wird:

- Dem Körper wird gegeben, was ihm fehlt, wie Nahrung, Bakterien, Ballaststoffe, Rhythmus oder Lebenssinn.
- Er erhält Impulse zur Selbstregulation, durch Bakterien und/oder durch andere Heilmittel.
- Und Ursachen für die Erkrankung wie unnatürliche Nahrung, schädliche Verbindungen, schlechte Gewohnheiten oder antimikrobielle Einflüsse werden weggelassen.

Da zu dieser Therapie eine Sichtung der Lebensführung gehört, die man nur selbst für sich leisten kann, kommt ein Mikrobiomkranker, um gesund zu werden, nicht umhin, sich Zeit für eine wie auch immer geartete Art Bilanz seines Lebens zu nehmen. Diejenigen, die dies getan haben, sind nach meiner über sechzehnjährigen Erfahrung damit alle gesünder, glücklicher und zufriedener daraus hervorgegangen. Auch langjährig bestehende Krankheiten, darunter Leaky Gut, Ekzeme, Unverträglichkeiten, psychische Störungen, Schmerzzustände und chronisch-entzündliche Darmerkrankungen, wurden geheilt.

Leidet man an einer Erkrankung, deren Zusammenhang mit dem Mikrobiom man nicht kennt, kann man vorsorglich das Mikrobiom kurieren. Oftmals führte dies zu einer Milderung, manchmal zur Verbesserung und zu Heilung an unerwarteter anderer Stelle.

Hilfe einer Bakteriengemeinschaft

Neu an diesem Heilungsweg sind die praktische Anwendung und die Hilfe von Bakterien in Form eines lebendigen Mikrobenteams. Dahinter steht die Erfahrung, dass es bei Erkrankungen, bei denen das Mikrobiom beteiligt ist, nicht genügt, bloß Einzelstämme zuzuführen. Bisher hat man Bakterien therapeutisch in Einzelstämmen oder als Summenpräparat mehrerer Einzelstämme gegeben. Aber wenn ein Mikrobiom aufgrund eines Mikrobiomschocks oder -mangels gestört ist, bezieht sich dies immer auch darüber hinaus auf die Gemeinschaftsstruktur. Es genügt dann nicht, in dieses Chaos im Mikrobiom einzelne Mikrobenstämme hineinzugeben. Das Durcheinander wird damit zwar angereichert, aber dabei nicht unbedingt geordnet. Zur Heilung gehört die Ordnung im bakteriellen Miteinander. Da wir über diese Ordnung bisher jedoch kaum etwas wissen, können menschliche Eingriffe dahinein womöglich noch störender wirken, als es die Auslöser ihrer Unordnung ohnehin schon waren. Daher lässt man besser die Finger von Manipulationen bei den Bakterien und traut ihnen stattdessen zu, das zu tun, was sie seit Milliarden von Jahren auf der Erde unentwegt tun: ihr Miteinander selbst zu regeln.

Man gibt also ein lebendiges Team natürlicher Mikroorganismen hinzu, das bereits durch die Art der Kultivierung gesund miteinander lebt, beispielsweise die Effektiven Mikroorganismen (EM, siehe Seite 242ff.). Die Erfahrung zeigt, dass jene in mikrobieller Kooperation lebende Mikrobengemeinschaft, wenn sie in ein gestörtes Umfeld gegeben wird, dieses nicht nur bereichert, sondern dort einen Impuls zur Reorganisation gibt. Die zuvor gestörte mikrobielle Lebensgemeinschaft kann durch einen solchen Impuls an seine eigentliche Ordnung gewissermaßen wieder angeschlossen werden. Bildlich gesprochen, wirken sie im Körper so, wie wenn bei einem Orchester, das aus dem Takt geraten ist, der Dirigent neu den Taktstock hebt. Natürlich müssen dann noch ausreichend Musiker da sein, ihre Instrumente haben, möglichst gestimmt, und Noten besitzen, anhand deren sie sich ausrichten können. Harmonie ist dann nur noch eine Frage möglichst friedlicher Übung.

Auch wenn die Heilung mittels Mikrobiomtherapie für unterschiedliche Krankheitsbilder gleich erscheint, empfiehlt sich zunächst eine gründliche Diagnostik. Gleiche Symptome können ganz unterschiedliche Entstehungsursachen haben, die vorher abgeklärt werden sollten. Hinter häufigen Durchfällen können beispielsweise Bauchspeicheldrüsen- oder Lebererkrankungen liegen, Parasiten- oder Pilzüberwucherungen, Vergiftung, Hormonstörungen, Medikamentennebenwirkungen oder Hindernisse im Darm wie Geschwulste. Diese brauchen jede ihre zusätzliche eigene Behandlung.

Besonders interessant ist eine Mikrobiomtherapie für all diejenigen, für deren Problem die bisherige Medizin weder eine Ursache finden noch Heilung anbieten konnte. Weil man das Mikrobiom als Gemeinschaftsorgan bis vor Kurzem nicht kannte, tappte man bei der Ursache vieler Krankheiten bis dahin weitgehend im Dunkeln.

Für das Verständnis einer Mikrobiomtherapie ist es erforderlich, ihre Hintergründe zu kennen und zu beachten. Bei bestehenden Erkrankungen und Therapien empfiehlt es sich, eine Ergänzung mit der Mikrobiomtherapie mit dem behandelnden Therapeuten zu besprechen. Das Immunsystem erhält dabei einen Regulationsimpuls, was zu anderen Behandlungen passen muss.

In der derzeitigen Umbruchphase in Wissenschaft und Medizin kann es passieren, dass man auf Menschen stößt, die einer Therapie mit Bakterien noch mit Skepsis begegnen. Darauf sollte man mit Verständnis und Geduld liebevoll reagieren. Sucht man im eigenen Umfeld vergeblich nach einem bakterienkundigen Arzt oder Therapeuten, kann man sich beispielsweise bei mikrobiologischen Fachlaboren nach Kollegen erkundigen, mit denen dort gut zusammengearbeitet wird. Mögliche Ansprechpartner sind auch Institute oder Vereinigungen, die mikrobiologische beziehungsweise mikroökologische Therapien kennen.

Eine gewisse Vorsicht ist in Bezug auf die Anpreisung von Bakterienprodukten in der Werbung geboten. Mit Aufkommen der »Darm-Welle« wird einiges auf den Markt geworfen, was unangebracht ist. Man sollte Hintergrund, Sinn und Zusammensetzung solcher Marketingprodukte stets gut prüfen. Es geht nicht bloß darum, Haut oder Körperinneres mit gefriergetrockneten oder zurechtgezüchteten Bakterien kostspielig aufzufüllen. Das funktioniert in der Regel nicht. Vielmehr geht es um die Wiederherstellung der Gesamtgesundheit eines gestörten oder gar gesprengten Lebenssystems.

Die Mikrobiom-Diagnostik

Bakterien lassen sich vom Menschen nur indirekt erschließen oder mit Hilfsmitteln vergrößert wahrnehmen. Ihre Diagnostik ist nicht im Herkunftsmilieu direkt möglich, weil jeder Eingriff ihr Miteinander dort sogleich verändert.

Eine persönliche vollständige Mikrobiomanalyse wäre zwar prinzipiell machbar, ist praktisch aber nicht möglich und wäre nicht nur unverhältnismäßig teuer und dauerte Zeit, sie hätte in Wahrheit auch kaum Relevanz. Denn jedes Mikrobiom ist persönlich einzigartig, und da sich sogar die Verhältnisse der großen Bakterienabteilungen wie die der *Firmicutes* oder *Bacteroidetes* je nach Tageszeit, Mahlzeit, Hormonzyklus, Stress und anderem verändern, macht eine solche Momentaufnahme aus dem Mikrobiom gar keinen Sinn. Sie sagt bei den derzeitig nutzbaren wissenschaftlichen Methoden nur etwas über die Gene der Bakterien aus, die in einer Probe gerade gefunden werden, und über deren Aktivitätspotenzial, und das ist in Wirklichkeit nicht sehr viel. Wir haben der Forschung damit zwar viel zu verdanken, doch für den Einzelnen und seine Heilung ist das zunächst irrelevant.

Man führt diese molekulargenetischen Mikrobiomanalysen gelegentlich dennoch durch, beispielsweise zur Kontrolle ausgewählter Stämme bei Stuhltransplantationen. Je billiger die dazugehörigen Techniken werden, desto häufiger werden sie wahrscheinlich stattfinden.

Abweichungen in der Befindlichkeit

In welcher Verfassung ein Mikrobiom ist, kann man leichter an seiner spürbaren Befindlichkeit ablesen. Dazu zählt bei dem jeweiligen Organ die dauerhafte Abweichung von der Normalität, zum Beispiel:

- *Haut:* Auf der Außenhaut Erscheinungen wie Rötung, Knötchen, Quaddeln, (Eiter-)Bläschen, Krusten, Schuppen, Risse und Geschwüre. Sie können mit Juckreiz oder Brennen einhergehen.
- *Mund:* Im Mund Auflagerungen, Bläschen, Geschwüre, Mundgeruch oder schlechter Geschmack auf der Zunge.
- *Innere Organe:* Bei innerlichen Mikrobiomstörungen je nach Ausmaß Entzündungen oder Schmerzen im entsprechenden Organ.

- *Atemwege:* In den Atemwegen Schmerzen, Husten oder verstärkte Schleimbildung.
- *Darm:* Im Darm lassen sie sich an Verdauungsproblemen ablesen. Ausmaß und Geruch der abgehenden Darmgase lassen Rückschlüsse auf bakterielle Aktivität zu. Gesunde Gase sind geruchlos. Stuhl ist im Normalfall von fester, geschmeidiger Konsistenz und fällt idealerweise ab, ohne dass Toilettenpapier benötigt wird. Er ist braun und frei von Auflagerungen von Blut oder Schleim und von sichtbar unverdauten Speiseresten.
- *Geschlechtsorgane:* Bei Genitalien kann es zu vermehrtem Ausfluss, Juckreiz, Schmerzen und Hauterscheinungen kommen.

Mikrobiologische Diagnostik

Darüber hinaus gibt es die bewährte und laufend um neue Parameter erweiterte mikrobiologische Diagnostik. Im Körper Proben zu entnehmen ist naturgemäß schwierig, sodass man sich für Aussagen dazu traditionell der Körperausscheidungen bedient. Am einfachsten sind sie bei Urin und Stuhl. Mit ihnen »drückt« sich der Mensch im wahrsten Sinne des Wortes in die Welt hinein aus. Schon immer haben Ärzte anhand von Harnschau und Stuhlbetrachtung Diagnosen stellen können.

Harnprobe

Bislang wurde jegliches Erscheinen von Bakterien im Urin leichthin als Entzündung gedeutet. Dies ist zu korrigieren, es gibt dafür jedoch bislang keine neuen Differenzierungsmethoden.

Stuhlprobe

In Stuhlproben ließ sich aufgrund langjähriger Erfahrung begrenzt schon seit Langem ablesen, ob der Darm tendenziell bakteriell gesund ist oder krank. Dank der Mikrobiomforschung kommen mittlerweile laufend weitere Parameter hinzu.

Neben dem pH-Wert des Stuhls, der zwischen 5,8 und 6,5 betragen sollte und bis 7,0 normal genug ist, damit enzymatische Prozesse im Darm gesund ablaufen können, lassen sich Gesamtkeimzahl und die Häufigkeit bedeutender Mikrobenstämme bestimmen sowie je nach Befund des Kranken verschiedene Profile erstellen.

Als Entzündungsparameter gelten dabei beispielsweise das Calprotectin, Lactoferrin, Lysozym und andere Eiweiße, die Rückschlüsse auf Immunzellaktivierung zulassen. Auch Immunglobuline (Antikörper) können bestimmt werden, darunter das für die Schleimhaut wichtige IgA und die bei Unverträglichkeiten vermehrt erscheinende IgE. Man kann den Zonulinspiegel bestimmen lassen (siehe Seite 119) und über das Vorkommen von *Akkermansia muciniphila* und *Faecalibacterium prausnitzii* (siehe Seite 115f.) und Buttersäure auf den Zustand der Schleimhaut im Darm schließen. Andere Werte können anzeigen, ob die Leber bereits durch einen Leaky Gut belastet ist. Die gewöhnlichen Blut-Leber-Werte zeigen dies nicht unbedingt an.

Solche Stuhluntersuchungen können auch vom Patienten selbst auf eigene Kosten in Auftrag gegeben werden. Man braucht dazu in jedem Fall ein vorgegebenes Probenentnahme-Set des Labors mit verschließbarem Stuhlröhrchen, das man zu etwa zwei Dritteln füllt. Zum Set gehört eine Anleitung, die genau zu befolgen ist. Hat man eine Tiefschüsseltoilette, fängt man den Stuhl praktischerweise mit einem Pappteller auf und entnimmt Portionen von verschiedenen Stellen. Dabei sollte man in die Tiefe des Stuhls vordringen, aber ein Darinherumstochern vermeiden, weil sonst Sauerstoff meidende Mikroben zu viel Luft ausgesetzt werden. Bis zu vier Tage nach Entnahme der Probe gibt es im Labor aussagekräftige Ergebnisse, und man verschickt sie möglichst nur innerhalb von Werktagen, um unnötige Lagerzeit, Gasbildung und Veränderungen zu vermeiden. Im Sommer bei hohen Außentemperaturen bringt man sie besser direkt zur Post. In den Tagen vor der Entnahme der Stuhlprobe behält man seine bisherigen Gewohnheiten bei, vor allem diejenigen, die mit der Ernährung zusammenhängen, wozu auch Zahnpflegemittel und Medikamenteneinnahme gehören. Naturgemäß beeinflussen antibiotische und probiotische Mittel das Ergebnis einer Stuhlprobe und sollten je nach Fragestellung gegebenenfalls eine Woche vorher ausgesetzt beziehungsweise im Begleitformular angegeben werden. Auskunft über Stuhldiagnostik erhält man bei seinem behandelnden Arzt oder Heilpraktiker und bei den Patientenhotlines der entsprechenden Labore.

Abstrich

Mikrobiologische Diagnostik im Mundraum erfolgt meistens über einen Abstrich von Rachen oder Tonsillen (Gaumenmandeln). Auch von Haut, Augen, Ohren oder Zahntaschen sind Abstriche möglich. Solche Untersuchungen gehören wie diejenigen von Wundabstrichen, Auswurf, Menstruationsblut und anderen Körpersäften besser in die Hände von Fachleuten. Bakterienbestimmungen daraus beschränken sich derzeit meist noch auf die herkömmlichen Kulturmethoden, die nur einen Teil der dort lebenden Bakterien abbilden.

Ergänzt werden diese Befunde bei Bedarf durch Blutuntersuchungen und weiterführende Diagnostik, aus der sich ein Gesamtbild ergibt. Da all diese Untersuchungen aufwendig und kostspielig sind, lohnt es sich, bei Beschwerden und nach Ausschluss anders behandlungsbedürftiger Erkrankungen einfach versuchsweise mit Bakterien eine Mikrobiomtherapie zu machen. Die Erfahrung zeigt, dass etliche Probleme dadurch binnen kurzer Zeit verschwinden. Man kann sich gelegentlich dann sogar aufwendige Spezialuntersuchungen ersparen.

Lebensmittelunverträglichkeiten lassen sich leicht feststellen, indem man versuchsweise eine Zeitlang auf den jeweiligen Bestandteil ganz verzichtet. Bei Intoleranzen wie gegenüber Gluten, Lactose, Fructose, Histamin, Sorbit und Ähnlichem bessern sich die Symptome daraufhin deutlich. Sie lassen sich dann gegebenenfalls auch diagnostisch nachprüfen.

Da jede Lebensmittelunverträglichkeit mit dem Mikrobiom zusammenhängt, und letztendlich stets mit den gleichen Schleimhautmängeln zu tun hat, ist die Mikrobiomtherapie individuell auf die Person auszurichten und nicht auf das jeweilige Lebensmittel.

Mikrobiomtherapie

Einführung

Wie also kann Heilung bei einer Mikrobiomstörung geschehen? Sie setzt sich am besten aus mehreren Elementen zusammen, von denen die Bakterien eines sind, wobei sie allerdings die Schlüsselrolle spielen. Die Gabe von Bakterien kann für sich allein bereits wirken, bei langwierigen Erkrankungen genügt sie erfahrungsgemäß jedoch nicht. Dann muss in jedem Fall eine umfassendere Lebensveränderung irgendwo vollzogen werden, sei es in puncto Ernährung und/oder in einem der übrigen im Folgenden aufgeführten Bereiche. Diese kann man wie Puzzlesteine aus einer Schatztruhe verstehen, aus denen man persönlich für sich selbst beziehungsweise für Patienten wählt, was zur Erfüllung eines gesunden Lebens erforderlich ist. Das Bereinigen von allem, was das Bakterienleben stört, ist dabei natürlich in jedem Fall notwendig.

Der ein oder andere mag es lästig finden, sich mit den für das Mikrobiom bedeutsamen Lebensaspekten näher zu befassen. Das ist nachvollziehbar. Wer sich durch Kranksein bereits eingeschränkt erlebt, hat womöglich keine Lust auf noch mehr Aufwand für diese Fragen. Vielleicht hilft dann die Ermutigung, dass ein gesundes Mikrobiom dem Menschen wieder Kräfte freisetzt, die letztendlich mehr Zeit und Raum für das geben, wovon man träumt, als man benötigt hat, um sich auf eine bakterienfreundliche Spur zu begeben. Ein gesünderes Leben ist mit nichts aufzuwiegen.

Nicht zuletzt trägt jeder Einzelne, der ein gesundes Mikrobiom lebt, dort, wo er ist, und im Austausch mit den Mitmenschen und der Umwelt zu einer bakteriell friedlicheren und gesünderen Erde bei.

Für die Erholung und Heilung der inneren Grenzflächen bei Leaky Gut benötigt man unter Umständen Geduld. »Regenerieren« heißt übersetzt: »wieder hervorbringen«. Heilung ist daher kein Schaltknopf, den man umlegt, sondern vielmehr ein Prozess. Wer Kranken mit einem Zehn-, Zwanzig- oder Fünfzig-Tage-Programm Heilung verspricht, handelt daher in diesem Sinne unseriös. In der Regel sind die krankmachenden Kriterien bereits so viele Jahre lang wirksam, dass man der wahren Genesung genügend Zeit und Raum geben darf. Das Wichtigste ist, sofort irgendwo anzufangen. Bei manchen Menschen werden rasch Veränderungen wahrnehmbar, bei anderen dauert es länger, manchmal Monate oder sogar Jahre. Es lohnt sich jedoch in jedem Fall. Elementar ist dabei immer eine achtsame Wahrnehmung der ganz persönlichen Bedürfnisse, körperlicher wie seelischer, und der liebevolle Umgang damit.

Folgende Grundelemente gehören zur Mikrobiomtherapie: Zugabe lebender Bakterien, Ernährung und Unterstützung der Bakterien, Mikrobiomfreundliche Lebensweise, Innerliche Reinigung des Körpers und Heilung seelischer Wunden.

Mikrobiomtherapie in der Übersicht

Zugabe lebender Bakterien, *Seite 221*

- Bakterienaufnahme mit der täglichen Nahrung
- Verzehren fermentierter Lebensmittel
- Bakterien äußerlich auf die Haut auftragen
- Bakterien einnehmen

Ernährung und Unterstützung der Bakterien, *Seite 224*

- Auswahl der Nahrung
- Vollversorgung mit Ballaststoffen
- Vollversorgung mit Vitaminen und Spurennährstoffen
- Verzicht auf Gifte

Mikrobiomfreundliche Lebensweise, *Seite 228*

- Gründliches Kauen
- Essen in Ruhe
- Körperliche Aktivität
- Bakterienfreundliche Körperpflege
- Gesunde Lebensinhalte
- Mikrobiomgesunde Umgebungsmilieus
- Störfaktoren weglassen

Innerliche Reinigung des Körpers, *Seite 237*

Heilung seelischer Wunden, *Seite 239*

Zugabe lebender Bakterien

Die Zugabe lebender Bakterien geschieht wie folgt:
- Bakterienaufnahme mit der täglichen Nahrung
- Verzehren fermentierter Lebensmittel
- Bakterien äußerlich auf die Haut auftragen
- Bakterien einnehmen

Bakterienaufnahme mit der täglichen Nahrung

Natürlicherweise nehmen Mensch und Tier täglich mit der Nahrung lebende Bakterien auf. Heutzutage ist deren Menge jedoch bei den meisten dramatisch reduziert sowie ihre Mischung unnatürlich. Häufig gelangen unpassende Bakterien in den Körper, zum Beispiel mit minderwertigen und bakteriell fehlbesiedelten Lebensmitteln, und wenn sie unzureichend gekühlt, beim Aufwärmen ungenügend erhitzt, oder bei zu geringer Temperatur zu lange warmgehalten werden.

Passende Bakterien erhält man hingegen mit frischem Gemüse und Feldfrüchten, Salat, Obst, Beeren und Nüssen, vorzugsweise natürlich aus biologischem Anbau, im Idealfall aus dem eigenen Feld oder Garten. Selbst wenn sie – selbstverständlich – vor dem Verzehr gewaschen werden, bleiben Bakterien aus der Herkunft daran haften. Bereits Kräuter im Blumentopf auf der Fensterbank bringen frische Bakterien mit sich.

Nahrungspflanzen, die in einem mikrobiell gesunden Boden wachsen, tragen andere Bakterien und Exosome (siehe Seite 91f., 107) in sich als die aus künstlich gedüngten, lebensverarmten Böden. Je vielfältiger und gesünder die Mikroben im Boden sind, desto besser passen sie zum Menschen.

Verzehren fermentierter Lebensmittel

Eine Anreicherung mit Bakterien erfolgt bei der Fermentation. Darunter versteht man eine meist milchsaure Vergärung durch Bakteriengruppen, zum Beispiel von Gemüse, Hülsenfrüchten, Getreide, Milch, Fleisch oder Fisch. Dazu werden Bedingungen geschaffen, bei denen sich die den Rohstoffen anhaftenden Mikroben ausgewählt vermehren. Somit ist ihre Herkunft wichtig. Am bekanntesten sind bei uns Sauermilchprodukte, gegorene Getränke, eingelegte Gemüse, Gurken, Bohnen und Zwiebelchen sowie Matjesheringe. Darunter hat echter Rohmilchkäse* die höchste Bakteriendichte. Hefebrot wird mit der Bäckerhefe *Saccha-*

* Laut den Spezialisten zur Veredelung von Käse (Affineurs) aus maximal auf 35 Grad Celsius erhitzter Milch.

romyces cerevisiae fermentiert, Honigsalzbrot mit Wildhefen aus Honig, Sauerteigbrot mit Hefen und Milchsäure-bakterien.

Ein langsamer Fermentationsprozess führt zu großer Bekömmlichkeit. Dabei entstehen vorverdaute verwandelte Lebensmittel, die – sofern unerhitzt – reichlich Mikroben enthalten, die insbesondere im Winterhalbjahr traditionell Menschen mit Bakterien versorgen. Allein der Verzehr fermentierter Lebensmittel kann Beschwerden lindern.[369] Bakterielle Fermentation mit spontan gebildeter Milchsäure ist die älteste Konservierungsmethode weltweit. Der Vitamin- und Mineraliengehalt bleibt erhalten oder verwandelt oder erhöht sich durch bakteriellen Stoffwechsel sogar. Durch Einführen des Tiefgefrierens und Hitzekonservierens ist diese Bakterienversorgung verlorengegangen.

Tipp
Im Herbst kann man sich mit Freunden oder Nachbarn zu einer Einmachparty verabreden und gemeinsam Gemüse milchsauer einlegen. Den Winter über fermentierte Lebensmittel zu essen erspart häufig die Erkältungskrankheit am Winterende. Rezepte dafür gibt es zuhauf in entsprechenden Kochbüchern.

Milchsauer eingelegte Gemüse und Früchte isst man am besten ungekocht, da Bakterien durch Kochen größtenteils abgetötet werden. Dass bakterielle Bestandteile danach auf das Mikrobiom trotzdem noch wirken, wurde zu wenig erforscht, es ist aber gut denkbar.

Zurückhaltung ist bei Nahrungsmitteln angesagt, deren vorgebliche »Fermentation« durch zugegebene künstliche Enzyme erzeugt wird, ohne dass Bakterien tatsächlich daran beteiligt sind.

Bakterien äußerlich auf die Haut auftragen

Die direkte Aufnahme von Bakterien in das Mikrobiom kann mit dem Auftragen auf die Haut, durch Spülungen und durch Einnehmen erfolgen sowie durch Anreicherung in der Umgebung. Zur praktischen Anwendung siehe Seite 242ff. Man behandelt dabei immer das gesamte Mikrobiom. Es ist durch Probiotika weder wünschenswert noch machbar, nur ausgewählte Bakterienstämme innerhalb des Mikrobioms zu begünstigen. Täglich einen einzelnen Bakterienstamm einzunehmen, wie es mit manchen Probiotika-Produkten beworben wird, ist weniger für das Mikrobiom als für die psychische Beruhigung wirksam.

Eine Mikrobiomtherapie erfolgt üblicherweise mit Bakterien und/oder Hefen. Viren sind dafür ungeeignet. Sie sind keine Lebewesen im eigentlichen Sinne, sondern genetisches Gut in einer Hülle verpackt und somit eine Art mobile Information. Sie können nicht auf natürliche Weise kultiviert werden. Versuche mit Parasiten, beispielsweise mit Schweinebandwürmern *(Trichuris suis)* zur Immuntherapie, gibt es, wobei diese nicht im gesunden Menschen leben Ihre Entfaltung im Menschen ist offensichtlich ebenfalls von den Bakterien der Umgebung, also vom Mikrobiom abhängig.[370]

Bei Bakterien eignen sich nach meiner Erfahrung am besten natürlich kultivierte Mikrobenteams. Sie kommen den Bedürfnissen des Mikrobioms am nächsten und wirken schnell und umfassend. Bewährt haben sich die Effektiven Mikroorganismen (EM, siehe Seite 242ff.). Sie stellen eine Neuerung in der mikrobiologischen Therapie dar, und Präparate damit sind derzeit für Menschen als Lebensmittel oder Nahrungsergänzung zugelassen, es gibt auch Futterergänzungsmittel für Tiere.

Bisherige Probiotika wurden üblicherweise als vereinzelte Bakterienstämme, auch als Summenpräparate angewendet. Als Grund dafür werden Sicherheitsaspekte angegeben. Danach erfolgte die Auswahl nach definierten und kontrolliert im Labor reproduzierbaren Stammeseigenschaften der Bakterien, und zwar strenger, wenn es sich um ein Arznei-Probiotikum desselben Stammes handelt, als wenn es ein Lebensmittel-Probiotikum sein soll. Bei allem, was wir über Bakterien bislang wissen, entspricht dies keineswegs ihrem Naturell. Es berücksichtigt weder die Wandlungsfähigkeit der Bakterien noch den Rhythmus und das lebendige Miteinander, in dem Bakterien im individuellen Mikrobiom leben. Es geht in Wirklichkeit um ein Miteinander, und dies zu kontrollieren ist uns Menschen nicht möglich.

Zur Präparation als mikrobiell definiertes Pulver muss solchen Einzellern das Wasser entzogen werden, damit sie beim Gefriergetrocknen durch Schockfrosten bei minus 180 Grad Celsius nicht platzen. Was diese Prozedur mit den Lebewesen für die spätere Wirkung im Körper bedeutet, wurde bislang nicht untersucht.

Bakterien einnehmen

Eingenommene Bakterien siedeln sich in der Regel nicht im Körper an, so wie vielleicht Samen irgendwo aufgehen würden. Sie geben vielmehr Impulse in den Organismus, der darauf mit Regulation reagiert, und zwar mittels des Mikrobioms im ganzen Körper. Dabei treten die zugeführten Bakterien in Kontakt und Verständigung mit Mikroben und Körperzellen vor Ort. *Wie* genau sich dies gestaltet, weiß man nicht. Eine Reorganisation des Mikrobioms wird angeregt, und offenbar ermöglicht dies, dass auch zuvor fehlende Stämme wieder aufgenommen, in das regenerierte Netzwerk integriert und wieder aktiv werden können. Das jedenfalls lassen die bisherigen Erfahrungen vermuten. Bei allem, was bereits erforscht wurde, gibt es da noch große Geheimnisse.

Die hier entworfene Mikrobiomtherapie als Ganzes hat sich mit den Effektiven Mikroorganismen (EM) erfolgreich gezeigt, lässt sich jedoch natürlich auch mit bewährten handelsüblichen Probiotika kombinieren. Bei deren Wahl empfiehlt es sich allerdings, die Zutatenliste der Darreichung genau zu lesen und den Inhalt auf Sinnhaftigkeit und persönliche Verträglichkeit individuell gut zu überprüfen (siehe Seite 55ff. und 143ff.).

Ernährung und Unterstützung der Bakterien

Die Ernährung und Unterstützung der Bakterien geschieht wie folgt:
- Auswahl der Nahrung
- Vollversorgung mit Ballaststoffen
- Vollversorgung mit Vitaminen und Spurennährstoffen
- Verzicht auf Gifte

Auswahl der Nahrung

Die Nahrung ist *der* bedeutende Milieubilder, da die Zusammensetzung des Verdauungsmikrobioms sich aus den Vorgaben der Speise entwickelt, nach der sich die Bakterien vermehren und aktivieren (siehe Seite 131ff.). Artgemäß ist für den Menschen eine abwechslungsreiche Mischkost aus bevorzugt regionaler, biologischer und möglichst frischer Herkunft. Da das Mikrobiom natürlicherweise in einem jahreszeitlichen Rhythmus lebt,[371] ist eine jahreszeitlich passende Ernährung sinnvoll. Sie bindet den Menschen auch an die kosmischen Kräfte an.

Nahrung sollte in Menge und Proportionen den tatsächlichen Bedürfnissen entsprechen und die Essenswahl sich nach dem persönlichen Appetit ausrichten. Diätvorschriften führen hingegen zu Anspannungen und Stress, die die Darmdurchblutung, das Hormongleichgewicht und damit das Mikrobiom und die Gesundheit beeinträchtigen (siehe Seite 149ff.). Würzen mit frischen Kräutern oder Gewürzen regt die Vielfalt im Mikrobiom an.

Plötzliche große Veränderungen in der Ernährung führen bei einem bereits kranken Mikrobiom zu weiteren Störungen, die sich mit Blähungen und Krämpfen äußern können. Deshalb sollte eine Ernährungs»umstellung« immer behutsam erfolgen. Wichtig ist die grundlegende Beibehaltung von bakterienfreundlicher Ernährung. Kuren von wenigen Wochen wirken vielleicht kurz oder gar nicht.

Trinken

Zur Nahrung gehört das Trinken. Der Körper benötigt täglich frisches Wasser in ausreichender Menge. Andere Getränke sollten bewusst ausgewählt werden. Kräutertees haben immer eine spezifische Wirkung, sodass man denselben nie länger als höchstens drei Wochen hintereinander täglich trinken sollte. Fermentierte Getränke gehören – sofern sie Alkohol enthalten, allerdings in Maßen – zur gesunden Ernährung dazu, gezuckerte Getränke gar nicht. Alkohol wirkt konzentrationsabhängig desinfizierend. »Diät«- oder »Light«-Getränke enthalten Süßstoffe, die das Mikrobiom nachteilig beeinflussen und nachweislich zu Übergewicht (!) führen können.[372]

Die nötige Trinkmenge kann man an der Farbe des Urins ablesen, der bei genügend Flüssigkeit beinahe farblos ist.

Vollversorgung mit Ballaststoffen

Bakterien benötigen für ihre eigene Ernährung Ballaststoffe. Bei Ballaststoffmangel kann ein Mikrobiom sich nicht regenerieren (siehe Seite 143ff.).

Erwünscht ist eine ballaststoffreiche Ernährung. Bei der Umstellung auf Vollwertkost treten bei gestörtem Mikrobiom leicht Blähungen auf. Man baut dann Veränderungen besonders langsam auf, kaut sehr gründlich und nimmt dazu Bakterien ein.

Bei der Wahl von Ballaststoffpräparaten ist die Verträglichkeit des Produktes zu beachten, insbesondere bei Fructose-Intoleranz (siehe Seite 148).

Vollversorgung mit Vitaminen und Spurennährstoffen

Ein Körper, dem notwendige Stoffe fehlen, wird kaum gesund. Laut Nationaler Verzehrsstudie[373] fehlen selbst Gesunden etliche Mikronährstoffe. Zum Wiederaufbau kranker Zellsysteme, auch des Mikrobioms, sind davon noch zusätzliche erforderlich. Dabei werden keine Einzelstoffe benötigt, sondern ihre natürlichen Komplexe. Das bedeutet, dass sie aus natürlicher Herkunft stammen sollten. Da man gar nicht mehr genug Obst und Gemüse täglich essen kann, um den durch die modernen Lebensbedingungen in der Regel erhöhten Bedarf zu decken, empfiehlt sich eine Zusatzversorgung.

Spurennährstoffe bilden sich bei Pflanzenwachstum und bei der Nahrungszubereitung, und dies je nach Art der Erhitzung. Dabei verbinden sich Kohlenhydrate mit Eiweißen* zu neuen Verbindungen, die als Signalbotenstoff bei Bakterien wirken, zum Beispiel die Furanone. Erhitzen über Holzfeuer ist gesünder als über Gas, als auf gewöhnlichem Elektroherd, als auf Induktionsherd, und am ungesündesten ist es mit der Mikrowelle. Im Mikrowellenfeld erhitzte Nahrung enthält nur etwa ein Drittel der sonst gebildeten Verbindungen**, stattdessen andere*** und bei hohen Temperaturen auch krebserzeugende Stoffe****.[374]

Geeignet für Zusatzversorgung sind flüssige Bio-Aktivstoff-Konzentrate schonender biologischer Herstellung ohne synthetische Zusatzstoffe. Sie werden vor oder zur Mahlzeit täglich langsam getrunken. Bei chronisch-entzündlichen Darmerkrankungen und Unverträglichkeiten empfiehlt sich ein behutsamer Beginn mit stark verdünnten kleinen Portionen zur Mahlzeit. Sind sie in eine gut kombinierte geprüfte Mischung eingebunden, werden darin oft auch Bestandteile gut vertragen, die als Einzelsubstanz Intoleranzsymptome auslösen würden. Kapseln oder Tabletten aus synthetischen Vitaminen und Spurenelementen sind meist mit weiteren Zusatzstoffen hergestellt, die im Körper entgiftet werden müssen, und können dem Mikrobiom abträglich sein.

Mixt man sich selbst aus frischen Zutaten Mischgetränke, nimmt man als Inhalt dafür nur das, was man normalerweise auch isst. Der heutige Mensch ist in Bezug auf seine Ernährung anders, als es gelegentlich beworben wird, kein Affe mehr. Zerkleinert man Zutaten für einen »Smoothie« in einem elektrischen Mixer, muss man bedenken, dass die feine Lebensenergie pflanzlicher Nahrung sich dabei binnen Sekunden verflüchtigt. Sie setzt ihre Biophotonen*****[375] in die Küchenluft frei. Anstatt seine Nahrung zu Smoothies zu pürieren, wie es gerade Mode ist, sollte man die Zutaten lieber direkt essen und

* Maillard-Reaktion.

** Pyrazine, Furane und Furanone.

*** Oxazole, Pyridine und Pyranone.

**** Carbolin-, Indol- und Imidazolderivate.

***** Lichtquanten in lebenden Zellen, die beim Wachstum aus dem Sonnenlicht in Makromoleküle aufgenommen werden.

dabei gründlich kauen (siehe Seite 228f.). Die Adaptation im Mund, so lästig sie erscheinen mag, ist wesentlicher Teil einer gesunden Ernährung.

Frische Vitamine und pflanzliche Mineralien erhält man auch durch das Ansetzen von Samen zum Keimen. Sprossengläser aus Glas sind dabei hygienischer als solche aus Kunststoff, weil sich im Ersteren gesündere Mikroben mitvermehren.

Um die Nährstoffe aus Körnern wie Getreide, Leinsamen, Sesam, Sonnenblumenkernen, Kürbiskernen und auch Gewürzen wie Kümmel und Nelken gut frisch aufzuschließen, kann man sie vorher mechanisch quetschen, mit einem Mörser oder beispielsweise mittels einer Kornquetsche.

Mineralienaufnahme kann auch durch die Haut hindurch erfolgen, zum Beispiel mit einem Salzbad.

Mineralbad

Für ein Mineralbad nimmt man 500 Gramm Totes-Meer-Salz pro Durchschnittsbadewanne. Man erhält es im Drogeriemarkt. Wasser in angenehmer Temperatur einlaufen lassen und 1,5 Liter Wasser im Wasserkocher auf circa 70 Grad Celsius erhitzen. Den Inhalt des 500-Gramm-Beutels in einen mindestens 1,5 Liter fassenden Krug oder Topf schütten, und mit dem heißen Wasser aufgießen. Mit einem Holzlöffel (zum Beispiel Kochlöffelstiel) gründlich umrühren, sodass sich alles Salz gut löst. Die Lösung ins warme Badewasser gießen und verteilen. Ist ein Bodensatz im Gefäß zurückgeblieben, gießt man ihn noch mal mit heißem Wasser auf und gibt den Rest auch in die Wanne. Kein Schaumbad, Öl oder Ähnliches zugeben. Bei angenehmer Temperatur mindestens zwanzig Minuten darin baden. Anschließend ruhen.

Verzicht auf Gifte

Gifte sind sämtliche Stoffe, die dem Mikrobiom schaden, sei es direkt oder als ihre Zersetzungsbestandteile. Nebst sonstiger Folgen wirken sie auf Bakterien entweder tödlich, hemmen ihr Wachstum oder blockieren die Kommunikation im und um das Mikrobiom. Sie können das Milieu verändern oder führen zur Vermehrung der die Gifte abbauenden Mikrobenstämme, was ihre Zusammensetzung verschiebt. Selbst was nur in Spuren in einzelnen Produkten des Alltags vorkommt, wie in Zahnpasta, Sprays oder Geschirrspülmitteln, führt langfristig oder in Summe Mikrobiomstörungen herbei. Dazu gehören auch Nikotin, Lebensmittelzusätze, Pestizide und andere chemisch-synthetische Stoffe in Nahrung, Atemluft, Kleidung, in Cremes, Seifen, Deos, Parfüms, Waschmittel, in Baumaterialien, Textilien, Mobiliar und dergleichen mehr.

Das häufige Bakterium *Pseudomonas aeruginosa*, das gern in Nassem lebt, vermag beispielsweise Natriumlaurylsulfat, das als Tensid* Zahnpasta, Salben, Shampoos, Handspülmitteln oder Flüssigwaschmitteln zugesetzt wird, als Nahrung zu nutzen und sich dadurch in Waschbecken, Spülmaschine und Shampooflaschen übermäßig ungesund zu vermehren.[376]

Auch wenn man nicht gleich den ganzen Haushalt auf den Kopf stellen will oder kann, lohnt es sich, Produkte, die man täglich gebraucht, auf ihre Wirkung auf die Bakterien einmal zu hinterfragen. Es gibt Apps für Mobiltelefone, mit denen man beim Einkauf Produkte einscannen und ihre Inhaltsstoffe auf ihre Gesundheit prüfen kann.** Meistens ist man dann erstaunt, was sie alles noch bewirken. Chemisch-synthetische Bestandteile fördern in der Regel bakterielle Aktivitäten, die zum natürlichen Mikrobiomgefüge des Menschen nicht passen.

Mikrobiomfreundliche Lebensweise

Was dem Mikrobiom guttut, erschließt sich bereits aus den vorhergehenden Kapiteln. Zusätzlich gehören dazu:

- Gründliches Kauen
- Essen in Ruhe
- Körperliche Aktivität
- Bakterienfreundliche Körperpflege
- Gesunde Lebensinhalte
- Mikrobiomgesunde Umgebungsmilieus
- Störfaktoren weglassen

Gründliches Kauen

Die mechanische Zerkleinerung der Speise und die Vermengung mit Speichel und Mundbakterien ist die Voraussetzung für die weitere Verdauung und kann im Lauf durch die Organe nirgends nachgeholt werden. Mit dem Kauen wird jeder Bissen zu Speisebrei, und seine

* Vom lateinischen *tendere* für »spannen«. Chemische Verbindung, die die Oberflächenspannung einer Flüssigkeit vermindert.

** Zum Beispiel unter http://www.bund.net/toxfox und http://www.codecheck.info.

Grobstruktur wird dabei einheitlich aufgelöst, egal, welche Beschaffenheit er vorher hatte. Dabei gerät Essen bereits in Kontakt mit dem Mundraum-Immunsystem. Gleichzeitig wird Aroma freigesetzt, das die Verdauungsorgane über die Bekömmlichkeit informiert und die zu erwartende Zusammensetzung signalisiert, was Verdauungssäfte auch in nachfolgenden Organen freisetzt und über das Sinnessystem auf Hormone und Seelenempfindungen wirkt. Man merkt beim ausgiebigen Kauen, ob ein Nahrungsmittel wirklich guttut und gut schmeckt. Wenn nicht, ist es für den Körper unbekömmlich. Dann kann man es wieder ausspucken.

Hastiges Essen mit schlecht gekauter Nahrung führt zu plötzlichem Blutzuckeranstieg und Insulinausschüttung. Reflektorisch folgt darauf ein starker Insulinabfall im Blut, der vortäuscht, man sei hungrig. Wiederholt sich dies, kommt es auf Dauer zu einer Insulinerschöpfung mit dem Risiko für die Entstehung von Übergewicht und Diabetes. Ein langsamer Blutzuckeranstieg führt hingegen zu anhaltender Sättigung. Man kann allein durch gründliches Kauen sein Körpergewicht regulieren. Für eine Mikrobiomtherapie ist gründlich gekautes Essen unverzichtbar.

Unzerkaute Speisebrocken werden je nach Art im Magen nicht vollständig zersetzt und führen zur Vermehrung unpassender Mikroben dort und im Darm. Jede Ernährungsumstellung wird durch gründliches Kauen bekömmlicher.

Bei der Umstellung der Babynahrung von der Mutterbrust auf Flaschenkost ist darauf zu achten, dass das Loch im ersten Nuckel klein genug ist, damit es langsam nuckelt und weiterhin viel schleimhaltigen Speichel produziert. Durch zu wenig Speichel kommt es durch Veränderungen im Mikrobiom zu Verdauungsstörungen, Blähungen, Schlafstörungen und Durchfällen, häufig verbunden mit Schreikrämpfen.

Rosinenmeditation

Eine Übung für bewusstes Kauen ist die Rosinenmeditation nach Jon Kabat-Zinn.[377] Dabei verspeist man in Ruhe eine einzelne Rosine achtsam vom Anblick bis zum Schlucken und spürt dabei bewusst ihren Übergang von außen nach innen und die Verwandlung von der greifbaren Rosine in formlosen Speisebrei.

Essen in Ruhe

Alle Sinne – Sehen, Riechen, Tasten, Schmecken, Fühlen – gehören zur Ernährung dazu. Ihre Eindrücke sind Teil der Nervenaktivität und des Seelenerlebens, sie sind mit dem Hormonhaushalt verknüpft und mit dem Mikrobiom. Allein beim Anblick von Speise setzt der Strom genau derjenigen Verdauungssäfte ein, die zu ihrer Verdauung nötig sind, wie Speichelfluss bereits beim Anblick einer Zitrone. Für seine optimale Ernährung braucht der Mensch dafür bewusste Wahrnehmung und Ruhe. Während körperlicher Aktivität wird die Aktivität der Verdauungsprozesse dagegen reduziert. Verdauung und körperliche Bewegung sind gegenläufige Aktivitätszustände im Organismus. Wenn man beide vermischt, gibt es ein Durcheinander. Man isst besser im Sitzen, Liegen oder Stehen und nicht im Gehen.

Zur Mikrobiomtherapie gehören also Mahlzeiten in Ruhe, das heißt ohne gleichzeitige andere Tätigkeiten. Auch ohne die zeitgleiche Benutzung von Computer, Tablets oder Telefon. Telefoniert man beim Essen, fehlt die Aufmerksamkeit für die Speise. Dann ist die Durchblutung in den Verdauungsorganen vermindert, was das bakterielle Milieu beeinflusst, obendrein mischen sich vom Handy Bakterien ins Essen – von überall da, wo man zuvor Kontakt mit den Händen hatte. Das ist dem Mikrobiom abträglich. Man sollte diese Digitalschnuller während jeder Mahlzeit ganz abschalten.

Der Ort der Mahlzeit gibt dem Essen seine Bakterien mit. Es sind die jeweiligen Umgebungsbakterien, also die des Raums. Essen auf der Straße fügt Straßenbakterien zu, in der Fußgängerzone die dortigen Bakterien. Diese sind für das Mikrobiom in der Regel ungeeignet.

Das Mikrobiom stellt seinen inneren Rhythmus nach täglich regelmäßigen Mahlzeiten ein (siehe Seite 164ff.). Drei bis vier größere Mahlzeiten in angemessenen Abständen unterstützen dies. Ständige kleine Mahlzeiten oder beliebiges Essen belasten es genauso wie immer wieder Naschen zwischendurch oder das Weglassen einzelner Mahlzeiten. Von der früheren Empfehlung kleiner Zwischenmahlzeiten ist man auch aus anderen medizinischen Gründen wieder abgerückt. Auch spätabends große Mahlzeiten zu sich zu nehmen, strapaziert das Mikrobiom.

Wenn man in Eile ist, ist es tatsächlich nährender, eine kleine Speisemenge mit Ballaststoffen in Ruhe gut gekaut zu verzehren, als eine größere Kalorienmenge in sich hineinzuschlingen, womöglich auch noch von zuckerhaltigem Essen. Das Mikrobiom ist imstande, die Nährstoffe gut gekauter Lebensmittel gründlicher für den Körper aufzuschließen als Fastfood.

Körperliche Aktivität

Für die Mikrobiomgesundheit gilt das Gleiche wie für Gesundheit überhaupt: Täglich ausreichende und wohldosierte Bewegung ist gesund, die Extreme von Unterforderung durch Bewegungsmangel oder Überbelastung durch Leistungssport führen auf Dauer zu Krankheiten.

Muskelbewegungen unterstützen die Durchblutung und verbessern die grundsätzliche Sauerstoffversorgung in den Schleimhäuten und Geweben, was für die Bakterienzusammensetzung und Aktivität milieugestaltend ist. Sie geben Botenstoffe ab, die den Dialog von Bakterien und Immunsystem fördern. Allein Sauerstoffmangel, wie er in Magen und Darm durch zu intensivem Sport entsteht, kann das Mikrobiom verändern. Bei Aktivität werden Haut und Atemwege mehr mit Blut versorgt, bei Entspannung die Verdauungsorgane. Gesund ist ein möglichst ausgewogener Wechsel.

Aus Muskelzellen werden bei ihrer Bewegung Eiweiße namens Myokine freigesetzt. Sie gehören zu den Interleukinen, die als Signalbotenstoffe auch aus dem übrigen Körper bekannt sind, besonders dem Immunsystem. Sie steuern Zellwachstum und -aktivität. Vom Interleukin-6 aus dem Muskel weiß man, dass es den Stoffwechsel beeinflusst, auch das Mikrobiom. Die Wirkung der meisten Myokine ist jedoch noch unbekannt.[378] Jedenfalls gehört bekanntlich zu gesundem Leben ein gesundes Maß körperlicher Bewegung. Wie man dies gestaltet, entscheidet jeder am besten in Freiheit selbst. Für Fitnesspläne gilt Ähnliches wie für Diäten (siehe Seite 149ff.).

Körperübungen im Alltag

Es gibt wirksame kurze Alltagsübungen, die auch für Menschen unter Zeitdruck regelmäßig, sogar in Pausen im Büro, umsetzbar sind. Man findet sie in Büchern dazu, beispielsweise in »Das Eberl-Training«.*

Je extremer die Alltagssituation ist, beispielsweise bei einem bettlägerigen Menschen oder einem Marathonläufer, desto mehr bewusster Ausgleich ist erforderlich, mit Dehnen, Anspannen und Entspannen von Muskeln, und umso mehr direkte bakterielle Unterstützung braucht das Mikrobiom. Bei chronisch-entzündlichen Atemwegs- oder Darmerkrankungen wird das Mikrobiom durch Leistungssport übermäßig strapaziert.

* Zu bestellen unter http://www.thomas-eberl.de.

Bakterienfreundliche Körperpflege

Alle Pflege, die ein Körper erfährt, gestaltet unweigerlich auch sein Mikrobiom mit. Jede Seife, jedes Duschgel, jede Creme, jedes Öl, jeder Körpereingriff, jede Kosmetik prägt jeweils die Bakterienzusammensetzung. Auch auf Enthaarung von Haut folgt ein verändertes Hautmikrobiom. Die Wahl des Haarshampoos oder Haarwassers gestaltet die Haar- und Kopfhautflora. Deren Folgen im Einzelnen und auch die Wirkung von Saunieren oder Kneippen auf die Bakterien wurden bisher nicht erforscht.

Artgerecht ist für Homo sapiens eine Körperpflege mit Naturprodukten. Für eine gesunde Hygiene genügen zur Reinigung sauberes Wasser und Seife. Zu alkalische Lösungen in Seifen, Kosmetika oder Hygieneartikeln können langfristig zu Mikrobiom- und Hautschäden führen (siehe Seite 103ff. und Seite 168).

Alles, was auf Bakterien hemmend oder tödlich wirkt, stört oder beseitigt zugleich das gesunde Mikrobiom und macht schließlich krank. Chemisch-synthetische Bestandteile führen zum Verschwinden ursprünglicher Stämme, zu Verarmung und Mikrobiomverschiebungen, gleichzeitig nehmen die diese Stoffe zersetzenden Bakterienarten zu. Was die Zersetzungsprodukte mit dem Hautmikrobiom anstellen, hängt von dessen Ausgangszustand ab.

Zur Intimhygiene genügt die äußere Waschung. Die Vagina braucht keine Spülungen, sondern reinigt sich mit natürlichem Ausfluss. Seifen sind in ihrem sauren Milieu fehl am Platz, da sie das Milieu und damit das Bakterienwachstum ins Alkalische verschieben, was die Zahl dort lebender Milchsäurebakterien drastisch reduziert. Selbst der pH-Wert »hautneutraler« Seifen ist dafür noch zu hoch. Man kann das Mikrobiom, wenn nötig, hier mit Sitzbädern mit Bakterien (siehe Seite 252) wieder aufbauen. Slipeinlagen schaffen ein feuchtes Milieu, was die Haut aufweicht und Pilzvermehrung Vorschub leistet, weshalb man sie besser nicht andauernd trägt. Pilzwachstum erkennt man an Juckreiz. Tampongebrauch außerhalb der Menstruation entzieht der Vaginalschleimhaut Feuchtigkeit, was das Bakterienwachstum hemmt und Fremd- beziehungsweise Pilzwachstum fördert.

Gründliches Abtrocknen aller Körperfalten und gegebenenfalls ein Einsprühen mit Bakterien beugt dortigem Pilzwachstum vor: zwischen den Zehen, unter den Achseln oder der Brust, in den Leisten und der Gesäßfalte. In solchen Arealen und auch am Po nimmt man zur Pflege, wenn überhaupt, keine Creme, sondern wegen des geringeren Wassergehalts Salbe.*

* Man unterscheidet mit zunehmendem Wassergehalt Salbe, Creme, Lotion.

Grundsätzlich gilt für die Pflege kranker Haut: Auf nässende Haut gibt man feuchte Creme, auf trockene Haut gibt man Öl oder Fettcreme. Beide können mit Bakterien für die Anwendung jeweils frisch vermengt werden. Würde man Lotion oder wasserhaltige Creme auf trockene schuppige Haut geben, trocknete sie noch mehr aus, fettige Creme auf nässender Haut hält dort nicht.

Bei Entzündungen, Verletzungen oder Überwucherungen zum Beispiel mit Pilzen bietet sich die örtliche Mikrobiomtherapie an (siehe Seite 253ff.).

Gesunde Lebensinhalte

Das Milieu »Mensch« bildet sich in der Vernetzung innerhalb aller Lebensebenen. Dazu gehört alles, was ihn ausmacht, auch unabhängig von dem, was man weiß und sieht. Physikalisch gesprochen, ist er verwoben in zahlreichen verschiedenen Frequenzen (siehe Seite 164ff.). Diese bilden seine körperlichen, seelischen und geistigen Eigenschaften ab. Auf all diesen Ebenen entspringen milieugestaltende Muster, die die Lebensbedingungen der Einzeller bilden. Das bedeutet: Je mehr Einklang innerhalb eines Menschen ist, also jemand »mit sich ›ein-verstanden‹ und im Reinen« ist, desto harmonischer ist das Miteinander in Körperzellen, Mikroben und Mikrobiom. Gesund ist dafür ein Übereinstimmen von Lebenswünschen und tatsächlichem Leben. Dazu gehört, das eigene Leben sinnhaft zu empfinden, mit der Gewissheit, am richtigen Ort zu sein und das Richtige zu tun. Jede Abweichung davon führt zu mehr oder weniger großen, oft unterschwelligen Konflikten.

Gesunderweise fühlt man sich mit seiner Seele gut verbunden, vermag deren Impulse wahrzunehmen, sie zu schätzen und sie in angemessener Weise zu leben. Wenn nicht, entstehen im Menschen Verdrängung und Unterdrückung. In einer liebevollen Weise kann ein gesunder Mensch aus sich selbst heraus Vertrauen in sein Leben haben. Er übernimmt Verantwortung für sich. Dies ist seine Freiheit. Wenn nicht, gerät er in Verquickungen mit Abhängigkeiten, Selbstverleugnung, Leid und Schuldgefühlen. Heilsam ist es – bewusst oder unbewusst –, mit dem Lebensurquell, der universellen Liebe, verbunden zu sein. Alle Blockaden dahin gehend schneiden den Menschen von der ihm innewohnenden Lebenskraft ab. Ein gesunder Mensch lebt innerhalb der Grenzen seines persönlichen Raumes und kommuniziert von da heraus. Fehlende, unaufrichtige, übermäßige oder übergriffige Kommunikation führt zu Isolation, Grenzüberschreitungen, Widerständen und daraus folgenden Verstrickungen.

Alle diese Themen und weitere, die einem einfallen, sollten bei einer Mikrobiomtherapie für eine chronische Erkrankung angeschaut werden (siehe auch Seite 155ff.).

Jeder Mensch bewegt sich ständig auf der Bühne dramenhaften Lebens und ist in Miteinander, Auseinander, Gemeinschaft und Einsamkeit involviert. Das ist normal. Ist man jedoch krank geworden, ist dies ein Appell, sein Leben mit unbequemen Fragen und aufrichtigen Antworten einmal wieder ganz neu in die Hand zu nehmen. Die Tatsache, dass das Leben hier auf der Erde endlich und seine Zeit als ganz persönliche Lebenserfahrung kostbar ist, kann einem den Mut geben, tatsächlich die nötigen Schritte zu vollziehen. Wir kommen nackig auf die Erde und verlassen sie auch so. Dazwischen zählen die Seelenqualitäten, die wir gelebt haben, zählen unsere Erfahrungen, und darunter zählt im Wesentlichen die Herzensliebe. Zu uns selbst und mit der Welt. Jeder darf so leben, wie es seinem Lebenssinn aus der Tiefe entspringt. Dieser ist immer der Wegweiser, er ist einzigartig, bei jedem. Es gibt nichts zu verlieren, wenn man ihm folgt. Nötige Veränderungen oder Initiativen auf irgendeinen späteren Zeitpunkt irgendwann in die Zukunft aufzuschieben, führt nie zu Gesundheit.

Im Einklang mit sich selbst

Um zu üben, mit sich in Einklang zu sein, kann man mit etwas Alltäglichem üben. Beispielsweise mit der Frage, ob man sich morgens in Übereinstimmung mit sich selbst kleidet oder womöglich nach anderen Vorstellungen. Man kann sich bei der Wahl vorm Kleiderschrank fragen: Wonach ist mir heute zumute? In welcher Kleidung fühle ich mich heute wohl? Welche drückt mich gerade gut aus? Fühle ich mich darin schön?

Änderungen sind keineswegs bloß äußerlich zu verstehen, sondern beginnen letztendlich immer im eigenen Inneren. Man hat oft nicht die Macht, die äußeren Umstände zu ändern, schon gar nicht einen anderen Menschen, jedoch immer die Möglichkeit, sich in sich selbst auf den Weg zu machen. Daraus ergibt sich alles Weitere. Es geht nicht darum, anders sein zu wollen, als man ist, sondern darum, so zu leben, wie man eigentlich ist. Sich aus dem Inneren auszudrücken und den Mut zu haben, seine Gefühle zu leben. Sich so zu lieben, wie man ist, und das Leben anzunehmen, das in einem ruft. Durch Erkennen der eigenen Wünsche und Ängste klärt sich das Leben. Das ist auch für die Mitmenschen eine Befreiung.

Wünsche und Ängste klären

Um sich darüber im Klaren zu werden, wie man im Leben steht, kann man ein großes Ringbuch nehmen. Vorn beginnt man eine Liste mit der Überschrift »Meine Wünsche«. Man schreibt dort, zum Beispiel täglich in kleinen Portionen, ehrlich auf, wonach man sich sehnt, was man sich wünscht und wovon man träumt. Indem man dies tut, wird einem mit der Zeit klar, womit und in welche Richtung man sich im Leben entwickeln will. Man hat dann die Freiheit, zu wählen, was man davon in die Realität umsetzen möchte oder worum man jemanden bittet.

Auf der Rückseite beginnt man mit einer Liste »Meine Ängste« und schreibt spontan auf, welche Ängste in einem sind. Dabei erscheinen vielleicht zunächst Ängste offensichtlicher Art – wie vor Hunden, Spinnen, Fremdem oder im Dunkeln in den Keller zu gehen. Fühlt man öfters hin, tauchen mit der Zeit tiefere Ängste auf: die vor Ablehnung, dem Verlassenwerden, davor, Fehler zu machen oder Ähnlichem. Das ist in Ordnung. Jeder Mensch trägt solche Ängste in sich, auch wenn die wenigsten darum wissen. Man kann es bei der Feststellung belassen und sich vorstellen, dass Ängste in gewisser Hinsicht eine Fantasie sind, die ihren Schrecken verlieren, wenn man sie anschaut. Ängste können aber auch auf tiefe innere Bedürfnisse hinweisen und erst dann verschwinden, wenn man sich diesen widmet. Man kann die geistige Welt um Hilfe bitten. Oder man findet ein Ritual, mit dem man die Angst in einer Vorstellung irgendwohin abgibt, wo sie in Licht und Liebe gebadet, aufgelöst und umgewandelt wird.

Hat die Angst eine fassbare Ursache wie vor konkreter Gewalt, Schaden oder Übergriffen einer Person, ändert man am besten baldmöglichst die Situation.

Wenn eine Angst allzu erschreckend ist, sucht man sich therapeutische Hilfe.

Zu gesunden Lebensinhalten gehören ein regelmäßiger Tagesrhythmus mit Phasen von Aktivität und Entspannung, ein gesunder Wochenrhythmus mit Ruhetag und sogar ein gesunder Jahresrhythmus mit regelmäßigen Festtagen und Erholungsphasen. Sie wirken über das autonome Nervensystem auf das Mikrobiom (siehe Seite 164ff.).

Bei Menschen mit Mikrobiomstörungen in Haut, Magen und Darm findet man in der Regel ein Überwiegen von Anspannung. Dann hilft das Erlernen einer Entspannungstechnik wie des autogenen Trainings, mit deren Hilfe man bewusst tägliche Phasen der Lockerung einbaut. Die ständige Erreichbarkeit durch Telefon, Kurznachrichten und Mails ist eine unnatürliche Daueranspannung, die auch das innere Milieu ungesund prägt. Zur Lebenshygiene gehört es, bewusst tägliche Zeiten zu schaffen, in denen man dafür überhaupt nicht verfügbar ist. Digitale Kommunikation bringt zudem elektromagnetische Felder mit sich, deren Frequenzmuster biologische Rhythmen stören, unter anderem, weil sie getaktet sind. Dies ist grundsätzlich ungesund und sollte, alldieweil es heutzutage kaum mehr zu vermeiden ist, zumindest auf ein Minimum reduziert werden. Insbesondere der Schlafplatz sollte davon am besten frei sein.

Mikrobiomgesunde Umgebungsmilieus

Da jeder Mensch mit seinem Mikrobiom in ständiger Wechselwirkung mit der Umgebung lebt, trägt diese zu seiner Zusammensetzung bei (siehe Seite 72ff.). Die Wahl sämtlicher Materialien, sei es von Garderobe, Möbeln oder Raumgestaltung, von Gebrauchsgegenständen, Reinigungsmitteln oder Toilettenartikeln, Schädlingsmitteln, Heizung oder anderem, bringt immer ihre jeweiligen Bakterienmischungen hervor. Bei Synthetikfasern sind dies andere als bei Naturfasern, bei Holz andere als bei Metall und wiederum andere bei Kunststoffen.[379] Je natürlicher Materialien sind, desto besser passen die damit einhergehenden Bakterien zum menschlichen Mikrobiom. Synthetikfasern schaffen beispielsweise auch direkt auf der Haut ein anderes Mikroklima für die Einzeller als Fasern natürlichen Ursprungs. Schneidebretter aus Holz sind daher in der Küche hygienischer als solche aus Kunststoff. Auch Wohnraumtemperatur, -feuchtigkeit und Luftzusammensetzung prägen das Mikrobiom.

Leidet man unter den Folgen schädlicher Materialien wie Möbelausdünstungen, Holzschutzmitteln oder Ähnlichem, kann das Ausbringen von Bakterien helfen, die Probleme etwas zu mildern (siehe Seite 271ff.). Das Versprühen der Effektiven Mikroorganismen verbessert ein verbrauchtes Raumklima auch in Gemeinschaftsräumen, Krankenzimmern, Produktionshallen, Großraumbüros, Hotelzimmern und so fort.

Störfaktoren weglassen

Alles, was das Leben von Bakterien beeinträchtigt, schädigt potenziell auch das Mikrobiom. Daher lässt man diese Dinge lieber weg. Tragischerweise trifft das jedoch nicht nur für offensichtliche Produkte zu wie antibakterielle Mundwasser, Einlegesohlen oder Handwaschcremes, sondern auch für etliche häufig verwendete Medikamente. So lösen schleimlösende Medikamente nicht nur den Schleim in der Nase, sondern tendenziell überall im Körper. Man sollte sie nur bei Bedarf und kurzfristig nutzen. Abschwellende Nasensprays sind das zweithäufigste freiverkäufliche Medikament in Deutschland.[380] Der jeweilige Wirkstoff* wirkt ähnlich wie Adrenalin und verringert die Schleimhautdurchblutung nicht nur örtlich, sondern im gesamten Körper. Von Kortisol-Dauerbehandlung weiß man, dass die Schleimhautbarrieren geschädigt werden. Alkoholische Tropf-Medikamente verändern das Mundmikrobiom, was man möglicherweise mit der Zeit an einem schlechten Geschmack im Mund merkt. Daher verdünnt man sie besser mit Wasser. Am offensichtlichsten sind die nachteiligen Folgen für das Mikrobiom bei den Antibiotika (siehe Seite 39ff.). Bei anderen Medikamenten können sie aber vergleichbar sein, sodass hierfür erheblicher Forschungsbedarf besteht, um derartige Nebenwirkungen zu verhindern.

Notwendige Medikamente darf man jetzt nicht einfach absetzen. Ihre Auswirkungen auf das Mikrobiom sollte man allerdings bedenken und etwaige Beeinträchtigungen gegebenenfalls durch eine zusätzliche Einnahme von Bakterien senken. Die Erfahrung zeigt, dass erstaunlicherweise die parallele – nicht gleichzeitige – Einnahme eines Antibiotikums und der Effektiven Mikroorganismen vor den Nebenwirkungen im Mikrobiom zumindest teilweise schützt.

Rauchen und Nikotin schädigen das Mikrobiom in Mund, Atemwegen, Lunge und durch Durchblutungsänderung im ganzen Körper, auch bei E-Zigaretten und E-Shishas**.

Amalgam enthält das Desinfektionsmittel Quecksilber, sodass diese Zahnfüllmasse zu einer chronischen Mikrobiomschädigung beitragen kann. Moderne Zahnpasta enthält als Putzkörper Mikroplastikpartikel, deren Oberflächen sich bakeriell besiedeln, was das Mikrobiom stört. Diese Partikel sind im Körper nicht abbaubar, gelangen über Ausscheidungen ins Wasser und schaden dort auch noch der Lebewelt.

Innerliche Reinigung des Körpers

Der menschliche Körper besteht aus vielen inneren Räumen und Zwischenräumen, Zellen, Organen, Gefäßen, Bindegewebe et cetera, die mit dem gefüllt sind, was aufgenommen, gebildet und umgewandelt

* Zum Beispiel »Xylometazolin«.

** Batteriebetriebene Zigarette beziehungsweise Pfeife zur Verdampfung aromatisierter Flüssigkeiten, in der Regel synthetischer Substanzen.

wurde. Nicht alles davon fördert die Gesundheit. Ausscheidungsorgane wie Haut, Leber, Niere und Darm sorgen unentwegt für die Abgabe derjenigen Stoffe, die dem Organismus abträglich sind. Ist diese Ausscheidungskapazität überfordert, zum Beispiel weil mehr Störendes aufgenommen wurde, als ausgeschieden werden kann, oder weil die Organe dafür zu sehr geschwächt sind, häufen sich, bildlich gesprochen, diese Stoffe im Gewebe an, was auf Dauer zu Krankheiten führt. Davon sind zunächst Gewebe mit langsamem Stoffaustausch betroffen, beispielsweise Bindegewebe, Sehnen und Gelenke. Daraus können Entzündungen, Verhärtungen oder Schmerzen folgen. Für eine Heilung ist es meist erforderlich, seinen Körper davon innerlich zu reinigen. Man spricht auch von »Entgiftung«, »Entschlackung«, »Anregung der Ausscheidungsorgane« oder »Ausleitungstherapie«.

Man kann dies mit allerlei Hausmitteln tun wie mit Bädern, Sauna, Leberwickel oder Massagen, durch Bewegung und durch Trinken von Kräutertees für die Leber, zum Beispiel von Löwenzahn, Schafgarbe

Fußbad zur Ausleitung über die Fußsohlen

Man nimmt eine kleine Wanne, in die die Füße passen, und füllt sie überknöchelhoch mit so warmem Wasser, dass man die Füße gerade hineinsetzen kann. Man stellt zusätzlich circa 1 Liter heißes Wasser bereit. Dem Wannenwasser 1 bis 2 Esslöffel Natron (im Drogeriemarkt erhältlich) zugeben und gut auflösen. Man setzt sich an einen warmen behaglichen Ort damit, ohne anderweitige Ablenkung. Füße ins Wasser setzen und entspannen. Fühlt sich das Wasser nach wenigen Minuten abgekühlt an, Füße kurz herausnehmen, etwas heißes Wasser nachgießen, Füße wieder hineinsetzen. So oft wiederholen, bis das heiße Wasser aufgebraucht ist. Sobald sich danach das Wasser wieder kühler anfühlt, Bad beenden. Anschließend Füße mit dicken Socken warm halten und Ruhe halten oder schlafen gehen. Man kann das Ausleiten durch die innere Vorstellung mental unterstützen, dass unnötige Stoffe durch die Fußsohlen ins Wasser fließen. Durch die Wärme steigt die Durchblutung der Füße an, wodurch über die Sohlenhaut Giftstoffe und Säuren abgegeben werden können. Sie werden durch Natron neutralisiert. Das Gefühl der Abkühlung des Wassers kommt aus der subjektiven Wahrnehmung. Tatsächlich handelt es sich um ein »ansteigendes« Fußbad. Man kann die abgetrockneten Füße zur Fußpilzprophylaxe anschließend mit Effektiven Mikroorganismen einreiben (siehe Seite 253).

oder Mariendistel. Es geht durch eine Fastenkur und mit Pflanzenpräparationen zum Beispiel im Frühjahr mit frischem Bärlauch. Zugleich brauchen Haut, Leber und Nieren Unterstützung, am besten durch Naturheilmittel. Es gibt sie in großer Bandbreite. Da dafür medizinische Kenntnisse nötig sind, ist eine fachkundige Betreuung empfehlenswert.

Häufig wird Heilerde zur »Entgiftung« empfohlen. Welche Wirkung ihre Einnahme auf die Zusammensetzung des Mikrobioms hat, wurde bisher nicht erforscht. Da sie im Körper unspezifisch adsorbiert, also nebst Gasen oder Stoffwechselprodukten selbst Bakterien und Viren, darunter aber womöglich gesunde Partikel mit sich nimmt, empfiehlt sich die Einnahme nur kurzfristig bei akuten Störungen. Medizinische Heilerde wird bei circa 130 Grad Celsius sterilisiert und dient nicht der Bakterienzufuhr.

Rosskuren, wie sie zum Beispiel die »Leberentgiftung« mit Bittersalz, Olivenöl und Grapefruit darstellt, sind für das Mikrobiom ungut. Darmspülungen und »Colon-Hydro-Therapie« stören das Mikrobiom ebenfalls (siehe Seite 169). Zum Fasten siehe Seite 159 und 268.

Zur inneren Reinigung gehört auch das Entfernen »giftiger« Worte, Gedanken und Handlungen aus dem eigenen Lebensraum, denn ihre Auswirkungen auf den Menschen behindern die Gesundheit. Das Gleiche gilt für Unwahrhaftigkeit und fehlendes Übereinstimmen in Denken, Fühlen und Sich-Ausdrücken. Die Wahl und Kraft der Sprache wirkt immer sowohl im Gegenüber als auch im Körper des Schreibenden oder Sprechenden.

Heilung seelischer Wunden

Alle bisher genannten Maßnahmen genügen bei einer bereits länger andauernden Erkrankung oft nicht zur Heilung, jedenfalls nicht, solange tieferliegende Ebenen noch gesehen und geheilt werden wollen. Seelische Verletzungen drücken sich ansonsten gerne in immer wiederkehrenden körperlichen Symptomen aus, sodass an sich wirksame Behandlungen wie vergeblich anmuten. Alles, was im Verborgenen nagt, ist ein Stress, der sich letztendlich blockierend auf das Miteinander im ganzen Mikrobiom auswirkt.

Da Seelenschmerzen der Vergangenheit aus Selbstschutz für das Überleben natürlicherweise verdrängt und vergessen werden, liegen sie oft im Unbewussten. Sie sind womöglich von der Angst überlagert, Schlimmes neu zu erleben, Schmerz wieder fühlen zu müssen und dies nicht auszuhalten. Man braucht also Liebe und Geborgenheit, um sich dem eigenen Inneren zu öffnen. Dafür ist der passende Zeitpunkt wichtig. Man darf dies keinesfalls erzwingen. Wichtig ist die ehrliche Bereitschaft zur Wandlung.

Heilung geschieht von selbst, wenn Liebe in eine frische oder alte Seelenwunde fließt. Dazu muss man nichts »machen«. Diese Heilkraft liegt jederzeit vor und ist überall verfügbar. Manchmal genügt es, die alten Ereignisse zu ver»geben«, also gedanklich die Verantwortung an diejenigen zurückzugeben, die beteiligt oder zuständig waren. Gerade ein Kind fühlt sich leicht schuldig, obwohl es unschuldig ist, besonders dann, wenn die Eltern bei schlimmen Geschehnissen mit sich selbst so beschäftigt sind, dass niemand mit dem Kind geredet hat. Ein häufiges Missverständnis besteht nämlich darin, zu meinen, dass Kinder nicht alles mitbekämen. Sie sind in Wirklichkeit bereits als Säugling zu umfassender Wahrnehmung aller Geschehnisse imstande. Kinder wollen selbst dann Erwachsenen instinktiv helfen und übernehmen dabei Verantwortung, die nicht die ihrige ist. Dies kann ein Leben lang fortwirken, und man kann und darf es später im Leben ändern, indem man abgibt, was nicht zu einem gehört. Man kann darum bitten, dass es zum Wohle aller geschieht. Wir sind als Menschen immer und überall von lichtvollen geistigen Wesen begleitet, die jederzeit bereit sind zu helfen, man braucht sie nur darum zu bitten. Man kann auch darum bitten, dass Verstrickungen gelöst werden, in die man sich irgendwie mit Menschen oder Umständen verwickelt hat.

Heilung von Seelenschmerzen heißt auch, im Hier und Jetzt zu leben und die Vergangenheit loszulassen. Was geschehen ist, ist geschehen, es braucht weder beurteilt noch aufrechterhalten zu werden. Je klarer jemand in der Kraft der Gegenwärtigkeit lebt, desto leichter kann Heilkraft daraus in seine oder ihre Vergangenheit fließen. Man muss nicht alles noch einmal durchleben.

An dieser Stelle ist es durchaus berechtigt, sich ganz persönlich zu fragen: Wie erlebe ich, was auf mich zukommt? Habe ich innerlich das Gefühl, was mir begegnet, sei bedrohlich? Wir neigen dazu, uns vor allem Unbekannten zu fürchten. Wurde mir das anerzogen? Habe ich bereits in früher Kindheit durch Menschen oder Umstände viele oder tiefe verletzende Erfahrungen gemacht? Solche Erfahrungen prägen uns zutiefst und lassen im späteren Leben alles, was diese Erinnerungen anrührt, in einem seelisch gefärbten Licht erscheinen. Sie täuschen uns auch später ein Leben in ständiger Bedrohung vor, selbst dort, wo es nicht bedrohlich ist, beispielsweise bezüglich der Bakterien.

Es ist gut, sich dafür die liebevolle Begleitung eines ausgebildeten Menschen zu suchen, damit man in dem Vertrauen unterstützt wird, dass alles, was je geschehen ist, zum menschlichen Dasein gehört und zu den wertvollen Erfahrungen zählt, die ein Leben haben kann. Und dass dies einen zu dem einzigartigen Menschen gemacht hat, der man ist.

Das »Loslassen« alter Schmerzen, von Erlebnissen, Begegnungen, Beziehungen, Menschen, Verlusten oder was es auch sein mag, ist kein Wegwerfen.[381] Es wird einem niemand wegnehmen können, was liebevoll mit einem selbst im Herzen verbunden ist. Und wenn es lieblos war oder ist, dient es nicht der Gesundheit. Loslassen ist wie ein Freigeben, das man sich bildlich vorstellen kann, wie als wenn man eine geschlossene Faust zur nach oben offenen Hand öffnet. Es ist ein Gewinn und eine Befreiung, kein Verlust.

Übung zum Loslassen

Nehmen Sie einen kleinen Gegenstand in die Hand: einen Radiergummi, einen Schlüssel oder eine Blüte – was es ist, ist egal. Schließen Sie darum die Hand zur Faust. Der Gegenstand entschwindet dem Blick. Sie halten ihn fest, Sie besitzen ihn, aber weder Sie noch irgendwer anderes kann ihn gebrauchen, ihn bewegen oder sich daran freuen. Er ist von seinem Sinn abgetrennt, und Sie können mit dieser Hand auch nichts anderes mehr tun. Öffnen Sie dann die Faust langsam, sodass die Handfläche nach oben zeigt. Der Gegenstand erscheint und liegt offen auf der Hand. Er ist immer noch am gleichen Platz. Sie können ihn in Ruhe betrachten, mit der anderen Hand hochnehmen und wieder hinlegen oder woandershin legen. Er ist frei. Sie haben ihn losgelassen und dabei Freiheit gewonnen.

Nichts ist verlorengegangen. Genießen Sie dieses vertrauensvolle Gefühl des Freilassens.

Man kann sich diese Übung zur täglichen Gewohnheit machen. Sie wirkt unterstützend für Vertrauen und inneres Loslassen.

Praktische Bakterienanwendung

Allgemeine Grundsätze

Dass man mit Bakterien heilen kann, wissen die Menschen, seit es Heilkunde gibt (siehe Seite 172ff.). Weil die traditionellen Mikrobenmischungen heute jedoch nirgends mehr gesund oder aus reiner Natur vorhanden sind, brauchen wir für die Heilung mit Bakterien jetzt einen anderen Zugang. Wir dürfen dabei allerdings im Auge behalten, dass diese Heilung genauso für die Erde, ihre Pflanzen und Tiere wichtig ist. Sobald deren Bakteriengesellschaften wieder im Lot wären, wären auch wir wieder leichter gesund.

Die folgenden Kapitel beschreiben Erfahrungen mit den Effektiven Mikroorganismen. Diese Mikrobenmischung eignet sich für Heilung in herausragender Weise, weil es eine lebendig kultivierte Mikrobengemeinschaft mehrerer natürlicher Arten ist, die an das Mikrobiom der Erde angebunden ist.

Unter Effektiven Mikroorganismen, international abgekürzt EM, versteht man eine mikrobielle Mischkultur aus etwa fünfzehn Stämmen von Milchsäurebakterien, Hefen und Photosynthesebakterien,* die in saurer Lösung gemeinsam kultiviert wurden. Ihre Kultivierung erfolgt in einem besonderen Ablauf, der in den achtziger Jahren des 20. Jahrhunderts zunächst in Japan entwickelt wurde und seit Ende der neunziger Jahre auch in Europa angewendet wird. Dieses Vermehrungsprinzip ist jedoch nur wenigen bekannt.

Dass Effektive Mikroorganismen bisher noch nicht so weit verbreitet sind, wie es ihrer Wirksamkeit entspräche, hat Gründe, die nicht in ihnen selbst liegen: Zum einen verbinden viele Menschen Bakterien gedanklich immer noch mit etwas Gefährlichem. Es gab auch lange Zeit kein für den Menschen regulär zugelassenes Präparat mit EM. Außerdem sind Bakterien lebendig, sodass man es bei ihrer Anwendung unweigerlich mit Kommunikation zu tun hat. Das ist ein völlig anderes Heilprinzip als herkömmliches medizinisches Arbeiten mit Dingen wie Tabletten, Kräutern, bestimmten Techniken oder Instrumenten. Man kann sich von Bakterien nicht distanzieren. Sie brauchen Achtsamkeit, Beziehung und etwas Behutsamkeit im Umgang, ähnlich wie das bei anderen Therapien mit Lebewesen der Fall ist, etwa der Delfintherapie.

* Überwiegend Lactobazillen, *Bifido-* und *Saccharomyces*-Stämme sowie *Rhodopseudomonas palustris*.

Die Kraft des Lebendigen ist Teil ihrer Wirkung. Das kann beim Anwender oder Therapeuten die Frage der Beziehung von sich selbst zum Lebendigen wecken. Wer damit ein Problem hat, wird die Anwendung von Lebewesen beim Menschen schwierig finden.

Allgemein gesellschaftlich traut man den menschengemachten Medikamenten mehr Heilungsmacht zu als den als »sanft« bezeichneten Mitteln aus der Natur. Dem ist in Wahrheit nicht so. Die Macht, in einem Organismus etwas irgendwie verändern zu können, ist nicht notwendig gleichbedeutend mit der Kraft zur Heilung.

Wer die Lebendigkeit der EM nicht ernst nehmen möchte, lässt ihre Anwendung besser ganz bleiben. Es wäre so, wie einen Hund zu halten, nur damit er beißt, wenn Einbrecher kommen, aber weder mit ihm zu reden noch mit ihm spazieren zu gehen.

Manche Menschen finden eine bewusste Beziehung zu Bakterien »esoterisch«, »befremdlich« oder »pathetisch«. Das macht nichts. Wer sich vom Leben dieser Erde als getrennt betrachtet, obwohl wir eins sind, und dies tut, obwohl die Pflanzen und Tiere genau dieser Erde ihren oder seinen Körperzellen jegliche Substanz zum Leben gegeben haben, wird es schwer haben, ohne sie wirklich glücklich und gesund zu sein. Ein erster Schritt zur Heilung könnte dann die Einsicht sein, dass jeder Mensch – ob er es wahrhaben will oder nicht – ein Wesen in der Gemeinschaft dieses gemeinsam mit allen weiteren Lebewesen der Erde bewohnten Planeten ist.

Produkte mit Bakterienmischungen

Darüber hinaus gibt es inzwischen so viele Produkte mit EM, dass die Wahl des geeigneten Mittels ohne weiteres Produktwissen zu kompliziert erscheint. Das liegt unter anderem daran, dass lebendige Mikrobenmischungen für die Heilung bislang in keine Zulassungsgesetzgebung passen. Die momentanen Verordnungen entsprechen bis dato historischen Denkweisen und noch nicht dem neuen Wissensstand der Mikrobiomforschung. Das öffnet leider auch dem Wildwuchs Raum.

Am geeignetsten für alle Anwendungen wäre die sogenannte Stammlösung*. Diese ist jedoch als Bodenhilfsstoff im Handel und unterliegt der Düngemittelverordnung. Dem entspricht die Etikettenbeschriftung. Ihre Anwendung beim Menschen kam dadurch zustande, dass Landwirte feststellten, dass ihre auf EM-behandelten Weiden grasen-

* »Mikroveda Farming«, »EM-Urlösung« oder »EM-1«. Irrtümlich wird die Stammlösung auch verallgemeinernd als »Urlösung« bezeichnet.

den Kühe gesünder waren als andere. Sie verwendeten EM bei kranken Tieren direkt und schließlich erfolgreich an sich selbst. Inzwischen gibt es speziell auf die Zulassungsanforderungen beim Menschen ausgerichtete Präparate.* Sie sind für die innerliche Einnahme konzipiert. Dabei ist zu beachten, dass die vom Hersteller angegebenen Einnahmemengen für gesunde Menschen gedacht sind. Bei einer Mikrobiomstörung hält man sich lieber an den auf Seite 260ff. angegebenen Einstieg mit kleinster Menge und allmählichem Einschleichen.

Es gibt Produkte, bei denen EM mit zahlreichen Kräutern fermentiert angeboten werden.** Diese Kräutermischungen werden von Menschen mit entzündlichen Darmerkrankungen nur selten gut vertragen, sodass man dann lieber die einfachen Präparate wählt. Dies lässt sich im Zweifelsfall individuell austesten.

Mit dem Begriff »effektiv« darf jeder werben. Seit die Erfolge mit EM in der Volksheilkunde bekannter werden, gibt es Firmen, die Produkte ohne EM ebenfalls mit diesem Begriff vermarkten. Man muss also jeweils gut prüfen, ob es sich tatsächlich dabei um diese als Team kultivierten Milchsäurebakterien, Hefen und Photosynthesebakterien handelt. Einfache Mischungen mehrerer Probiotika wie Lactobazillen, Bifidobakterien oder Enterokokken haben nicht die gleiche Wirkung wie EM. Auch die Bezeichnung »originale« Mikroorganismen ist in Anbetracht ihres Milliarden Jahre währenden Daseins befremdlich.

Neben der EM-Stammlösung und den speziellen EM-Lösungen für die innere Einnahme gibt es etliche weitere Produkte unter Verwendung der EM. Um Fehlkäufen und Enttäuschungen vorzubeugen, sollte man deren jeweilige Zusammensetzung gut prüfen. Es gibt im Kielwasser von EM auch geschäftliche Verirrungen, die am Wesen der Bakterien vorbeigehen. Man muss nicht Bettwäsche, Salz oder Süßstoffbonbons mit EM versetzen. Damit diese eine »bessere Energie« haben, wäre es sinnvoller, die jeweiligen Herstellungsprozesse von vornherein gesünder zu gestalten.

Man kann die Effektiven Mikroorganismen von der EM-Stammlösung durch Zugabe von Wärme und Zuckerrohrmelasse einmalig zur Vermehrung bringen.[382] Dadurch erhält man mehr EM für den gleichen Preis. Vermehrte EM nennt man »EMa«. Findige Händler verkaufen jedoch solche EMa, ohne dies dazuzusagen. Daher gibt es Unterschiede bei den Literpreisen. Da bei der Vermehrung zu EMa je nach Hygiene örtliche beziehungsweise persönliche Mikroben in die fertige Mischung gelangen, sind EMa für die menschliche Einnahme

* Zum Beispiel »Mikroveda life pur« oder »Multi-Impuls«.

** Zum Beispiel »Vitabiosa«, »Mikroveda life«.

ungeeignet. Bei der äußeren Anwendung in Haus, Hof, Feld und Garten spielt das, sofern die EMa sorgfältig und sauber vermehrt wurden, weniger eine Rolle.

Der Anwendungsrahmen

Die Verantwortung für eine Anwendung der Effektiven Mikroorganismen liegt immer beim Menschen selbst. Das hat seinen Sinn, weil es um die eigene Beziehung zu den Bakterien geht. Diese Verantwortung für sich ganz zu ergreifen ist für Menschen, die sich gern von jemand anderem sagen lassen, was gut für sie ist, zunächst ungewohnt. Meine Erfahrung ist, dass es zur tieferen Heilung beiträgt, wenn ärztliches Fachwissen und Erfahrung dem Kranken überwiegend zur Anleitung für die Selbstheilung dienen. Alle Bedürfnisse danach, die Zuständigkeit für sich selbst lieber an die Ärztin, den Arzt abzugeben, sowie die Sehnsucht nach dem Versorgt-Werden gehören im Grunde genommen in die Kindheit und können therapeutisch an passender Stelle berücksichtigt werden.

Effektive Mikroorganismen werden weder verschrieben, noch können sie angeordnet werden. Man kann sie empfehlen oder vorschlagen, was seit vielen Jahren weltweit geschieht. Dabei fehlt manchen Menschen die »Sicherheit«, die ein verordnetes und von der Gemeinschaft in Form der Krankenkasse bezahltes Medikament scheinbar hat. Eine solche »Sicherheit« bietet das Dasein in Wahrheit nirgendwo. Mir persönlich ist in den vergangenen sechzehn Jahren kein Fall bekannt geworden, wo jemand, der die EM vernünftig angewendet hat, zu Schaden gekommen ist. Ich kenne hingegen sehr, sehr viele Menschen, die dank EM ihre Gesundheit wiedergefunden haben, darunter einige, deren Leben mit ihrer Unterstützung erheblich erleichtert und sogar verlängert wurde.

Die eigentliche Verunsicherung bezüglich der EM liegt derzeit in einer Diskrepanz zwischen den vorliegenden Hygienegesetzen oder Verordnungen und der Wirklichkeit der mikrobiologischen Therapie. Es gelten die Vorgaben für die Bekämpfung und Entfernung der Bakterien, die aus den Vorstellungen des 19. Jahrhunderts stammen, obwohl jede Mikrobiomforschung inzwischen längst bewiesen hat, dass genau das Gegenteil, nämlich Bakterienvielfalt, die lebensnotwendige Grundlage jedes gesunden Lebens ist. Dieser Widerspruch lässt einen Leerraum entstehen, der gegenwärtig nur mit Selbstverantwortung gefüllt werden kann. Die Kunst dabei ist, gemäß der Naturgesetze zu heilen und zugleich bestehende und davon noch abweichende juristische Gesetze einzuhalten. Es ist zu hoffen, dass die Revolution in der Bakterienforschung bald zu neuen Hygieneverordnungen führt, die der Wirklichkeit und Wahrheit über die Bakterien gerecht werden.

EM sind kein »Wundermittel«. Das kommt manchem so vor, weil unser bisheriges Denken so weit von der Wirklichkeit abgewichen ist. Das Wunder ihrer Wirksamkeit liegt im Wesen der Natur unserer Planetin Erde, nämlich im Kreislauf des Lebendigen durch alle Lebensbereiche auf der Grundlage der Mikrobiome in der Welt. Wo ein kranker Mensch an ihn wieder angeschlossen wird, kehrt sein Organismus in seine eigentliche gesunde Ordnung einfach zurück.

Die in den folgenden Kapiteln aufgeschriebenen Anwendungen beruhen auf meinen langjährigen Erfahrungen mit den EM. Sie sind keine Handlungsanweisungen im wörtlichen Sinne, sondern mitgeteilte Erfahrungen. Sie möchten jedem Interessierten die Möglichkeit geben, eigene Erfahrungen mit den Effektiven Mikroorganismen zu machen, was bekanntlich leichter geht, wenn man sich an Erlebnissen anderer orientieren kann. Einzelne Fallberichte beschreiben dazu Erfahrungen, die Menschen bei sich mit EM gemacht haben. Es ist aber gut, sich bei der Anwendung stets auf die eigene Intuition zu verlassen. Ähnlich wie der Appetit (siehe Seite 152) ist dies der zuverlässigste Ratgeber für eine erfolgreiche Heilung.

Niemand *muss* EM anwenden. Man sollte weder irgendwen dazu überreden noch jemanden dazu nötigen. Noch sollte man sie heimlich jemandem unterschieben. Vielleicht ist die Zeit dazu gerade nicht reif. Es hat keinen Zweck, Lebewesen gegen irgendeinen Widerstand einzusetzen. Bakterien sind geduldige Begleiter und auch später jederzeit bereit, bei Heilungsprozessen zu helfen. Wenn man ihre Wesenhaftigkeit allerdings nicht wertschätzt, kann es passieren, dass die gewünschte Wirkung ausbleibt.

Grundeigenschaften der Effektiven Mikroorganismen

Es ist hilfreich, elementare Eigenschaften der Effektiven Mikroorganismen zu kennen. Ausführliche Informationen, auch zu Wirkmechanismen, Handhabung, Haltbarkeit und den Anwendungen in anderen Bereichen, würden hier den Rahmen sprengen und finden sich bereits umfassend in den Büchern über EM. Zu den Eigenschaften einzelner Produkte fragt man am besten seinen Händler.

EM liegen in einer sauren Lösung vor mit einem pH-Wert von etwa 3,5. Für eine Einnahme mit dem Essen oder auf geschlossene Haut aufgebracht, ist das unerheblich. Für die Anwendung in einem empfindlichen Milieu – wie bei Wunden – oder an den kalkhaltigen Zähnen sollte man EM verdünnen, zum Beispiel in einem Verhältnis von 1 zu 10 von EM zu Wasser. Je gereizter der Anwendungsort ist, beispielsweise eine Haut mit juckendem Ausschlag, desto stärker verdünnt man die Einstiegsmenge und steigert die Konzentration behutsam im Laufe der Zeit.

Verdünnung ist etwas anderes als Dosierung. Jede Dosis, also die Menge, die angewendet wird, kann nach den Erfordernissen unterschiedlich stark verdünnt werden.

EM werden innerlich, beispielsweise für den Darm, in der Regel zu einer Mahlzeit eingenommen und verteilen sich selbst im Speisebrei. Dazu kann man sie direkt auf das kalte oder mundwarme Essen geben.

In bestimmten Situationen kann die saure Wirkung von EM pur zur Heilung erwünscht sein. So beißen sie, in offene Wunden gegeben, im ersten Moment zwar heftig. Erfahrungsgemäß wirkt dies jedoch positiv auf die Zellregeneration und wirkt auch dem Schock entgegen, der bei jeder Verletzung entsteht.

Zahnschmelz wird durch Säuren angegriffen. Zum Spülen, zur Wundnachsorge und zum Gurgeln im Mund werden EM daher immer gut verdünnt. Es ist unangemessen, sich mit EM direkt die Zähne zu putzen.

Beim Hantieren mit der EM-Flasche achtet man darauf, keine Flecken auf säureempfindlichen Materialien zu hinterlassen, etwa unversiegelten Marmorplatten, empfindlichem Schmuck oder Zinkblechen. Pure EM-Lösung ist von brauner Färbung und hinterlässt auf hellen Tüchern braune Flecken. Sie lassen sich nicht aus allen Textilien wieder entfernen.

Versprüht man EM in der Raumluft, verdünnt man sie, um auf hellen Wänden und Einrichtungsgegenständen keine Flecken zu hinterlassen. Es gibt für diese Anwendung auch farblose EM-Lösung.*

EM-Lösungen reagieren auf Temperaturschwankungen und Sauerstoffzufuhr, was die Lagerfähigkeit insbesondere offenstehender Lösungen begrenzt. Optimale Lagertemperaturen liegen zwischen 11 und 16 Grad Celsius. Hitze über 30 Grad in isolierter Lösung, in organischem Zusammenhang über 37 Grad, inaktiviert einen Teil der Bakterien. Sauerstoffzufuhr verschiebt die inneren Verhältnisse zugunsten

* Zum Beispiel »EM-klar«.

der für das Gleichgewicht nötigen *Saccharomyces*-Hefen. Für Spülungen und Ähnliches muss man die Lösungen innerhalb weniger Stunden gebrauchen oder ansonsten frisch ansetzen. Man spült Geräte oder Schläuche, die mit EM-Lösung verwendet wurden, stets nach Gebrauch mit klarem Wasser nach, um bakterielle Biofilm-Bildung in Hohlräumen zu verhindern.

Es ist kontraproduktiv, gleichzeitig antimikrobielle Produkte und EM anzuwenden. Behandelt man beispielsweise Haut- oder Fußpilz mit EM, passen dazu weder antibakterielle Socken, Hemden, Schlafanzüge noch Einlegesohlen. Deren Wirkstoff sind häufig Nano-Silberpartikel, die enzymatische Stoffwechselprozesse in Bakterien blockieren. Die Metallbelastung führt zur Vermehrung von Einzellern, die diese Einseitigkeit beheben soll, beispielsweise von *Candida*-Pilzen. Man kann so keine Heilung erreichen.

EM-fermentiertes Getränk

Ein Folgeprodukt der EM hat sich bereits lange medizinisch bewährt: Es ist ein aus Reiskleie, Algen und Papaya in mehreren Monaten fermentierter farb- und geschmackloser Trunk.* Diese an den Stoffwechselprodukten der Fermentation reiche bakterienfreie Flüssigkeit ist vitamin- und mineralienhaltig. Sie ist stark antioxidativ, wirkt immunmodulatorisch, leberzellprotektiv und -entgiftend, verbessert die Blutkonsistenz und zeigte bei Viruserkrankungen Heilungserfolge. Wie berichtet wurde, ist es auch bei der Behandlung von Aids erfolgreich. In der Krebsbehandlung haben sich dosisabhängig sehr gute Erfolge gezeigt. Klinische Studien und wissenschaftliche Laborforschung wurden in zahlreichen Ländern durchgeführt wie in Japan, den USA, Ägypten, Weißrussland, Thailand, Korea, Pakistan und China. Besonders eindrucksvoll war der Schutz von Drüsengewebe vor Radioaktivität[383] sowie deren Strahlenabbau im Organismus bei Tschernobyl-geschädigten Menschen.[384] Das in Japan hergestellte Mittel wurde auch nach der Reaktorkatastrophe in Fukushima erfolgreich eingesetzt. Es unterstützt bei Vergiftungen, Sepsis oder heftigen Durchfällen die Behandlung mit lebenden EM. Wegen seines Preises wird es eher bei ernsten Erkrankungen getrunken, am häufigsten bei Lebererkrankungen.

* »Manju« oder »Mzyme«. Die frühere Handelsbezeichnung lautete »EM-X«. Das sollte man nicht verwechseln mit einem andersartigen Produkt namens »EM-X-gold«.

Aufgrund seiner immunstimulierenden Eigenschaften hat sich bei dem Getränk zu Beginn eine behutsame Dosierung von 1 bis 3 Millilitern ein- bis dreimal täglich auf nüchternen Magen bewährt. Unter die Zunge gesprüht, wird es rasch ins Blut aufgenommen. Die Wirkung ist dosisabhängig und die Tagesdosis bei langsamer Steigerung nach oben offen. Bei täglicher Einnahme von 180 Millilitern wurde die Heilung von schwersten Krankheiten berichtet. Man sollte die Einnahme nicht abrupt beenden und es nicht gleichzeitig mit einer immunsuppressiven Therapie trinken.

Zur EM-Technologie gehören auch Möglichkeiten zur Wasserqualitätsverbesserung. Wirkmechanismen und Anwendungsmöglichkeiten dazu finden sich in den Büchern über EM.

Die praktischen Anwendungen auf Seite 251ff. sind als Erfahrungen mit der EM-Stammlösung (Seite 243) angegeben. Nimmt man ein anderes Mittel, muss man die Dosierung entsprechend anpassen, damit die gleiche Wirkung erzielt wird. Dieses Verhältnis kennt im Zweifelsfall der jeweilige Händler oder Hersteller. Erfahrungsgemäß wirken andere EM-Lösungen tendenziell schwächer.

Im Folgenden sind die äußerlichen EM-Anwendungen zunächst als Anwendungsart, dann nach Indikationen mit jeweiligen Dosierungen aufgeführt, gefolgt von der innerlichen Anwendung der EM sowie Anregungen, wie man seine Umgebung mit EM mikrobiell in Einklang bringen kann.

Im Umgang mit Lebewesen können Dosierungen nun mal immer nur Anhaltswerte sein. Lebewesen wirken in ihren Rhythmen nach individuellen Milieubedingungen (Seite 103 und 165ff.), im Kontakt mit dem Empfänger (Seite 80ff. und 91ff.) und nicht in einem berechenbaren Ursache-Wirkungs-Schema. Daher ist Kreativität im Umgang mit ihnen erlaubt. Die vorgeschlagenen Mengen haben sich zwar in langjähriger Erfahrung bewährt und können als Anregung für den Einstieg dienen. Sie sind – wie gesagt – jedoch in erster Linie als Hilfe dafür gedacht, eigene Erfahrungen mit der Anwendung von Bakterien zu gewinnen.

Um einzelne Krankheitsindikationen zu finden, schaut man in der Übersicht auf Seite 9 und 10 nach. Findet man die gesuchte Situation dort nicht, schaut man bei einer ähnlichen und passt die Dosis daran an.

Für die tropfenweise Anwendung eignet sich das Abfüllen in eine Glas-Tropfpipettenflasche. Sie ist in Apotheken erhältlich. 20 Tropfen entsprechen etwa 1 Milliliter. In solch einem Fläschchen sind die EM bei Raumtemperatur erfahrungsgemäß etwa acht Tage verwendbar. Den Rest kann man zum Beispiel ins Blumengießwasser geben, das Fläschchen mit heißem Wasser gründlich ausspülen, und frisch befüllen.

EM haben einen Eigengeruch, der subjektiv als entweder angenehm oder unangenehm empfunden wird. Davon sollte man sich frei machen. Er verflüchtigt sich im Raum normalerweise binnen kurzer Zeit.

Bakterienbehandlungen sind als ein Teil der auf Seite 219ff. beschrieben Mikrobiomtherapie zu verstehen. Eingenommene Bakterien ergänzen sich sehr gut mit anderen Heilmitteln und schließen sie nicht aus. Sie sollen nicht dazu verleiten, einfach auf andere nötige oder hilfreiche Heilmittel und Medikamente zu verzichten. Um es noch einmal zu betonen: Bei einer Erkrankung oder wenn Sie unsicher sind, ist in jedem Fall ärztliche beziehungsweise professionelle heilkundige Hilfe zu suchen.

Bakterien beim Menschen äußerlich anwenden

Bitte lesen Sie vor der Anwendung zunächst das vorangehende Kapitel (Seite 242).

Die folgenden Angaben beziehen sich auf die EM-Stammlösung. Speziell für die Einnahme beim Menschen entwickelte EM-Produkte eignen sich nicht gleicherweise für den äußerlichen Gebrauch.

Ob man EM pur oder verdünnt anwendet, hängt jeweils von der Empfindlichkeit der Situation ab (siehe Seite 247). Es wird jeweils das Verhältnis EM zu Wasser angegeben.

Bei etlichen Indikationen beschleunigt die zusätzliche innere Einnahme (siehe Seite 260ff.) die Heilung.

Anwendungsarten: Kompresse, Wickel und mehr

Auftragen

- EM auf die Hand geben, auf die Haut auftragen.
- EM in handliches Sprühfläschchen abfüllen und aufsprühen.
- EM in Tropfpipettenflasche abfüllen und auftropfen.

Kompresse

Mull, Zellstoff oder weiches Tuch mit EM pur oder verdünnt benetzen oder tränken und auflegen. Gegebenenfalls mit einem Verband anwickeln.

Wickel, Umschlag

- Wie Kompresse. Tuch darüberlegen, einpacken. Für längere Einwirkdauer gegebenenfalls ein Stück Frischhaltefolie zwischen Kompresse und Tuch legen.
- Warme Wickel bis maximal 37 Grad Celsius, kalte nicht unter 8 Grad Celsius.

Waschung

- Wasser in Waschbecken oder Schüssel geben, je nach Umständen 50 bis 500 ml EM je Liter Wasser zufügen.
  Wassertemperatur: 8 bis 37 Grad Celsius.

- Hautpartien oder Körper gründlich mit Waschlappen waschen.
- Wenn es warm genug ist, Haut danach an der Luft trocknen lassen.
- Nach dem Duschen mit EM einsprühen.

Spülung

- Körperwarmes Wasser bis maximal 37 Grad Celsius.
- Verdünnung nach Bedarf.
- Die EM-Lösung jedes Mal frisch herrichten und möglichst innerhalb von 3 bis 4 Stunden aufbrauchen.

Gurgeln

- Einem halben Glas Wasser (circa 100 ml) einen halben Teelöffel (circa 2 ml) EM zugeben.
- Schluckweise gurgeln und ausspucken. Nicht hinunterschlucken.

Vollbad

- Badewasser einlaufen lassen (maximal 37 Grad Celsius).
  Für eine mittlere Wanne circa 750 ml EM zugeben.
- Weder Seife, Schaumingredienzien noch ätherische Öle oder Ähnliches zufügen.
- Hinterher ohne Abtrocknen in vorgewärmte Handtücher einwickeln und wenn möglich 30 Minuten darin nachruhen.

Tipp: Vorher schon ein gemütliches, vorgewärmtes Lager mit Wärmflaschen vorbereiten.

Sitzbad

- Plastiktüte so in einen Toilettensitz einklemmen, dass sie eine Mulde bildet.
- Mit körperwarmem Wasser füllen.
- 50 bis 100 ml EM je Liter Wasser zugeben.
- Für maximal 8 Minuten hineinsetzen, da die Haut sonst zu durchlässig wird und dies das Mikrobiom ungünstig beeinflusst.

Anwendungsindikationen

Es gibt bei einigen Störungen verschiedene Anwendungswege, deren geeignetsten man dann wählt.

Bakterienanwendung bei geschlossener Haut

Bluterguss, Prellung, Zerrung, Gelenkbeschwerden, Verstauchung, Hautflecken, Juckreiz, oder prophylaktisch

- Auftragen, Kompresse, Umschlag, Wickel mit 10 ml EM oder mehr je 100 ml Wasser oder pur.
- Im Akutfall halbstündlich neu auftragen.
- Bei Unfallschock EM zusätzlich innerlich.

Bakterienanwendung bei gereizter Haut

Insektenstich, leichte Verbrühung, geschlossener Abszess, Sonnenbrand, Druckstelle, geschlossene Fußblase, Akne, Nagelbettentzündung, Windeldermatitis

- Auftragen, Kompresse, Umschlag mit 10 ml EM je 100 ml Wasser.
- Im Akutfall: Finger, Hände oder Zehen sofort 10 bis 15 Minuten in EM baden.
- Bei massiven Insektenstichen viertelstündlich (wenn verträglich, pur) auftragen.
- Windeldermatitis: Babypo mit 5 ml EM je 100 ml besprühen, antrocknen lassen. Windel dünn mit EM einnebeln. EM tropfenweise in Creme verrühren.

Fallbericht Kopfhautschuppen

Bei einer 26-jährigen normalgewichtigen und gesunden Sprachtherapeutin bildeten sich zunehmend dicke weiße Schuppen an vorderem Haaransatz und Scheitel: »Das rieselte nur noch – ih ...!« Das beeinträchtigte ihre Arbeit. Zahlreiche Versuche mit mehrfach gewechselten Shampoos, geänderter Waschhäufigkeit, Art der Haartrocknung, Haarpflege und Kopfhautpflege blieben erfolglos.

Sie trug probeweise nach jedem Waschen (alle zwei bis drei Tage) 1 zu 3 verdünnte EM auf die Kopfhautstellen auf und verteilte sie örtlich mit den Fingern. Innerhalb von zwei Wochen verschwand die Schuppenbildung. Sie trug EM weiter unregelmäßig auf und ließ es dann irgendwann bleiben. Die Schuppenfreiheit blieb danach bestehen.

Bakterienanwendung bei kranker Haut

Hautpilz

- EM zunächst leicht verdünnt, nach Gewöhnung pur auf betroffene Stellen großzügig auftragen. Nach dem Waschen den ganzen Körper mit EM einsprühen. In Hautfalten EM-getränkte Läppchen legen.

Tipp: Schwermetalle aus dem Körper ausleiten. Ernährung überprüfen! Vollversorgung mit Mikronährstoffen!

Fußpilz

- EM zwischen die Zehen und auf den ganzen Fuß bis über die Knöchel verteilen.
- Zusätzlich zweimal wöchentlich EM-Fußbad. EM-Läppchen zwischen die Zehen legen.

Tipp: Schuhe und Strümpfe mit mindestens 30 ml EM je Liter Wasser bis zu pur abends innen einsprühen. Über Nacht trocknen. Antibakterielle Socken und Einlagen meiden.

Neurodermitis, Ekzem, juckender Ausschlag, Gürtelrose, Akne

- Probeweise eine betroffene Stelle mit 5 bis 10 ml EM je 100 ml Wasser benetzen. Bei Verträglichkeit erweitern. Dabei die Konzentration vorsichtig steigern.
- Baden.
- EM innerlich.
- Umgebung mitbehandeln.

Tipp: In der Pubertät werden mehr Hautbakterien gebraucht, weil die Talgabgabe erhöht ist und Talgspaltung in der Haut bakteriell erfolgt.

Schuppenflechte

- EM tropfenweise frisch in Fettcreme einmischen und auftragen.
- Mit EM baden.
- EM innerlich.

Herpesbläschen, Warzen, Pickel

- EM pur so oft wie möglich auftragen, auch auf Krusten beim Abheilen.
- EM innerlich.

Fallbericht: Herpes an der Lippe
Bei einer 38-jährigen Krankenschwester bildeten sich vor jeder Erkältung Herpesbläschen auf den Lippen. Die Blasen wurden größer, nach drei bis vier Tagen entwickelten sich unter starkem Juckreiz Krusten, die immer wieder aufplatzten und erst nach Wochen abheilten. Salben dafür aus der Apotheke halfen wenig. Dann hörte die Schwester von EM.
Als das nächste Mal Herpesbläschen auftauchten, tupfte sie EM mit Wattestäbchen in der ersten Stunde alle 10 Minuten, dann halbstündlich darauf. Über Nacht gingen die Bläschen bereits zurück. Tags drauf fragten ihre ärztlichen Kollegen erstaunt, was sie denn mit ihren Lippen gemacht habe, sie traute sich jedoch nicht, es zu sagen. Es juckte kaum, und nach zehn Tagen waren die Krusten völlig abgeheilt.

Bakterienanwendung bei Verletzungen

Frische offene Wunde und Schürfwunde

- Verschmutzte Wunde und Umgebung mit 5 bis 10 ml EM je 100 ml auswaschen.
- Gereinigte Wunde angemessen chirurgisch versorgen, danach EM pur oder gering verdünnt aufsprühen. Bei jedem Verbandwechsel erneuern.
- Wundpflaster mit EM besprühen.
- Haut der Umgebung großzügig mit EM besprühen oder waschen.

Zahnwunde

- Mundspülwasser während der Behandlung mit EM anreichern, Spülen und Gurgeln.

Fallbericht verschmutzte Wunde
Von einem Sonntagsspaziergang mit ihrem Hund kehrte eine Dame mit einem kotbeschmierten Hund und einer aufgerissenen Handfläche zurück. Bei dem Versuch, trotz Gegenzugs die Leine zu greifen, war ihre Handinnenfläche tief eingerissen und ein Stück der Kleinfingerkuppe abgerissen.
Nachdem der Hund mit EM gewaschen war, reinigte sie Hand und Wunden gründlich mit EM. Innerhalb von einer Woche hatte sich die Wunde entzündungsfrei geschlossen und war nach vierzehn Tagen narbenfrei vollständig verheilt.

Stumpfe Verletzung, Prellung, Verstauchung, Verrenkung, Muskelzerrung, Bluterguss

- Pur oder verdünnt auftragen.
- Kompresse, Wickel oder Umschlag.

Fallbericht Bluterguss

Eine 49-jährige Dame hat gewöhnlich bei geringsten Stößen blaue Flecken. Sie »rammte« sich die Ecke der Autotür auf den Knöchel und trug sofort EM pur auf. Die Wunde blutete nicht mehr und heilte in kurzer Zeit ohne Schwellung, Entzündung und Bluterguss ab.

Verbrennung, Verbrühung, Sonnenbrand

- Fläche mit 10 ml EM je 100 ml Wasser einsprühen.
- EM-Umschläge.
- Bei Schock: innerlich.
- Ganzkörperwaschung mit EM.
- So oft wie möglich wiederholen.

Chronisch offene Wunde, Druckgeschwür, offene Beine, geöffneter Abszess

- Mit 1 bis 10 ml EM je 100 ml Wasser zweimal täglich oder so oft wie praktikabel, bei drohender Sepsis bis zu viertelstündlich, spülen oder waschen.
- Kompressen, EM innerlich, Umgebungsbehandlung, fermentiertes EM-Getränk aufsprühen.

Tipp 1: Vollversorgung mit Vitaminen und Spurennährstoffen.
Tipp 2: Chronisch offene Beine »weinen«, solange die »offene Wunde« eines seelischen Schmerzes nicht anders ausgedrückt werden kann. Häufig geht es um den Verlust eines nahen Angehörigen. Erst nach der seelischen Heilung heilt auch die Beinwunde.

Fallbericht eiternde Wunde

Bei einer 47-jährigen Frau war das Großzehengrundgelenk operiert worden. Die Wunde entzündete sich schwer und eiterte. Trotz Einnahme von Antibiotika, regelmäßiger Wunddesinfektion und Behandlung mit einer Salbe* blieb die Wunde kaum verändert über viereinhalb Wochen lang offen, ohne zu heilen.

* »Betaisodona«.

Nachdem sie von EM hörte, machte die Frau gleich über Nacht mit 1 zu 1 EM mit Wasser einen Umschlag. Am nächsten Morgen war der dunkelrote Kranz um die Wunde wesentlich heller geworden. Sie setzte die Behandlung mit ganztägigen Wickeln mit EM pur fort, die häufig gewechselt wurden, und nach gut einer Woche war die Wunde fast komplett geschlossen. Die inzwischen darüber gebildete Kruste konnte vom Arzt abgehoben werden, und darunter befand sich gesundes Gewebe. Die Frau war überglücklich, als sie endlich wieder Schuhe anziehen und ohne Schmerzen laufen konnte.

Operation, MRSA-Prophylaxe

- Vor Krankenhausaufenthalt oder Operation EM-Ganzkörperwaschung.
- EM innerlich prophylaktisch ab spätestens drei Wochen vorher.

Tipp für Krankenbesuche: vor und nach einem Krankenhaus-, Pflegeheim- oder Altenheimbesuch Gesicht und Hände mit EM benetzen.

Weitere Bakterienanwendungen

Bei resistenten Bakterien

- Die betroffene Person mindestens einmal täglich mit 100 ml EM je Liter ganz waschen. Offene Wunden, Narben und Druckgeschwüre mit EM besprühen.
- Mundpflege, Zahnersatzreinigung und Gurgeln mit EM. EM innerlich.
- Desinfizierende Reinigungs-, Körper- und Mundpflegemittel durch EM ersetzen. Hände der Pflegepersonen und Besucher mit EM waschen.
- EM in Raumluft versprühen. Böden und Umgebung mit EM putzen.

Fallbericht Bauchoperation

Ein 73-jähriger Unternehmer wurde wegen eines lebensbedrohlichen Aorten-Aneurysmas (ballonartige Gefäßerweiterung der Hauptschlagader) am Bauch offen operiert. Die Operation verlief länger und schwerer als vorhersehbar, ein Teil der Nierenarterie musste zusätzlich ersetzt werden; und weil er lebensgefährdet war, wurde der Patient hinterher in ein künstliches Koma versetzt. Beim ersten

Besuch bei ihm auf der Intensivstation nahm seine Frau EM mit und strich ihm damit sämtliche zugänglichen Hautpartien ein: Gesicht, Hals, Hände und Arme, Füße und Beine und Teile von Brust und Bauch. Zusätzlich gab sie ihm EM-Tropfen auf die Zunge. Beim Besuch tags drauf fand sie die Station in Aufregung. Er war in ein Quarantänezimmer verlegt worden, weil die Gefahr einer Infektion von multiresistenten Bakterien drohte, und sie durfte ihn nur in Schutzkleidung unter allerhöchsten Sicherheitsvorkehrungen besuchen. Man hatte bei dem Patienten, der vorher sein Zimmernachbar war, eine gefährliche Besiedelung multiresistenter Bakterien festgestellt, die sich mutmaßlich übertragen haben musste. Zum großen Erstaunen der behandelnden Ärzte fand man bei ihm jedoch nur gesunde Haut- beziehungsweise Rachenbakterien. Er konnte wieder auf die »normale« Intensivstation zurückverlegt werden. Seine Frau pflegte ihn weiter regelmäßig mit EM, und er genas ohne jegliche Komplikationen.

Bei Sepsis

- Siehe »Bakterienanwendung bei resistenten Bakterien«.
- Zusätzlich: fermentiertes EM-Getränk (siehe Seite 248).
- Umgebung gründlich mit 20 ml EM je Liter Wasser reinigen, auch Ess- und Trinkgeschirr.

Bei Augen-, Bindehautentzündung und Heuschnupfen

- EM nicht direkt in die Augen bringen!
- Bei geschlossenen Augen 1 bis maximal 10 ml EM je 100 ml behutsam nach Bedarf direkt um die Augen herum verteilen.

Bei Hämorrhoiden

- EM je nach Ausmaß mit 10 ml auf 1 Liter verdünnt bis pur auftragen.
- Sitzbäder.
- Toilettenpapier mit EM einsprühen.

Bei Genitalerkrankung, Blasenentzündung, Geschlechtskrankheit, Vaginalpilz, Zytomegalie-Virus

- Sitzbad.
- Nach jedem Duschen mit 10 ml EM je 100 ml Wasser bis zu pur aufsprühen, trocknen lassen oder gegebenenfalls trocken föhnen.
- Mini-Tampon mit EM tränken.

Fallbericht Zytomegalie-Virus
Eine junge Frau hatte von ihrer Zahnärztin nach einer Implantation EM zum Spülen im Mund erhalten. Da sie an wiederholten Blasenentzündungen litt, nahm sie sie auch für Sitzbäder. Es trat keine Blasenentzündung mehr auf, und zu ihrer Begeisterung war bei der nächsten gynäkologischen Untersuchung der langjährig Sorgen bereitende Zytomegalie-Virus nicht mehr nachweisbar.

Bei der Geburt, im Wochenbett und bei Brustentzündung

- In der Schwangerschaft das Mikrobiom besonders pflegen.
- Vor der Geburt Ganzkörperwaschung, Vollbad oder Sitzbad mit EM. Entbindungsraumluft mit 20 bis 35 ml EM je Liter Wasser aussprühen.
- Wenn ein Neugeborenes direkt nach der Geburt nicht auf der nackten Haut der Mutter liegen darf, in Wasser mit EM baden.
- Wenn Kolostrum fehlt, EM reichlich in der Umgebung des Kindes versprühen.
- *Wochenbett.* Brust mit verdünnten EM waschen.
- *Brustentzündung*: EM-Waschung und Kompresse.

Tipp: Bei Kaiserschnittgeburt vorher vaginale Schleimentnahme mit Plastikhandschuh durch die Hebamme erbitten, Handschuh auf links umstülpen, Baby nach der Geburt damit vollständig einschmieren.

Bakterien einnehmen und innerlich anwenden

Bitte lesen Sie vor der Einnahme das Kapitel Seite 242 und die Einleitung auf Seite 251.

Allgemeines

Eingenommene Bakterien setzen im Anwendungsmilieu einen Umstimmungsprozess in Gang, indem sie in Beziehung mit dem örtlichen Mikrobiom, den Gewebezellen und dem Immunsystem treten. Da diese bei jedem Menschen individuell verschieden sind und man nicht vorher weiß, wie die Reaktion sich gestaltet, beginnt man bei einer Bakterientherapie grundsätzlich mit der kleinstmöglichen Menge und steigert diese behutsam. Bei den meisten Menschen bestehen Beschwerden bereits so lange, dass eine Eingewöhnungszeit akzeptabel ist. Die Organismen brauchen in der Regel eine liebevolle Umstimmung des Mikrobioms und keine plötzliche Überforderung.

Die Wirkung ist weniger dosis- als reaktionsabhängig. Der häufigste Fehler besteht in einer zu hohen Einstiegsmenge an EM. Dann können massive Blähungen, Leibkrämpfe und starke Entgiftungsprozesse auftreten. Das passiert häufig auch bei Einnahme von privat vermehrten EMa, sei es selbst angesetzter oder gekaufter Herkunft. Dann sollte man die Dosis sofort stark verringern. Geringe und schmerzfrei veränderte Darmaktivität ist hingegen eine normale Wirkung.

Wichtig ist eine regelmäßige, ein- bis dreimal tägliche Einnahme über längere Zeit. Reagiert der Körper selbst auf eine Minimaldosis von einem Tropfen täglich zu heftig, ist Heilung zuvor auf der seelischen Ebene erforderlich (siehe Seite 152ff., 162ff., 233ff. und 239ff.).

Ob man EM pur oder verdünnt anwendet, hängt jeweils von der Empfindlichkeit der Situation ab. Man beginnt eine EM-Anwendung auf jeglichen Schleimhäuten zunächst mit verdünnten EM. Nach Gewöhnung und langsamer Steigerung lassen sich EM auch pur anwenden.

Bakterien werden grundsätzlich mit einer Mahlzeit eingenommen, man soll sie aber nicht in heiße Suppe oder Ähnliches geben! Mit »Wasser« ist ein möglichst reines Quell- oder Leitungswasser gemeint, kein Saft, kein Heißgetränk und kein Sprudelwasser.

EM vertragen in isolierter Lösung 8 bis 30 Grad Celsius, im organischen Zusammenhang ist die Toleranz größer.

Eine Wirkung ist nur bei gleichzeitiger mikrobiomfreundlicher Lebensweise zu erwarten (siehe unter anderem Seite 223ff.).

Es wird jeweils das Verhältnis EM zu Wasser angegeben.

Die Anwendungsbereiche

Nase

Schnupfen, Nasennebenhöhlenentzündung, Heuschnupfen, Asthma, Atemwegserkrankung:

- EM 1 zu 10 aus der Tropfpipettenflasche auf den Handrücken tropfen und einschnupfen. Oder EM mit benetztem Finger in Nasenlöcher einstreichen. Nicht in eine Nasendusche geben.
- Mit EM gurgeln. EM um den Kopf sprühen.

Fallbericht Erkältung

Ein Zwillingsjunge, zehn Wochen zu früh geboren, hatte sich wie die Schwester gesund entwickelt. Mit Beginn der Kindergartenzeit ab dem ersten Lebensjahr war er, anders als sie, mit zunehmender Häufigkeit krank, mit Schnupfen, Husten und Erkältung und wiederholter Bettlägerigkeit. Vom Kinderarzt wurden Nasensprays und Hustensaft verordnet, die ebenso wie Inhalieren kurzfristig Linderung gaben. Trotzdem fingen Husten und Schnupfen danach immer wieder von vorn an. Mehrmals monatlich wurde der Arzt aufgesucht. Auf der Suche nach »Unterstützung des Immunsystems« hörten die Eltern von EM.

Mit siebzehn Monaten erhielt er erstmals täglich 1 Tropfen EM. An den ersten zwei Tagen kam es zu einer Zunahme von Stuhlganghäufigkeit und Stuhlvolumen, die sich dann normalisierten. Schnupfen und Husten verringerten sich. Die Dosis von 1 Tropfen wurde beibehalten. Auftretende Erkältungssymptome »brachen nicht mehr durch«. Es waren seitdem keine Arztbesuche mehr erforderlich.

Mund

Mundgeruch, Zahnfleischentzündung, Zahnfleischbluten, Mundpilz, Speicheldrüsenentzündung, Aphthen, Mundverletzung, vor und nach Zahnbehandlung, Amalgamausleitung

- Einem halben Glas Wasser (circa 100 ml) einen halben Teelöffel EM (circa 2 ml) zugeben. Mund nach jedem Zähneputzen beziehungsweise jeder Mahlzeit gründlich damit spülen.
- EM-Wasser ausgiebig zwischen die Zähne ziehen. Danach ausspucken, nicht herunterschlucken.

Hinweis: nicht mit unverdünnten EM die Zähne putzen!

Fallbericht Weisheitszahn

Bei einem jungen Mann wurden drei Zähne gezogen. Es war ein komplizierter Eingriff, und nach drei Tagen trat eine örtliche Entzündung auf. Der Arzt verordnete ihm daraufhin ein Antibiotikum. Wegen befürchteter Nebenwirkungen spülte er stattdessen mit EM. Die Entzündung verschwand. Bei der Kontrolle zeigte der Arzt dem Assistenten die Wunde mit den Worten »So soll es aussehen«.

Bei seiner Frau wurde ein Weisheitszahn gezogen. Sie begann direkt danach, täglich mehrmals mit EM zu spülen. Die Wunde verheilte zügig schmerzfrei und ohne Schwellung.

Hals

Halsschmerzen, Mandelentzündung, Heiserkeit, Kehlkopfentzündung

- Einem halben Glas Wasser (circa 100 ml) einen halben Teelöffel EM (circa 2 ml) zugeben. In mehreren Portionen ausgiebig und so lange wie angemessen gurgeln.
- Ausspucken, nicht hinunterschlucken!

* Oder EM direkt hinten in den Rachen sprühen.
* Bei akuter Halsentzündung oder bei Antibiotikaresistenz-positivem Rachenabstrich mehrmals stündlich und nach jeder Mahlzeit.

Atemwege

Bronchitis, Husten, Asthma, Heuschnupfen, Lungenentzündung

- EM nicht inhalieren! Sie wirken über das Immunsystem in Rachen und Darm (siehe Seite 80ff. und 104f.).
- Mund-, Hals- und Nasenmikrobiom behandeln.
- Gesicht mit EM benetzen.
- Brustwickel mit EM.
- Raum mit EM aussprühen.
- Bei Bettlägerigkeit Körper zusätzlich mit EM abwaschen.

Magen

Magenschmerzen, Sodbrennen, Magengeschwür, Reizmagen, Magenschleimhautentzündung, Helicobacter-Überbesiedelung, Völlegefühl

- EM in 50 bis 80 ml Wasser eine Stunde vor jeder Mahlzeit trinken. Dosierung siehe unter Darm.
- Mundspülung, Gurgeln, EM-Oberbauchwickel.

Hinweis: Basenpulver, Säureblocker oder basisches Wasser verstärken eine Mikrobiomstörung (siehe Seite 110).

Fallbericht Magenschmerzen

Eine junge Frau litt unter chronischen Magenschmerzen. Sie begann mit der tropfenweisen Einnahme von EM. Innerhalb der ersten Woche steigerte sie auf 3 mal 8 Tropfen täglich. Dann hatte sie keine Magenschmerzen mehr, und zu ihrem großen Erstaunen waren auch ihre Schlafstörungen verschwunden.

Fallbericht Leistungssportlerin

Eine sechzehnjährige Leistungssportlerin hatte sich für die Weltmeisterschaft einer Kampfsportart qualifiziert. Während des täglich zwei- bis dreistündigen Vorbereitungstrainings trat immer häufiger Übelkeit auf, bald darauf verbunden mit Schwindel und Erbrechen. Schließlich neigte sie zur Ohnmacht bei körperlicher Anstrengung. Ärztliche Behandlung brachte keine Besserung. Sie bekam zunehmende Schmerzen in Brust, Kiefer, Ohren und Kopf. Trainingsänderungen, Stressbewältigungstherapien und Hypnose blieben wirkungslos. Appetitlosigkeit trat dazu, und mit einem hinzukommenden grippalen Infekt war sie sechs Wochen vor dem Wettkampf trainings- und kampfunfähig.
Es erfolgte die Einnahme von EM, beginnend mit einem Tropfen zu jeder Mahlzeit täglich, täglich um je einen Tropfen steigernd. Dazu eine biologische Mikronährstoff-Versorgung.* Am zweiten Tag verschwanden die grippalen Symptome, Erbrechen und Übelkeit ließen nach, der Appetit kehrte zurück. Nach fünf Tagen war sie symptomfrei. Sie konnte das Training wieder aufnehmen und wurde Vizeweltmeisterin.

* »Cellagon aurum«.

Bauchspeicheldrüse

Bauchspeicheldrüsenentzündung

- EM innerlich (siehe unter Darm).
- Oberbauchwickel.

Diabetes

- Zusätzlich EM äußerlich auf betroffene Haut oder Extremitäten.
- Bei Entzündungen: Kompressen.
- Betroffene Finger oder Zehen 3 bis 8 Minuten in EM baden.
- EM-fermentiertes Getränk (siehe Seite 248).
- Vollversorgung mit Mikronährstoffen.

Gallenblase

Gallenblasenentzündung, Gallensteine, nach Gallenkolik

- EM innerlich (siehe Darm).
- EM-Leberwickel, Kompresse über Gallenblase.
- Bei Gallen-Mikrobiomstörung, zum Beispiel als OP-Folge, zusätzlich dreimal täglich Ganzkörperwaschung.
- Umgebung behandeln (siehe Seite 271f.).

Tipp: unbedingt Leaky Gut und Leber behandeln! Fußbad zur Ausleitung.

Leber

Lebererkrankung, Leberüberlastung, Fettleber

- Darm und Leaky Gut behandeln (siehe Seite 267), siehe auch Galle.
- EM-Leberwickel
- EM-fermentiertes Getränk (siehe Seite 248).
- Ganzkörperwaschungen oder Vollbäder.

Darm

Allgemeine Dosierung

- Beim gesunden Erwachsenen 1. bis 3. Tag täglich 3 mal 3 Tropfen, ab 4. Tag langsam täglich nach Gefühl bis zur persönlich passenden Menge steigern. Die Menge kann jeweils einzelne Tropfen bis 20 ml pro Mahlzeit betragen. Sobald man eine Wirkung feststellt, behält man diese Dosis über längere Zeit bei. Je empfindlicher oder kranker die Organe sind, mit desto kleinerer Dosis beginnt man, und desto langsamer steigert man.
- Für eine langfristige Veränderung im Mikrobiom ist es erfahrungsgemäß nötig, EM mindestens 3 bis 4 Monate täglich einzunehmen.

- Man schluckt Bakterien mit der Mahlzeit, damit sie mit dem Speisebrei vermengt durch den Magen hindurch wandern. Bakterien können damit offensichtlich in den Darm gelangen.*
- Bei Kindern beginnt man mit umso weniger, je kleiner sie sind.
- Bei Säuglingen kann das Versprühen von EM um die Wiege genügen.
- EM kann Sondenkost tropfenweise beigegeben werden.

Tipp: vor Auslandsreisen und Reisen im vollklimatisierten Flugzeug oder Zug prophylaktisch bereits einige Tage vorher mit der Einnahme beginnen und während der Reise Gesicht und Nase mit EM benetzen.

Akuter Durchfall, Erbrechen, Magen-Darm-Verstimmung, Vergiftung

- Innere Einnahme mit erhöhter Dosierung je nach Grad persönlichen Gewöhntseins.
- Sonst 3 Tropfen je 100 ml lauwarmem Wasser. Kontinuierlich Trinken. Nach jedem Erbrechen wiederholt in kleinen Mengen schluckweise trinken (entspricht einer Art Magenspülung). Bei Vergiftung mehr EM nehmen.
- Gesicht und Hände so oft wie angenehm mit verdünnten EM benetzen. Ganzkörperwaschung mit EM.
- EM sind auch für Pflegende und Besucher empfehlenswert. Umgebung, Trinkgefäße, Türklinken, Handtücher, Raumluft und Toilette mit EM behandeln.

Tipp: geriebener Apfel, Dinkelzwieback, Birkenkohlekapseln (zur Absorbtion von Toxinen).

Chronischer Durchfall, Clostridium-difficile-Überbesiedelung, Verstopfung, Übergewicht

- EM innerlich: 1. Tag dreimal 1 Tropfen, täglich steigern (siehe oben, Darm).
- Körperwaschung, Umgebungsbehandlung, EM-Leibwickel.

Tipp: Vollversorgung mit Spurennährstoffen!

* Erstaunlicherweise wird die Magengängigkeit von Bakterien aktuell nicht wissenschaftlich untersucht. Da sich Gelatinekapseln im Magen auflösen, ist es nicht vorteilhafter, Bakterien in Kapseln zu schlucken.

Fallbericht *Clostridium-difficile*-Durchfall

Ein 81-jähriger Herr, mobil und geistig fit, war wegen eines Routineeingriffs im Krankenhaus und erhielt dort standardgemäß ein Antibiotikum. Nach der Entlassung bekam er Durchfall. Eine Stuhldiagnostik zeigte einen unauffälligen Befund. Dennoch erhielt er erneut ein Antibiotikum, woraufhin er zunächst Verstopfung bekam, die im Laufe dreier Wochen wieder zu Durchfall wurde. Es folgte die Krankenhauseinweisung wegen Flüssigkeitsverlust und Kreislaufschwäche. Es wurde eine *Clostridium-difficile*-Infektion diagnostiziert.

Die leitliniengerechte Behandlung erfolgte mit einem Antibiotikum*. Es erfolgte eine Besserung, danach wurde er mit Verstopfung entlassen. Im Laufe der folgenden Tage trat wieder eine abnehmende Festigkeit des Stuhls ein, übergehend in erneuten Dauerdurchfall. Binnen vier Wochen wurde er wegen Schwäche bettlägerig. Erneute Krankenhauseinweisung, erneute Gabe eines Antibiotikums**. Er wurde pflegebedürftig mit Verstopfung entlassen.

Nach einigen Tagen erfolgte ein erneuter Übergang in Durchfall. Daraufhin suchten die Angehörigen andere Hilfe. Die Empfehlung lautete: EM- und Nährstoffversorgung in folgender Dosierung:

- Zu Beginn für zwei Tage täglich 1 Tropfen EM zum Essen, dazu 10 ml Nährstoffpräparat*** auf 800 ml Quellwasser verdünnt, schluckweise je 200 ml vor den (vier) Mahlzeiten zu trinken.
- Einmalige Ganzkörperwaschung mit EM, Umgebungsbehandlung mit EM.
- Ab dem dritten Tag zweimal täglich 1 Tropfen EM und über den Tag verteilt 12 ml Nährstoffpräparat. Da weder zusätzliche Symptome noch Verschlimmerung eintraten: fünfter bis siebter Tag täglich viermal 1 Tropfen EM plus 15 ml Nährstoffpräparat. Weitere allmähliche Steigerungen der jeweiligen Menge bis auf täglich 20 Tropfen EM plus 20 ml Nährstoffpräparat.

Derweil kam es zu einer langsam zunehmenden Stuhlfestigkeit und allmählichem Kräftezuwachs. Der Patient konnte bald wieder aufstehen. Nach vier Wochen war er beschwerdefrei.

Langfristig wurde eine kleine Einnahmemenge von beidem beibehalten. Es trat kein Durchfall mehr auf.

* »Metronidazol«.

** »Vancomycin«.

*** »Cellagon aurum«.

Chronisch-entzündliche Darmerkrankung, Leaky Gut, Reizdarm, Colitis ulcerosa, Morbus Crohn, Lebensmittelunverträglichkeit, Allergie, Divertikulitis

- Bei Ungleichgewicht im Immunsystem (Asthma, Heuschnupfen, Hautausschlägen, Neurodermitis, Allergien, Unverträglichkeiten) besonders behutsam beginnen.
- EM innerlich: 1. Woche 1 Tropfen täglich zum Mittagessen. 2. Woche je 1 Tropfen täglich zum Frühstück und Mittagessen. Wenn gut verträglich, 3. Woche: dreimal täglich 1 Tropfen. Nach persönlichem Ermessen beibehalten oder langsam steigern. Auch täglich 1 Tropfen EM ist langfristig wirksam.
- EM-Leibwickel. Anregungen auf Seite 219ff. beherzigen.

Tipp: Tritt vorübergehend eine Besserung ein und anschließend wieder eine Rückkehr der Symptome, gibt es ein ihnen zugrunde liegendes seelisch-geistiges Thema, das gesehen und bearbeitet werden möchte (siehe Seite 152ff, 162ff., 233ff. und 239ff.).

Fallbericht Schädel-Hirn-Trauma mit chronischen Durchfällen

Ein jetzt über dreißigjähriger Mann war mit 22 Jahren bei einem Verkehrsunfall sehr schwer verletzt worden – mit Schädel-Hirn-Trauma, Schädelbrüchen, Gehirnverletzung und -blutung und mehreren, zum Teil offenen Knochenbrüchen beider Beine und Verlust eines Oberschenkelstückes. Er wurde lange Zeit künstlich beatmet, mehrfach jeweils unter Antibiose operiert und erhielt vorsorglich Antibiotikaketten in seine Wunden. Die Ernährung erfolgte lange Zeit durch eine Magensonde. Wegen Verstopfung gab man Makrogol*, das eine antibakterielle Nebenwirkung hat. Zum Schutz vor Schäden durch rückfließende Magensäfte erhielt er einen Protonenpumpenhemmer zur Magensäurereduktion (zu den Folgen siehe Seite 110f.).

Nach drei Monaten bestanden die Eltern darauf, Makrogol durch selbst gefütterte pürierte und eingeweichte Leinsamen zu ersetzen. Daraufhin wurde der Stuhl weich.

Er erhielt in der Rehaphase ein Psychopharmakon (Serotonin-Wiederaufnahmehemmer) zur Selbstmordvorbeugung wegen depressiver Verstimmungen.

* »Movikol«, ein wasserlösliches Polymer.

Nach einem Jahr wurde er in die häusliche Rehabilitation entlassen, mit Rollator, inkontinent und seither mit chronischen Durchfällen mit explosionsartigen stinkenden Stühlen täglich. Dies sei laut Auskunft der Fachärzte eine übliche Begleiterscheinung nach Schädel-Hirn-Trauma.
Nach zehn Jahren hörten die Eltern erstmals von EM und begannen, EM tropfenweise zur Mahlzeit zuzugeben. Nach drei Tagen begann eine Besserung. Sie steigerten die Dosis langsam auf 20 ml täglich. Nach zwei Wochen traten keine Durchfälle mehr auf, und es bestand keine Inkontinenz mehr. Die depressive Stimmung verschwand völlig, das Allgemeinbefinden besserte sich kontinuierlich. Dadurch wurde eine berufliche Rehabilitation möglich.

Darmpilzüberbesiedelung

- Siehe Darm.

Tipp: Zusätzlich Schwermetalle ausleiten. Basenbäder (siehe Seite 227 und 238).

Darmspülung

- Bereits frühzeitig, mindestens einige Tage vor der Darmentleerung mit der Einnahme beginnen. Dosierung je nach Verfassung siehe oben. Mit der für die Spülung aufgenommenen Trinkflüssigkeit je nach Verträglichkeit steigern und nach dem Eingriff mindestens vier Wochen lang weiternehmen (siehe Seite 169 und 263).
- Bei Darmspülung zur Operationsvorbereitung, Darmspiegelung oder Kontrastmitteldiagnostik: zusätzlich Körperwaschung oder Vollbad mit EM. Bei vorauszusehender Antibiotikabehandlung mehr EM beibehalten. Gegebenenfalls zusätzlich präbiotisches Präparat einnehmen.

Fasten

- Die Menge der eingenommenen EM proportional zur verringerten Nahrungszufuhr verringern.
- Das Mikrobiom ruht beim Fasten. Bei Flüssigfasten einzelne Tropfen täglich zu den »Mahlzeiten« beibehalten.
- Fermentierte Säfte trinken.
- Mit dem Wiederaufnehmen des Essens langsam wieder mitsteigern (siehe Seite 159).

Tipp: Während des Entgiftens EM äußerlich aufgetragen, beugt unangenehmem Geruch vor. Mit EM waschen.

Blase und Niere

- Über Sitzbäder (siehe Seite 252) und den Darm (siehe Seite 264) behandeln.
- Nierenentlastung (siehe Seite 146).

Blasenentzündung

- Sitzbäder
- EM 1 zu 10 verdünnt bis zu pur nach jedem Toilettengang und jedem Waschen weiträumig auf und um die Genitalien verteilen.
- EM innerlich (siehe auch Seite 258)

Fallbericht Marschhämaturie

Ein sechzigjähriger Pilger ging auf dem Jakobsweg in Andalusien mit Tagesetappen von 20 bis 35 Kilometern bei Temperaturen bis zu 40 Grad Celsius. Nach einigen Tagen bemerkte er Blutbeimischungen im Urin. Er war schmerzfrei und ging weiter. Zwei Tage später traten starker Leistungsverlust und vom Unterbauch ausgehende, beim Wasserlassen brennende Schmerzen in der Harnröhre auf.

Der aufgesuchte Arzt diagnostizierte einen »unklaren Bakterienbefall«, Hämaturie (Blut im Urin) und eine Harnblasenentzündung und verschrieb Antibiotika zum Einnehmen* und Auftragen**. Weil der Pilger die Nebenwirkungen fürchtete, löste er das Problem auf seine Weise. (Was nicht heißt, dass man dies nachmachen sollte! Unter Alltagsbedingungen helfen Sitzbäder und Einnahme.) Er entleerte die Harnblase vollständig, legte sich und erhöhte sein Becken durch ein Kissen. Mit einer Pipette spritzte er wenige Milliliter EM, die er für eine mögliche Fußblasenbehandlung mit sich trug, über den Penis in die Harnblase. Zum Verteilen der EM in der Blase rollte er sich mehrfach und blieb eine Weile liegen. Dies wiederholte er an zwei Tagen morgens und abends. Ab dem zweiten Tag war er beschwerdefrei. Eine weitere Untersuchung zu Hause nach Ende der Reise bestätigte völlige Gesundheit.

* »Ciprofloxazin 500«, zweimal täglich für eine Woche.

** »Silverderme Creme« (Silber-Sulfadiazin).

Fallbericht
Eine 78-jährige Dame war seit fünf Jahren mit multipler Sklerose bettlägerig, weitgehend gelähmt und wurde voll gepflegt. Sie trug einen Blasenkatheter wegen Inkontinenz. Dies führte zu wiederholten Harnröhren- und Blasenentzündungen. Die Anwendung üblicher Mittel sowie antibiotischer und desinfizierender Maßnahmen waren wirkungslos, und sie hatte große Schmerzen. Auf ihren Wunsch hin wurde der Katheter vor dem Einführen in EM getaucht. Nach zwei Tagen war sie diesbezüglich beschwerdefrei. Das wurde bei jedem Katheterwechsel wiederholt, und fortan traten keine Entzündungen mehr auf.

Gehirn und Nervensystem

Neurologische und psychische Erkrankungen, multiple Sklerose, Morbus Parkinson, Alzheimer, ADHS, Autismus, Depression, Angststörung, Appetitlosigkeit, Burn-out, Borderline

- Über Darm, Haut und Leber behandeln (siehe dort).

Tipp 1: Vollversorgung mit Vitaminen und Spurennährstoffen!
Tipp 2: Mit Leaky Gut ist in der Regel zugleich die Blut-Hirn-Schranke von einer Barrierestörung betroffen (siehe Seite 124). Das ist bei Einnahme synthetischer Arzneien zu berücksichtigen.

Die Umgebung mit Bakterien behandeln

Bitte lesen Sie zunächst das Kapitel ab Seite 242.

Da das Mikrobiom mit dem jeweiligen Umfeld im Austausch steht, unterstützt eine Umgebungspflege jede Heilung. In Kranken- und Altenpflegezimmern verbessern sich dadurch Geruch und Wohnklima deutlich. Bei massiven Mikrobiomveränderungen wie der Besiedelung mit resistenten Bakterien, akutem Brechdurchfall, Sepsis oder Infektionskrankheiten, ist die Umgebungsbehandlung für dauerhafte Genesung nötig. Es wird im Folgenden als Dosierung jeweils das Verhältnis EM zu Wasser angegeben.

Räume

Raumluft besiedeln, Raumklima verbessern, Gerüche neutralisieren

Krankenzimmer, Arbeitsräume, Lüftungsschächte, Klimaanlage, Sick-Building-Syndrom, Allergie, Schimmelneutralisierung und Schimmelprophylaxe

- 10 bis 20 ml EM-Lösung in 1 l Wasser verdünnt oder farblosen Fertig-EM-Raumspray in eine geeignete Sprühflasche füllen. Am gewünschten Ort hoch oben im Raum versprühen, sodass die feinen Tröpfchen durch die Luft herunterrieseln.
- Häufigkeit und Menge hängen von der Intensität der Störung beziehungsweise der Mangelbesiedelung oder des Geruchs ab. Im Extremfall mehrmals täglich.
- EM-Lösung kann Verdunstern, Luftbefeuchtern und Zimmerspringbrunnen beigegeben werden.

Achtung: Unverdünnte EM-Stammlösung ist von der Melasse braun gefärbt und hat einen Eigengeruch. In Geräten können sich Biofilme bilden.

Boden wischen

- Mindestens 10 ml EM in 5 l Wischwasser geben. In Krankenzimmern täglich anwenden.

Achtung: den EM keine Seife oder Ähnliches zufügen, da diese alkalisch und EM sauer sind.

Gegenstände, Tiere und Pflanzen

Oberflächen abwischen

Küchenarbeitsplatten, Schneidebretter, Esstisch, besonders in Krankenzimmern: Bett und Nachtkasten, Ablageflächen, Serviertablett, Haltegriffe, Türklinken, Lichtschalter, Fernbedienung, Bad und Toilette

- Flächen mit 20 ml EM je l Wasser einsprühen.
- Kurz einwirken lassen, abwischen.

Textilien

In Krankenzimmern, bei Staubmilbenallergie, Befall mit Lästlingen, Chemikalienunverträglichkeit, Vorhänge, Felle, Teppiche, Polster, Matratzen, Bettzeug, Kissen, Schuhe

- Mit 20 bis 30 ml EM je l Wasser einsprühen, trocknen lassen, Staub saugen oder ausklopfen.
- Bei Schimmelbelastung EM wenn möglich pur verwenden.
- Arbeitsschuhe regelmäßig nach Ausziehen innen dünn mit EM einnebeln. Gummistiefel mit EM ausschwenken und zum Trocknen warm stellen.
- Bei hellen Textilien EM ausreichend verdünnen oder farblose EM verwenden.

Tipp: Bei hartnäckigem Problem einsprühen, sofort in Plastikfolie möglichst luftdicht einpacken, über Nacht einwirken lassen. Teppichboden kann dazu mit Tapezierfolie belegt oder damit eingerollt werden.

Lebensmittel

Obst, Salat und Gemüse zum Lagern mit EM besprühen

- Mit 10 ml EM in 3 bis 4 l Wasser waschen.
- Getreide und Hülsenfrüchte mit etwas EM einweichen.
- Lagerkörbe und Schalen, Kühlschrank und Ähnliches mit EM einsprühen und auswischen.
- Küchenabfälle mit EM einsprühen.

Zahnersatz

- Zum Beispiel über Nacht in 20 ml EM pro 100 ml Wasser einlegen.

Geschirr

- Besteckfächer mit EM auswischen, Geschirr mit EM spülen.

Achtung: Nicht in die Spülmaschine geben, weil sie bei den hohen Temperaturen absterben.

Haustiere

Ebenfalls mit EM pflegen und versorgen.

Man kann die in diesem Buch beschriebenen Anwendungen auf Tiere übertragen oder Genaueres in der EM-Literatur nachlesen.

Zimmerpflanzen

Mit 20 ml EM je l Wasser ab und zu einsprühen und gießen.

> Bakterien heilen kranke Menschen besser, natürlicher und nachhaltiger als alle Methoden, die gegen die Bakterien gerichtet sind.
>
> *Hans Peter Rusch* 1949[385]

Anhang

Dank

Von Herzen danke ich allen, die mit ihrer Hilfe zu diesem Buch beigetragen haben.

Für das Abtippen des handschriftlichen Manuskriptes, für Vorschläge, Rat und gemeinsames Überlegen, für die guten fachlichen Gespräche und das gemeinsame Nachdenken, für die vielen bereitwilligen und hilfreichen Auskünfte in Bibliotheken, Archiven, Ämtern, Stiftungen und Universitäten, von Firmen und Instituten. Für die Hilfe beim Recherchieren, für das Besorgen von Literatur und das Verleihen seltener Bücher. Für das Teilen der persönlichen Erlebnisse mit den Bakterien und für wegweisende Fragen bei den Vorträgen, Lesungen und Seminaren. Für das Versorgen mit Lebensmitteln. Für die kritische Lektüre der Texte, für gute Anregungen und das verständnisvolle Lektorieren. Für die Gestaltung des Werkes.

Mein größter Dank gilt meinen Freundinnen und Freunden, ohne deren unermüdlichen Rückhalt es kaum möglich gewesen wäre, diese anspruchsvolle Zeit des Schreibens zu meistern.

Mein besonderer Dank gilt: Dr. Hildegard Theobald, Bettina Jackwerth, Elke Meyer, Peter Eppelt, Tobias Fritz, Dr. Dieter Berger, Marie-Charlotte von Lehsten, Ina und Lupold von Lehsten, Dr. Haide Mies, Dr. Gerd Lüling, Christa Wiesen, Verena und Jan Kallwies, Walter Plümpe, Manfred und Gaby Krain, Sophie Lange, Claudia Zerwas, Daniela Hacke von der Carstens-Stiftung, Iris Welsch und Katrin Fuß vom Bioladen Nettersheim, Michaela Hürtgen, den Teams der Gemeindebücherei Nettersheim, der Stadtbücherei Euskirchen und des Kopierladens in Euskirchen, Ralf Lay, Urs Hunziker, Adrian Pabst und den Mitarbeiterinnen des AT Verlags.

Die Autorin

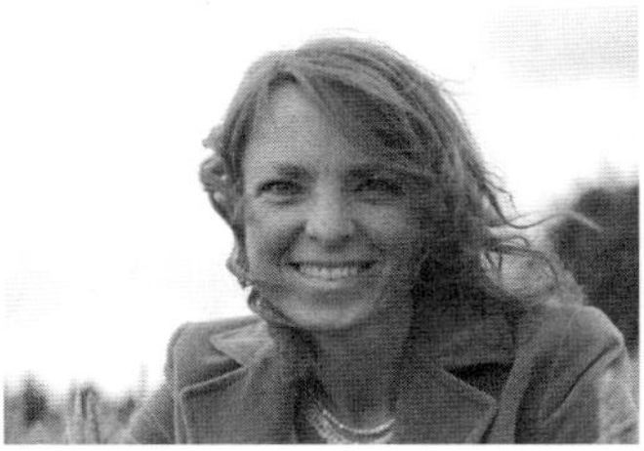

Dr. Anne Katharina Zschocke wuchs in Köln auf und suchte schon damals die Stille der Natur als Quelle der Inspiration. Ihre Passion ist die Harmonisierung von Mensch und Natur und in Beziehung zur Schöpfung. Neben dem Studium von Humanmedizin und Naturheilverfahren in Freiburg im Breisgau und in London sowie einem Forschungspraktikum in Immunologie vertiefte sie sich in Kultur- und Geistesgeschichte. Danach besuchte sie die Fortbildung im Ärzteseminar an der Filderklinik bei Stuttgart. Sie arbeitete als Ärztin und im praktischen Gartenbau, was ihr tiefgehende Zusammenhänge erschloss.

Seit über dreiundzwanzig Jahren ist Anne Katharina Zschocke international als freie Fachdozentin tätig und gilt als die Pionierin ganzheitlicher Mikrobiologie. Sie gab 2001 das erste Seminar in Europa zu Effektiven Mikroorganismen (EM) und war als EM-Fachausbilderin auch in Südamerika und Afrika tätig. Dabei gilt ihr Engagement als Referentin und Bestsellerautorin der Heilung des Miteinanders von Mensch und Mikroben. Dank dieser Arbeit mit den Bakterien erlangten zahllose Menschen ihre Gesundheit wieder.

Sie ist ein gern gesehener Gast in Radio, Fernsehen und Podcasts.

Mit ihren wegweisenden Gedanken über die Liebe zu allen Kleinstlebewesen als Beitrag zu Frieden und Heilung auf der Erde bewegt sie viele Menschen und kooperiert mit großen Persönlichkeiten der Gegenwart.

Natürlich heilen mit Bakterien wurde in mehrere Sprachen übersetzt. Die Titel finden sich unter www.bacterictherapy.eu.

Die bisherigen Bücher von Dr. Anne Katharina Zschocke:
EM. Die effektiven Mikroorganismen. Bakterien als Ursprung alles Lebendigen, AT Verlag, Aarau 2012
Die erstaunlichen Kräfte der Effektiven Mikroorganismen (2011, TB 2017), *EM kompakt* (2014) und *Darmbakterien als Schlüssel zur Gesundheit* (2014, TB 2019), alle im Knaur Verlag, München.

Termine zu Vorträgen, Kursen und Seminaren finden Sie im Internet unter www.dr-zschocke.de und www.darmbakterien-buch.de.

Bezugsquellen

Von den im Buch genannten medizinischen Präparaten sind die meisten in Apotheken erhältlich. Andere findet man in Drogeriemärkten.

Die Effektiven Mikroorganismen werden sehr vielseitig gehandelt. Es gibt mehrere Hersteller und Großhändler in den meisten Ländern Europas, die EM über ihre Einzelhändler vertreiben.

Um EM zu erwerben, kann man in der Umgebung nachfragen, wo es sie vielleicht zu kaufen gibt: in Bioläden, Gärtnereien oder Gesundheitsinstituten, im Aquarien- und Tierfutterhandel, bei Obstbauern, Baubiologen, Imkern oder Landwirten. Gelegentlich wird man auch bei einer Teppichreinigung, einer Töpferei, im Zahnlabor oder bei einer Schneidermeisterin fündig.

Ich würde gerne aus Fairness keine Händleradressen nennen. Doch die Bezeichnung »Effektive Mikroorganismen« ist handelsrechtlich nicht geschützt, und es gibt mittlerweile etliche Firmen, die sie für Produkte nutzen, die weder in der Herstellung noch in der Wirkung den EM entsprechen. Dies gilt selbst dann, wenn dieselben Mikrobenstämme angegeben werden oder eine Beziehung zu mir oder meinen Büchern vorgetäuscht wird. Insbesondere beim Kauf im Internet ist daher Achtsamkeit geboten. Damit Sie nicht irregeführt werden, finden Sie vorsorglich einen Hinweis auf meine Bezugsquelle unter www.darmbakterien-buch.de/kontakt.

Bei der Wahl einer Bezugsquelle empfiehlt es sich, nicht bevorzugt anhand von Preis oder Werbestatus zu entscheiden, sondern anhand der jeweiligen Qualität (siehe auch die Hinweise zu EM auf Seite 242ff.). Ich empfehle Ihnen, die EM dort zu kaufen, wo Sie eine angemessene Haltung den Bakterien gegenüber empfinden und wo Sie sich fachkundig beraten fühlen.

Bitte respektieren Sie, dass ich keine ärztliche Praxis führe und Sie daher nicht zu Ihrer persönlichen Gesundheit berate und Ihnen auch keine ärztlichen Kollegen dafür benennen kann (siehe Seite 214).

Fragen, die über den Inhalt meiner Bücher hinausgehen, können Sie gern im Rahmen meiner Seminare und Online-Kurse stellen. Sie finden sie unter www.darmbakterien-buch.de/veranstaltungen-seminare.

Anmerkungen

1 Hans Peter Rusch: »Lebende Bakterien heilen Kranke«, Vortrag in Karlsruhe, 1949, in *Naturwissenschaft von morgen*, Hanns Georg Müller Verlag, Krailling bei München 1955, Seite 44.
2 Frank Macfarlane Burnet: *Naturgeschichte der Infektionskrankheiten des Menschen*, S. Fischer, Frankfurt/Main 1971, Seite 350.
3 Ebenda, Seite 302.
4 Christopher J. L. Murray et al.: »Global, regional, and national incidence and mortality for HIV, tuberculosis, and malaria during 1990–2013: a systematic analysis for the Global Burden of Disease Study 2013«, *The Lancet*, 13. September 2014, 384 (9947), Seite 1005–1070, doi: 10.1016/S0140-6736(14)60844-8.
5 Laut Cochrane-Studie, siehe *Rheinisches Ärzteblatt* 8/2015, Seite 17. Siehe auch M. T. Hecker et al.: »Unnecessary use of antimicrobials in hospitalized patients: current patterns of misuse with an emphasis on the antianaerobic spectrum of activity«, *Archives of Internal medicine*, 28. April 2003, 163 (8), Seite 972–978, und *DAK Antibiotika-Report 2014*.
6 *Arzneimittelbrief 2014*, 48, Seite 49–52.
7 Axel C. Hüntelmann: *Paul Ehrlich. Leben, Forschung, Ökonomien, Netzwerke*, Wallstein, Göttingen 2011, Seite 171.
8 *Bundesgesundheitsblatt 2012*, 55, Seite 1377–1386.
9 Siehe https://www.bundesgesundheitsministerium.de/fileadmin/dateien/Downloads/G/G7-GeSeiteMinister_2015/G7_Health_Ministers_Declaration_AMR_and_EBOLA.pdf, abgerufen am 20. April 2016.
10 Bundesgesundheitsministerium, http://www.bmg.bund.de/themen/praevention/krankenhausinfektionen, abgerufen am 20. April 2016.
11 Siehe www.vfa.de/arzneimittel-forschung, abgerufen am 25. März 2016.
12 Jürgen Brenn: »Je intelligenter wir Antibiotika anwenden, umso größer ist ihr Effekt«, *Rheinisches Ärzteblatt* 8/2015, Seite 17.
13 Santiago Ramón y Cajal: *Die Rache des Professors Max von Forschung*, Königshausen und Neumann, Würzburg 1997.
14 Dr. med. Georg Kaufmann: *Feldzug gegen den Tod. Kampf und Sieg deutscher Ärzte*, Fels-Verlag, Essen 1942, Seite 64. Gemeint war Professor Max von Pettenkofer (1818–1901), erster Ordinarius auf einem deutschen Lehrstuhl für Hygiene.
15 Charles Darwin: *Die Entstehung der Arten durch natürliche Zuchtwahl*. Übersetzung der 6. Auflage von 1872 durch Carl W. Neumann, Philipp Reclam jun., Stuttgart 1963, 3. Kapitel, Seite 99ff. Die wörtliche Übersetzung des englischen Titels von 1859 lautet offenbar: *Über die Entstehung der Arten durch natürliche Auslese oder Das Erhaltenbleiben der begünstigten Rassen im Ringen um die Existenz.*
16 Siehe zum Beispiel Joachim Bauer: *Prinzip Menschlichkeit. Warum wir von Natur aus kooperieren*, Hoffmann und Campe, Hamburg 2006, sowie derselbe: *Das kooperative Gen. Abschied vom Darwinismus*, Hoffmann und Campe, Hamburg 2008.
17 Christian Diederich Hahn: *Bauernweisheit unter dem Mikroskop*, Gerhard Stalling Verlagsbuchhandlung, Oldenburg i. O./Berlin 1939.
18 Marcelin Berthelot (1827–1907), Chemiker, aus seiner Rede als französischer Bildungsminister 1886/87, zitiert nach M. Platen: *Die neue Heilmethode. Lehrbuch der naturgemäßen Lebensweise, der Gesundheitspflege und der naturgemäßen Heilweise*, Bong & Co., Berlin/Leipzig/Wien/Stuttgart 1905, Seite 346.
19 August Rippel-Baldes: »Grundriss der Mikrobiologie, Springer, Berlin/Göttingen/Heidelberg 1955, Seite 364.
20 »Gesundheit«, *Kölner Stadt-Anzeiger*, 19. Januar 2004, Seite 15.

21 Ausführlicher behandelt findet sich dieses Thema in Anne Katharina Zschocke: *EM. Die Effektiven Mikroorganismen. Bakterien als Ursprung und Wegweiser alles Lebendigen*, AT Verlag, Aarau 2012, Seite 113ff.
22 Albert Adamkiewicz: *Die Heilung des Krebses*, Wilhelm Braumüller, Wien und Leipzig 1903, Seite 1.
23 Louis Pasteur: *Die Hühnercholera, ihre Erreger, ihr Schutzimpfstoff* (1880), übersetzt und eingeleitet von Georg Sticker, Johann Ambrosius Barth Verlag, Leipzig 1923, Seite 36.
24 August Rippel-Baldes: *Grundriss der Mikrobiologie*, Springer, Berlin/Göttingen/Heidelberg 1955, Seite162.
25 Robert Koch: »Über bakteriologische Forschung«, Vortrag, Berlin 1890, in Paul Steinbrück und Achim Thom: *Robert Koch (1843–1910). Bakteriologe, Tuberkuloseforscher, Hygieniker. Ausgewählte Texte*, Johann Ambrosius Barth Verlag Leipzig 1982, Seite 103.
26 Ebenda, Seite 109.
27 Friedrich Sander: »Die Bakterienfrage zu London und Berlin im April 1875«, *Deutsche Medizinische Wochenschrift* 1875, 1 (1), Seite 8–10.
28 Renate Leinmüller: »Wie Endotoxine entschärft werden«, *Deutsches Ärzteblatt*, Jg. 101, Heft 44, 29. Oktober 2004, Seite 2357.
29 Macfarlane Burnet, a. a. O., Seite 52.
30 Paul Ehrlich, 7. November 1907, zitiert nach Hüntelmann, a. a. O., Seite 164
31 Paul Libesny: *Kurz- und Ultrakurzwellen. Biologie und Therapie*, Urban und Schwarzenberg, Berlin/Wien 1935, Seite 48–53.
32 Adamkiewicz, a. a. O.
33 H. v. Tappeiner: *Lehrbuch der Arzneimittellehre und Arzneiverordnungslehre*, F. C. W. Vogel, Leipzig 1916, Seite 138.
34 Ebenda, Seite 139.
35 Hüntelmann, a. a. O., Seite 199.
36 Richard Brunner: »Die Entwicklungsgeschichte der Antibiotika«, Vortrag, Wien, 20. April 1966, Seite 119, http://www.landesmuseum.at/pdf_frei_remote/SVVNWK_106_0089-0128.pdf, abgerufen am 20. April 2016.
37 Heinrich Gebhardt: *Grundriß der Pharmakologie, Toxikologie (Wehr-Toxikologie) und Arznei-Verordnungslehre*, 11. Auflage, Rudolph Müller und Steinicke, München 1942.
38 Brunner, a. a. O., Seite 90.
39 Peter Pringle: *Experiment Eleven. Dark Secrets Behind the Discovery of a Wonder Drug*, Walker & Company, New York 2012.
40 Wilhelm Henneberg: *Handbuch der Gärungsbakteriologie*, Bd. 1, Parey, Berlin 1926, Seite 301.
41 C. Garré: »Über Antagonisten unter Bacterien«, *Correspondenzblatt für Schweitziger Ärzte* XVII, 1887.
42 Erneste Duchesne: »Contribution à l'étude de la concurrence vitale chez les micro-organismes: antagonisme entre les moisissures et les microbes«, *Thèse pour obtenir 2e grade de docteur en Médecin,* Alexandre Rey, Imprimeur de la Faculté de Médecin, Lyon 1897, Seite 54.
43 August Rippel-Baldes: *Grundriss der Mikrobiologie*, Springer, Berlin/Göttingen/Heidelberg 1955, Seite 370.
44 Brunner, a. a. O., Seite 96.
45 Anton de Bary: »Die Erscheinung der Symbiose«, Vortrag, gehalten auf der Versammlung Deutscher Naturforscher und Ärzte zu Cassel, Trübner, Straßburg 1879.
46 Derselbe: *Vorlesungen über Bakterien*, Verlag von Wilhelm Engelmann, Leipzig 1885, Seite 95.
47 Felix Sommer: *Hochwirksame Stoffe gewisser Pilze*, Röhrig Universitätsverlag, St. Ingbert 2012, Seite 20.
48 Brunner, a. a. O., Seite 103.

49 »Als die Zigarette zur Währung wurde«, *Kölner Stadt-Anzeiger*, 11. Juni 2015, Seite 26.
50 Paul de Kruif: *Microbe Hunters*, Harcourt, Broce & Co., New York 1926; dt. *Mikrobenjäger*, Füssli, Zürich 1927, Seite 9–10.
51 Bernhard Kegel: *Die Herrscher der Welt*, DuMont, Köln 2015.
52 Christina Pieper et al.: »Antimikrobielle Produkte im Haushalt – eine Betrachtung zu Auswirkungen auf Gesundheit und Umwelt sowie zum Nutzen für den Anwender«, *Hygiene & Medizin* 2014, 39 (3), Seite 68–76.
53 *Wirtschaftswoche* Nr. 41 vom 15. Oktober 2009, Seite 106, und Bundesanstalt für Arbeitsschutz und Arbeitsmedizin.
54 Direktorin des Institutes für Hygiene und Umweltmedizin an der Charité Berlin in »Ein positiver Trend zeichnet sich ab«, *Deutsches Ärzteblatt*, Jg. 112, Heft 30. 25. September 2015, Seite 1266.
55 Elaine L. Larson et al.: »Effect of Antibacterial Home Cleaning and Handwashing Products on Infectious Disease Symptoms: A Randomized, Double-Blind Trial«, *Annals of Internal Medicine* 2004, 140 (5), Seite 321–329. doi: 10.7326/0003-4819-140-5-200403020-00007.
56 Magnus Heier: »›Gute‹ und ›böse‹ Bakterien. Wie sich Antibiotika auf die Darmflora auswirken«, *Kölner Stadt-Anzeiger*, 20. September 2010, Seite M4.
57 Peer Bork: »Das humane Mikrobiom«, Vortrag am 26. September 2015 in Heidelberg, Mikrobiom-Kongress.
58 L. Dethlefsen und D. A. Relman: »Incomplete recovery and individualized responses of the human distal gut microbiota to repeated antibiotic perturbation«, *Proceedings of the National Academy of Sciences*, 15. März 2011, 108, Suppl. 1, Seite 4554–4561. doi: 10.1073/pnas.1000087107.
59 Die forschenden Pharma-Unternehmen: www.vfa.de. Abgerufen am 24. März 2016.
60 *Antibiotika-Report 2014* der DAK, Hamburg, Oktober 2014.
61 E. J. Woodmansey et al.: »Comparison of Compositions and Metabolic Activities of Fecal Microbiotas in Young Adults and in Antibiotic-Treated and Non-Antibiotic-Treated Elderly Subjects«, *Applied and Environmental Microbiology*, 70 (10), 2004, Seite 6113–6122.
62 Stephanie L. Schnorr et al.: »Gut microbiome of the Hadza hunter-gatherers«, *Nature Communiactions* 5, 3654, 2014. doi: 101038/ncomms4554.
63 Inés Martinéz et al.: »The Gut Microbiota of Rural Papua New Guineans: Composition Diversity Patterns, and Ecological Processes«, *Cell Reports* 11, 28. April 2015, Seite 527–538.
64 C. De Filippo et al.: »Impact of diet in shaping gut microbiota revealed by a comparative study in children from Europe and rural Africa«, *Proceedings of the National Academy of Sciences* 107 (33), 17. August 2010, Seite 14691–14696 doi: 10.1073/pnas.1005963107.
65 José C. Clemente et al.: »The microbiome of uncontacted Amerindians«, *Science Advances*, 17. April 2015, 1: e1500183.
66 B. G. Hall et al.: »Evolution of the serine beta lactamases: past, present and future«, *Drug Resistance Updates*, 7. April 2004 (2), Seite 111–123.
67 V. M. D'Costa et al.: »Antibiotic resistance is ancient«, *Nature* 477, 22. September 2011, Seite 457–461.
68 Siehe www.spektrum.de/news/1366251 vom 17. September 2015, abgerufen am 23. März 2016.
69 Brunner, a. a. O., Seite 92.
70 Michael R. Gillings: »Evolutionary consequences of antibiotic use for the resistome, mobilome, and microbial pangenome«, *Frontiers in Microbiology* 4 (4), Januar 2013, Seite 6.
71 DART 2000: »Antibiotika-Resistenzen bekämpfen zum Wohl von Mensch und Tier«, Bundesministerium für Gesundheit, Mai 2015, Seite 6
72 DART 2020: »Antibiotika-Resistenzen bekämpfen zum Wohl von Mensch und Tier«, Bundesministerium für Gesundheit, Berlin, Seite 7, und http://resistancemap.cddep.org/resmap/resistance, abgerufen am 23. März 2016.

73 Thomas Blaha und Albert Sundrum: »Epidemiologische Studie zur Entwicklung von MRSA (Methicillin-resistente Staphylococcus aureus) in ökologisch wirtschaftenden Schweinebetrieben«, Studie der Stiftung der Tierärztlichen Hochschule Hannover und der Universität Kassel, BÖLN-Bericht-ID 20112, http://forschung.oekolandbau.de, abgerufen am 18. April 2016.
74 »European Union Summary Report on antimicrobial resistance in zoonotic and indicator bacteria from humans, animals and food in 2013«, Tab. 13, Seite 50, Tab. 16, Seite 57, Tab. 17, Seite 61, Fig. 42, Seite 97, Tab. 42, Seite 140.
75 Siehe https://www.bundesgesundheitsministerium.de/fileadmin/dateien/Downloads/G/G7-Ges.Minister_2015/G7_Health_Ministers_Declaration_AMR_and_EBOLA.pdf, abgerufen am 18. April 2016.
76 »Antimicrobial Resistance: Tackling a Crisis for the Future Health and Wealth of Nations«, 11. Dezember 2014, www.amr-review.org, abgerufen am 24. März 2016.
77 Dr. Thomas Lund-Sørensen als Vertreter der WHO, zitiert in *Kölner Stadt-Anzeiger*, 29. September 2001, Seite 48.
78 Dr. Stamen Grigorov-Foundation, http://www.stamengrigorov.org, abgerufen am 30. März 2016.
79 Elias Metschnikow: *Beiträge zu einer optimistischen Weltauffassung*, J. F. Lehmanns, München 1908.
80 Traditionelle Bulgarische Küche, http://bulgariatravel.org/data/doc/GER_21-Kiselo_mlqko.pdf, abgerufen am 30. März 2016.
81 L. V. McFarland et al.: »Meta Analysis of Probiotics for the Prevention of Antibiotic associated Diarrhea and Treatment of Clostridium difficile Disease«, *American Journal of Gastroenterology* 101, 2006, Seite 1348–1353.
82 Alfred Nißle: »Über die Grundlagen einer ursächlichen Bekämpfung der pathologischen Darmflora«, *Deutsche Medizinische Wochenschrift* 39, 28. September 1916, Seite 1181–1184.
83 Alfred Nißle: »Die antagonistische Behandlung chronischer Darmstörungen mit Coli-Bakterien«, *Medizinische Klinik* 2, 13. Januar 1918, Seite 29–33.
84 Alfred Nißle: »Die Dysbakterie des Colons in ihrer Bedeutung für das ärztliche Denken und Handeln«, in: *Über die Behandlung mit physiologischen Bakterien. Eine Sammlung von Aufsätzen und Vorträgen des Arbeitskreises für mikrobiologische Therapie, 2. Folge,* hg. vom Arbeitskreis für mikrobiologische Therapie, Frankfurt/Main, März 1956.
85 Nißle 1916, a. a. O., Seite 1184.
86 Nißle 1918, a. a. O., Seite 30.
87 *Rote Liste* 2015, Seite 8–9.
88 Für *E. coli* zum Beispiel bei H. J. Krammer et al.: »Probiotische Arzneimitteltherapie mit *E. coli* Stamm Nißle 1917 (EcN): Ergebnisse einer prospektiven Datenerhebung mit 3807 Patienten«, *Zeitschrift für Gastroenterologie* 44 (8), 2006, Seite 651–656. doi: 10.1055/s-2006-926909.
89 Zum Beispiel A. Liévin et al.: »Bifidobacterium strains from resident infant human gastrointestinal microflora exert antimicrobial activity«, *Gut* 47, 2000, Seite 646–652. doi: 10.1136/gut.47.5.646.
90 W. Ruhland: *Handbuch der Pflanzenphysiologie*, Teil 12, Bd. 1, Springer, Berlin/Heidelberg 1960, Seite 854.
91 Gerhard Reuter: *Der Weg in die Wissenschaft und in eine Universitätslaufbahn*, Eigenverlag Institut für Fleischhygiene und -technologie, FB Veterinärmedizin, FU Berlin 2014, Seite 24.
92 D. M. Lilly et al.: »Probiotics: Growth-Promoting Factors Produced by Microorganisms«, *Science* 147, 1965, Seite 747f.
93 R. B. Parker: »Probiotics, the other half of the antibiotic story«, *Animal Nutrition & Health* 29, 1974, Seite 4–8.

94 R. Fuller: »Probiotics in man and animals«, *Journal of Applied Bacteriology* 66, 1989, Seite 365–378.
95 C. Hill et al.: »The International Scientific Association for Probiotics and Prebiotics consensus statement on the scope and appropriate use of the term probiotic«, *Nature Reviews Gastroenterology & Hepatology* 11, 2014, Seite 506–514. doi: 10.1038/nrgastro.2014.66.
96 Vgl. https://www.verbraucherzentrale.de/Probiotika und http://ec.europa.eu/nuhclaims, abgerufen am 23. Mai 2016.
97 Astrid Kaunzinger et al.: »Anwendung auf eigene Gefahr«, *Pharmazeutische Zeitung* 25, 2005, http://www.pharmazeutische-zeitung.de/index.php?id=pharm5_25_2005, abgerufen am 23. März 2016.
98 Waldemar Ternes: *Naturwissenschaftliche Grundlagen der Lebensmittelzubereitung*, Behr's, Hamburg 1994, Seite 422.
99 Helmut König und Jürgen Fröhlich: *Biology of Microorganisms on Grapes, in Must and in Wine*, Springer, Berlin/Heidelberg 2009, Seite 3.
100 Siehe Zschocke: *EM. Die Effektiven Mikroorganismen*, a. a. O., Seite 161.
101 H. Weidemann: »Kefyr und Kefyrmilch«, *Zeitschrift für Untersuchung der Nahrungs- und Genußmittel*, 14. Jg., 15. Januar 1901, Seite 56.
102 J. König: »Die menschlichen Nahrungs- und Genußmittel, ihre Herstellung, Zusammensetzung und Beschaffenheit, nebst einem Abriß über die Ernährungslehre«, Verlag von Julius Springer, Berlin 1904, Seite 744.
103 Durch E. Kern, siehe Anton de Bary: *Vorlesungen über Bakterien*, Verlag von Wilhelm Engelmann, Leipzig 1885, Seite 75.
104 *Hans Dernschwam's Tagebuch nach Konstantinopel und Kleinasien (1553–1555)*, nach der Urschrift im Fugger-Archiv, hg. und erläutert von Franz Babinger, Leipzig 1923, Seite 123.
105 Inés Wilhartitz et al.: »Dynamics of natural prokaryotes, viruses, and heterotrophic nanoflagellates in alpine karstic groundwater«, *Microbiology Open* 2 (4), 2013, Seite 633–643. doi: 10.1002/mbo3.98.
106 Friederike Hilbert et al.: »Survival of *Campylobacter jejuni* under Conditions of Atmospheric Oxygen Tension with the Support of *Pseudomonas spp.*«, *Applied Environmental Microbiology*, September 2010, Seite 5911–5917. doi: 10.1128/AEM.01532-10.
107 Matthias Koch: »Object-adapted optical trapping and shape-tracking of energy-switching helical bacteria«, *Nature Photonics* 6, 2012, Seite 680–686.
108 R. H. Weaver: »Studies on Lactobacillus acidophilus and lactobacillus bulgaricus«, 20. November 1931, http://www.ncbi.nlm.nih.gov/pmc/articles/PMC533357/pdf/*jbacter00839-0074.pdf*, abgerufen am 20. April 2016.
109 C. M. Waters: »Quorum sensing: cell-to-cell communication in bacteria«, *Annual Review of Cell and Developmental Biology* 21, 2005, Seite 319–346.
110 Marco Lolicato: »Cyclic dinucleotides bind the C-linker of HCN4 to control channel cAMP responsiveness«, *Nature Chemical Biology* 10, 2014, Seite 457–462.
111 Zur Endosymbiose siehe Lynn Margulius: *Leben. Vom Ursprung zur Vielfalt*, Spektrum Akademischer Verlag Heidelberg, Berlin 1999, Seite 96ff.
112 M. T. Ryan: »Mitochondrial-nuclear communications«, *Annual Review of Biochemistry* 76, 2007, Seite 701–722.
113 E. A. Novak und K. Mollen: »Mitochondrial dysfunction in inflammatory bowel disease«, *Frontiers in Cell and Developmental Biology* 3, 2015, Seite 62.
114 »Annuaire de l'observatoire de Montsouris«, in Anton Bary: *Vorlesungen über Bakterien*, Verlag von Wilhelm Engelmann, Leipzig 1885, Seite 3.
115 J. F. Meadow et al.: »Humans differ in their personal microbial cloud«, *PeerJ* 3, 2015, Seite e1258, https://doi.org/10.7717/peerj.1258, abgerufen am 20. April 2016.
116 J. Quiqn et al.: »Size-resolvede emission rates of airborne bacteria and fungi in an occupied class room«, *Indoor Air* 22, 2013, Seite 339–351.

117 Simon Lax et al.: »Longitudinal analysis of microbial interaction between humans and the indoor environment«, *Science* 345, 2014, Seite 1048–1052.
118 Siehe Zschocke: *EM – Die Effektive Mikroorganismen*, a. a. O., Seite 238.
119 Albert Barberán et al.: »The ecology of microscopic life in household dust«, *Proceedings Of The Royal Society B*, 282 (1814), 26. August 2015. doi: 10.1098/rspb.2015.1139.
120 Markus Sommer: »Nicht immer sind Bakterien gefährlich«, *à tempo* 02, 2006, Seite 21.
121 Steven W. Kembel et al.: »Architectural design influences the diversity and structure of the built environment microbiome«, *The ISME Journal* 6, 2012, Seite 1469–1479.
122 Gabriele Berg: »Beneficial effects of plant-associated microbes on indoor microbiomes and human health?«, *Frontiers in Microbiology*, 29. Januar 2014. doi: 10.3389/fmicb.2014.00015.
123 Eidgenössische Anstalt für Wasserversorgung, Abwasserreinigung und Gewässerschutz, EAWAG, Dübendorf, Schweiz, siehe *Wasserzeichen* 38, 2013, Mitteilungen vom Verein für Bewegungsforschung und Institut für Strömungswissenschaft, Herrischried, Seite 24–29.
124 Ekkart Hitsch: »Der Biofilm: Eine neue Sichtweise setzt sich durch«, *Wasserzeichen* Nr. 39, 2014, Seite 34–37.
125 Cindy Morris: »The life history of the plant pathogen *Pseudomonas syringae* is linked to the water cycle«, *ISME Journal* 2, 2008, Seite 321–334.
126 »Mikroben trampen nach Amerika«, *Kölner Stadt-Anzeiger* vom 3./4. Juni 2006, Seite 7.
127 Marina Kreiner und Wolfgang Schumann: »Die Immunsysteme der Bakterien«, *Biologie unserer Zeit* 1 (46), 2016, Seite 50–57. doi: 10.1002/biuz.201610586.
128 C. Nicoletti: »Unsolved mysteries of intestinal M cells«, *Gut* 47, 2000, Seite 737.
129 N. A. Mabott: »Microfold (M) cells: important immunosurveillance posts in the intestinal epithelium«, *Mucosal Immunology* 6 (4), Juli 2013, Seite 666–677.
130 Andreas Stallmach: »Fecal Microbiota Transfer in Patients With Chronic Antibiotic-Refractory Pouchitis«, *The American Journal of Gastroenterology* 111, März 2016, Seite 441ff., http://www.journalmed.de/newsview.php?id=47832, abgerufen am 1. April 2016.
131 Lorena Tuchscherr et al.: »Staphylococcus aureus phenotype switching: an effective bacterial strategy to escape host immune response and establish a chronic infection«, *EMBO Molecular Medicine* 3 (3), März 2011, Seite 129–141.
132 Burnet: *Naturgeschichte der Infektionskrankheiten des Menschen*, a. a. O., Seite 53.
133 Siehe http://www.globalengage.co.uk/microbiome.html, abgerufen am 21. April 2016.
134 F. Rafii: »Variations in metabolism of the soy isoflavonoid daidzein by human intestinal microfloras from different individuals«, *Archives of Microbiology* 180 (1), Juli 2003, Seite 11–16.
135 Josef Tumbrinck, NABU, in der Umweltausschusssitzung des Deutschen Bundestages am 13. Januar 2016, http://www.bundestag.de/mediathek, abgerufen am 21. April 2016.
136 D. K. Park: »Microbial inactivation by microwave radiation in the home environment«, *Journal of Environmental Health Science and Engineering* 69 (5), Dezember 2006, Seite 17–24.
137 Hans Zinsser: *Mikroben machen Geschichte*, Europäischer Buchklub, Stuttgart 1935, Seite 57.
138 Jörg Blech: »Es lebe der Camembert«, *Der Spiegel* 40, 2014, Seite 110.
139 Judith Maxwell et al.: »Microreview Exosomes and other microvesicles in infection biology: organelles with unanticipated phenotypes«, *Cellular Microbiology* 13 (1), Januar 2011, Seite 1–9.
140 Xiaoying Zhuang et al.: »Treatment of Brain Inflammatory Diseases by Delivering Exosome Encapulated Anti-Inflammatory Drugs From the Nasal Region to the Brain«, *Molecular Therapy* 19 (10), Oktober 2011, Seite 1769–1779. doi: 10.1038/mt.2011.164.
141 Kieran M. Tuohy: »The way to a man's heart is through his gut microbiota-dietary pro- and prebiotics for the management of cardiovascular risk«, *Proceedings of the Nutrition Society* 73, 2014, Seite 172–185.
142 Stephan J. Ott et al.: »Detection of diverse bacterial signatures in atherosclerotic lesions of patients with coronary heart disease«, *Circulation* 113, 2006, Seite 929–987.

143 Forschung von Dr. Siegfried Weiss, Helmholtz-Zentrum für Infektionsforschung, Braunschweig, http://www.helmholtz-hzi.de, abgerufen am 21. April 2016.
144 Theodor Escherich: *Darmbakterien des Säuglings und ihre Beziehungen zur Physiologie der Verdauung*, Verlag von Ferdinand Enke, Stuttgart 1886, Seite 150.
145 I. Naboka et al.: »Microbiota of lower urine tract and genital organs of healthy men and in infertility«, *Zhurnal Mikrobiologii, Epidemiologii, i Immunobiologii* 1, Januar/Februar 2015, Seite 65–71.
146 S.-L. Wenig et al.: »Bacterial Communities in Semen from Men of Infertile Couples: Metagenomic Sequencing Reveals Relationships of Seminal Microbiota to Semen Quality«, *PLoS One* 9, 23. Oktober 2014. doi: 10.1371/journal.pone.0110152.
147 Abbildung unter www.uni-mainz.de/FB/Medizin/Anatomie/workshop/EM/eigeneEM/Hoden66.html, Blut-Hoden-Schranke, abgerufen am 21. April 2016.
148 K. M. Aagard et al.: »The placenta harbors a unique microbiome«, *Science Translational Medicine* 6 (237), 21. Mai 2014, Seite 237ra65.
149 S. Quercia et al.: »From lifetime to evolution: timescales of human gut microbiota adaptation«, *Frontiers in Microbiology* 5 (587), 4. November 2014. doi: 10:10.3389/fmicb.2014.00587.
150 K. M. Anthony: »The preterm placental microbiome varies in association with excess maternal gestational weight gain«, *American Journal of Obstetrics & Gynecology* 212 (5), Mai 2015, Seite 653 e1–16.
151 Elke Jaspers: »Unsere Darmmikrobiota – Unbekannte Welten und ihre Wirkungen«, Online-Fortbildung, 26. November 2015, www.symbiopharm.de.
152 A. C. Zijmans: »Maternal prenatal stress is associated with the infant intestinal microbiota«, *Psychoneuroendocrinology* 53, März 2015, Seite 233–245.
153 Michelle L. Wright und Angela R. Starkweather: »Antenatal Microbiome«, *Biology Nursing Research* 64 (4), Juli/August 2015, Seite 309.
154 S. Kenyon et al.: »Childhood outcomes after prescription of antibiotics to pregnant women with spontaneous preterm labour: 7-year follow-up of the ORACLE II trial« *Lancet* 11, 372 (9646), 11. Oktober 2008, Seite 1319–1327.
155 M. T. Bayley und C. L. Coe: »Maternal separation disrupts the integrity of the intestinal microflora in infant rhesus monkeys«, *Developmental Psychobiology* 35, 1999, Seite 146–155.
156 US National Institutes of Health News, https://www.nih.gov/news-events/news-releases/nih-researchers-conduct-first-genomic-survey-human-skin-fungal-diversity release, 22. Mai 2013, abgerufen am 27. Februar 2016.
157 Elizabeth A. Grice und Julia A. Segre: »The skin microbiome«, *Nature Reviews Microbiology* 9 (4), April 2011, Seite 244–253.
158 M. Garcia-Nuñez et al.: »Severity-related changes of bronchial microbiome in chronic obstructive pulmonary disease«, *Journal of Clinical Microbiology* 52 (12), Dezember 2014, Seite 4217–4223; Leopoldo N. Segal und Martin J. Blaser: »A Brave New World: The Lung Microbiota in an Era of Change«, *Annals of the American Thoracic Society* 11 (01), 2014, Seite S21–S27.
159 Y. Chen und M. J. Blaser: »Inverse associations of Helicobacter pylori with asthma and allergy«, *Archives of Internal Medicine* 167 (8), 23. April 2007, Seite 821–827.
160 Debbie A. Lewis et al.: »The human urinary microbiome; bacterial DNA in voided urine of asymptomatic adults«, *Frontiers in Cellular and Infection Microbiology* 3, 2013, Seite 41.
161 Alan J. Wolfe und L. Brubaker: »Sterile Urine and the Presence of Bacteria«, *European Urology* 68 (2), August 2015, Seite 173–174.
162 Friedrich Sander: »Die Bakterienfrage zu London und Berlin«, *Deutsche Medizinische Wochenschrift*, April 1875, Seite 9.
163 J. E. Kerr, G. D. Tribble und Charles F. Streckfus (Hg.): *Advances in Salivary Diagnostics*, E-Book, Springer, Berlin/Heidelberg 2015, Seite 104.

164 Eine Abbildung dazu findet sich unter www.visualphotos.com/photo/1x6010663/oesophagus-lining-and-bacteria-coloured-sem.jpg und unter …/1x6010658/…jpg, abgerufen am 21. April 2016.
165 Bary: *Vorlesungen über Bakterien*, a. a. O., Seite 92.
166 Frank Meixner et al.: »The 5300-year-old Helicobacter pylori genome of the Iceman«, *Science* 351 (6269), 8. Januar 2016, Seite 162–165. doi: 10.1126/science.aad2545.
167 Ausführlicher siehe Zschocke: *Darmbakterien als Schlüssel zur Gesundheit*, a. a. O., Seite 298–305.
168 M. E. Martin und J. V. Solnick: »The gastric microbial community, Helicobacter pylori colonization, and disease«, *Gut Microbes* 5 (3), Mai/Juni 2014, Seite 345–350.
169 Bericht *Der Privatarzt*, 6. Jahrgang, Heft 6, November 2015, Seite 16.
170 A. Sheh und J. G. Fox: »The role of the gastrointestinal microbiome in Helicobacter pylori pathogenesis«, *Gut Microbes* 4 (6), November 2013, Seite 505–531.
171 Martin/Solnick: »The gastric microbial community«, a. a. O.
172 »Wie viel darf's denn sein?«, *Süddeutsche Zeitung* vom 25. September 2015, Seite 16.
173 I. Pali-Schöll und E. Jensen-Jarolim: »Anti-acid medication as a risk factor for food allergy«, *Allergy* 66 (4), April 2011, Seite 469–477.
174 C. S. Jianu et al.: »Gastric carcinoids after long-term use of a proton pump inhibitor«, *Alimentary Pharmacology & Therapeutics* 36 (7), Oktober 2012, Seite 644–649.
175 J. R. Lam: »Proton pump inhibitor and histamine 2 receptor antagonist use and vitamin B12 deficiency«, *JAMA* 310 (22), 11. Dezember 2013, Seite 2435–2442. doi: 10.1001/jama.2013.280490.
176 Uwe Gröber und Klaus Kisters: *Arzneimittel als Mikronährstoffräuber*, Wissenschaftliche Verlagsgesellschaft, Stuttgart 2015, Seite 158.
177 Gerhard Reuter: *Der Weg in die Wissenschaft und in eine Universitätslaufbahn*, Eigenverlag Institut für Fleischhygiene und -technologie, FB Veterinärmedizin, FU Berlin 2014, Seite 10.
178 Gero Beckmann und Andreas Rüffer: *Mikroökologie des Darmes*, Schlütersche Verlags GmbH, Hannover 2000, Seite 1.
179 M. E. Johansson und G. C. Hansson: »Mucus and the goblet cell«, *Digestive Diseases* 31 (3–4), 2013, Seite 305–309.
180 H. E. Jakobsson et al.: »The composition of the gut microbiota shapes the colon mucus barrier«, *EMBO Rep*orts 16 (2), Februar 2015, Seite 164–177. doi: 10.15252/embr.201439263.
181 Johansson/Hansson: »Mucus and the goblet cell«, a. a. O.
182 Abbildung bei Russel E. McConnell et al.: »The enterocyte microvillus is a vesicle-generating organelle«, *JCB* 185 (7), 2009, Seite 1285–1298. doi: 10.1083/jcb.200902147, abgerufen am 21. April 2016.
183 Fritz A. Popp: *Die Botschaft der Nahrung*, Zweitausendeins, Frankfurt/Main 2005.
184 Lüttge/Kluge/Thiel: *Botanik*, Wiley, Weinheim 2010, Seite 644–649.
185 S. Chang und L. Li: »Metabolic endotoxemia: a novel concept in chronic disease pathology«, *Journal of Medical Sciences* 31 (5), 2011, Seite 191–209.
186 W. Fischer et al.: *Handbuch der speziellen pathologischen Anatomie und Histologie*, 5. Bd., 2. Teil, Seite 793 und 831.
187 J. Verdier et al.: »Biliary Mucosal Barrier and Microbiome«, *Viszeralmedizin* 31 (3), Juni 2015, Seite 156–161.
188 John R. Kelly et al.: »Breaking down the barriers: the gutmicrobiome, intestinal permeability and stress-related psychiatric disorder«, *Frontiers in Cellular Neuroscience* 9 (392), 2015. doi: 10.3389/fncel.2015.00392.
189 Victoria Braniste: »The gut microbiota influences blood-brain barrier permeability in mice«, *Science Translational Medicine* 6 (26319), November 2014, Seite 263ra158. doi: 10.1126/scitranslmed.3009759.

190 M. Prinz et al.: »Host microbiota constantly control maturation and function of microglia in the CNS«, *Nature Neuroscience* 18 (7), Juli 2015, Seite 965–977. doi: 10.1038/nn.4030.

191 Ebenda.

192 Emeran A. Mayer: »Gut feelings: the emerging biology of gut–brain communication«, *Nature Reviews Neuroscience* 12 (8), 2. Dezember 2011. doi:10.1038/nrn3071.

193 Ebenda.

194 Ausführlicher in A. K. Zschocke: *Darmbakterien als Schlüssel zur Gesundheit*, Knaur, München 2014, Kapitel 8.

195 S. Yarandi et al.: »Modulatory Effects of Gut Microbiota on the Central Nervous System: How Gut Could Play a Role in Neuropsychiatric Health and Diseases«, *Journal of Neurogastroenterology and Motility* 22 (2), 30. April 2016, Seite 201–212. doi: 10.5056/jnm15146.

196 Sang H. Rhee: »Principles and clinical implications of the brain-gut-enteric microbiota axis«, *Nature Reviews of Gastroenterology & Hepatology* 6 (5), Mai 2009. doi: 10.1038/nrgastro.2009.35.

197 Helen Cooke et al.: »›The Force Be With You‹: ATP in Gut Mechanosensory Transduction«, *News in Physiological Sciences* 18, 2003 Seite 43–49.

198 M. L. Jones et al.: »Cholesterol lowering with bile salt hydrolase-active probiotic bacteria, mechanism of action, clinical evidence, and future direction for heart health applications«, *Expert Opinion on Biological Therapy* 13 (5), Mai 2013, Seite 631–642.

199 Sara Quercia et al.: »From lifetime to evolution: timescales of human gut microbiota adaptation«, *Frontiers of Microbiology* 5, November 2014, Seite 587. doi: 10.3389/fmicb.2014.00587.

200 Raul Cabrera-Rubio: »The human milk microbiome changes over lactation and is shaped by maternal weight and mode of delivery«, *American Journal of Clinical Nutrition* 96, 2012, Seite 544–551.

201 M. Platen: *Die neue Heilmethode. Lehrbuch der naturgemäßen Lebensweise, der Gesundheitspflege und der naturgemäßen Heilweise*, Bd. 1, Dt. Verlagshaus Bong, Berlin 1905, Seite 354.

202 Traugott Baumgärtel: »Neue Forschungsergebnisse über die Darmbakterienflora und ihre biologischen Funktionen«, *Physikalisch-diätetische Therapie in Klinik und Praxis*, 4. Jahrgang, Heft 8, August 1963, Seite 142.

203 J.-H. Hehemann et al.: »Transfer of carbohydrate-active enzymes from marine bacteria to Japanese gut microbiota«, *Nature* 464, 8. April 2010, Seite 908–912. doi:10.1038/nature08937.

204 Peer Bork et al.: »Enterotypes of the human gut microbiome«, *Nature* 473, 12. Mai 2011, Seite 174–180. doi: 10.1038/nature09944.

205 I. A. Myles et al.: »Fast food fever: reviewing the impacts of the Western diet on immunity«, *Nutrition Journal* 13, 17. Juni 2014, Seite 61. doi: 10.1186/1475-2891-13-61.

206 Amandine Everarda et al.: »Cross-talk between Akkermansia muciniphila and intestinal epithelium controls diet-induced obesity«, *PNAS* 110 (22), 28. Mai 2013, Seite 9066–9071. doi: 10.1073/pnas.1219451110.

207 Leopoldo N. Segal und Martin J. Blaser: »A Brave New World: The Lung Microbiota in an Era of Change«, *Annals of the American Thoracic Society* 11 (Suppl. 1), Januar 2014, Seite 21–27. doi: 10.1513/AnnalsATS.201306-189MG.

208 L. A. Hicks: »U.S. Outpatient Antibiotic Prescribing, 2010«, *New England Journal of Medicine* 368, 11. April 2013, Seite 1461–1462, http://www.nejm.org/doi/full/10.1056/NEJMc1212055 und http://www.cdc.gov/obesity/data/prevalence-maps.html, Abbildung auch unter http://www.ncbi.nlm.nih.gov/pmc/articles/PMC3972973/figure/fig2/, abgerufen am 1. März 2016.

209 B. Chassaing et al.: »Dietary emulsifiers impact the mouse gut microbiota promoting colitis and metabolic syndrome«, *Nature* 519 (7541), 5. März 2015, Seite 92–96. doi: 10.1038/nature14232.

210 Siehe http://www.dgq.de/aktuelles/news/hauptsache-billig, abgerufen am 11. Dezember 2015.

211 Markus Sievers: »Kein Spiel mit dem Lebensmittel«, *Kölner Stadt-Anzeiger* vom 27./28. Februar 2016, Seite 13.

212 *Zur Unterstützung von Züchtung gesunder Nahrungspflanzen siehe: http://www.kultursaat.org/ und http://www.zukunftsstiftung-landwirtschaft.de.*

213 Außenhandelstabelle des Deutschen Statistischen Bundesamtes Wiesbaden, eingesehen am 2. März 2016.

214 Alessio Fasano: *Die ganze Wahrheit über Gluten*, Südwest, München 2015, Seite 52.

215 Lin Zhang et al.: »Exogenous plant MIR168a specifically targets mammalian LDLRAP1: evidence of cross-kingdom regulation by microRNA«, *Cell Research* 22, 2012, Seite 107–126. doi: 10.1038/cr.2011.158.

216 M. R. Barbovo et al.: »The role of zonulin in non-celiac gluten sensitivity and irritable bowel syndrome«, *Abstract presented at the 23rd United European Gastroenterology Week* (UEG Week 2015) in Barcelona, 24. bis 27. Oktober 2015.

217 Heinrich E. Jacob: *Sechstausend Jahre Brot*, Rowohlt, Hamburg 1954, Seite 436.

218 Mediane Ballaststoffaufnahme in Deutschland laut *Nationaler Verzehrstudie*: 25 Gramm pro Tag bei Männern und 23 Gramm pro Tag bei Frauen, http://www.mri.bund.de/fileadmin/Institute/EV/NVSII_Abschlussbericht_Teil_2.pdf, abgerufen am 21. April 2016.

219 M. Steward et al.: »Fermentality of resistant starch preparations varies in vitro«, in J. W. van der Kamp et al.: *Dietary Fibre: New Frontiers for Food and Health*, Wageningen Academic Publishers, Wageningen (Niederlande) 2010, Seite 346.

220 Details findet man bei H. L. Simpson und B. J. Campbell: »Review article: dietary fibre-microbiota interactions«, *Alimentary Pharmacology & Therapeutics* 42 (2), Juli 2015, Seite 158–179.

221 Gesellschaft für Konsumforschung, nach Evelyn Binder: »Niemals ungeschminkt«, *Kölner Stadt-Anzeiger*, 16. März 2016, Seite 9.

222 Friedrich Kluge: *Etymologisches Wörterbuch der deutschen Sprache*, bearbeitet von Elmar Seebold, Walter de Gruyter, Berlin/New York, 24. Aufl. 2002, Seite 197.

223 Zum Beispiel A. Salonen et al.: »Impact of diet and individual variation on intestinal microbiota composition and fermentation products in obese men«, *The ISME Journal* 8, 2014, Seite 2218–2230. doi: 10.1038/ismej.2014.63.

224 J. Breton et al.: »Gut Commensal E. coli Proteins Activate Host Satiety Pathways following Nutrient-Induced Bacterial Growth«, *Cell Metabolism* 23 (2), 9. Februar 2016, Seite 324–334. doi: http://dx.doi.org/10.1016/j.cmet.2015.10.017.

225 Kevin D. Kohl et al.: »Unique and shared responses of the gut microbiota to prolonged fasting: a comparative study across five classes of vertebrate hosts«, *FEMS Microbiology Ecology* Volume 90 (3), Dezember 2014, Seite 883–894. doi: 10.1111/1574-6941.12442.

226 Ebenda.

227 Meagan l. Dewar et al.: »Influence of Fasting during Moult on the Faecal Microbiota of Penguins«, *PLoS One* 9 (6), 2014, e99996. doi: 10.1371/journal.pone.0099996.

228 A. Schoster et al.: »Effects of transport, fasting and anaesthesia on the faecal microbiota of healthy adult horses«, *Equine Veterinary Journal*, 18. August 2014. doi: 10.1111/evj.12479.

229 K. Sonoyama et al.: »Response of Gut Microbiota to Fasting and Hibernation in Syrian Hamsters«, *Applied and Environmental Microbiology* 75 (20), Oktober 2009, Seite 6451–6456. doi: 10.1128/AEM.00692-09.

230 E. K. Costello et al.: »Postprandial remodeling of the gut microbiota in Burmese pythons«, *ISME Journal* 4 (11), November 2010, Seite 1375–1385. doi: 10.1038/ismej.2010.71.

231 H. S. Lee et al.: »Effect of acute stress on immune cell counts and the expression of tight junction proteins in the duodenal mucosa of rats«, *Gut Liver* 7 (2), März 2013, Seite 190–196. doi: 10.5009/gnl.2013.7.2.190.

232 S. R. Knowles: »Investigating the role of perceived stress on bacterial flora activity and salivary cortisol secretion: a possible mechanism underlying susceptibility to illness«, *Biological Psychology* 77 (2), Februar 2008, Seite 132–137.
233 S. Rhee et al.: »Principles and clinical implications of the brain-gut-enteric microbiota axis«, *Nature Reviews Gastroenterology & Hepatology* 6 (5), Mai 2009, Seite 306–314. doi: 10.1038/nrgastro.2009.35.
234 J. R. Kelly et al.: »Breaking down the barriers: the gut microbiome, intestinal permeability and stress-related psychiatric disorders«, *Frontiers in Cellular Neuroscience* 9, 2015, Seite 392.
235 K. M. Radke et al.: »Transgenerational impact of intimate partner violence on methylation in the promoter of the glucocorticoid receptor Open«, *Translational Psychiatry* 1, 2011, Seite e21. doi: 10.1038/tp.2011.21.
236 M. A. Zijlmans et al.: »Maternal prenatal stress is associated with the infant intestinal microbiota«, *Psychoneuroendocrinology* 53, März 2015, Seite 233–245. doi: 10.1016/j.psyneuen.2015.01.006.
237 A. V. Golubeva et al.: »Prenatal stress-induced alterations in major physiological systems correlate with gut microbiota composition in adulthood«, *Psychoendocrinology* 60, Oktober 2015, Seite 58–74.
238 R. Zhang et al.: »A circadian gene expression atlas in mammals: Implications for biology and medicine«, *Proceedings of the National Academy of Sciences* 111 (45), 11. November 2014, Seite 16219–16224. doi: 10.1073/pnas.1408886111.
239 C. A Thaiss et al.: »Transkingdom control of microbiota diurnal oscillations promotes metabolic homeostasis«, *Cell* 159 (3), 23. Oktober 2014, Seite 514–529. doi: 10.1016/j.cell.2014.09.048.
240 A. Mukherji et al.: »Homeostasis in intestinal epithelium is orchestrated by the circadian clock and microbiota cues transduced by TLRs«, *Cell* 153 (4), 9. Mai 2013, Seite 812–827. doi: 10.1016/j.cell.2013.04.020.
241 Thaiss, a. a. O.
242 Mukherji, a. a. O.
243 M. Keller: »A circadian clock in macrophages controls inflammatory immune responses«, *Proceedings of the National Academy of Sciences* 106 (50), 15. Dezember 2009, Seite 21407–21412. doi: 10.1073/pnas.0906361106.
244 A. Rosselot et al.: »Rhythm and bugs: circadian clocks, gut microbiota, and enteric infections«, *Current Opinion in Gastroenterology* 32 (1), Januar 2016, Seite 7–11.
245 Masato Nakajima et al.: »Reconstitution of circadian oscillation of cyanobacterial KaiC phosphorylation in vitro«, *Science* 308 (572015), April 2005, Seite 414–415. doi: 10.1126/science.1108451.
246 W. Engelmann: »Circadiane Rhythmen beim Schimmelpilz Neurospora«, in *Rhythmen des Lebens. Eine Einführung anhand ausgewählter Themen und Beispiele*, Veröffentlichung der Universität Tübingen, Tübingen 2009, Seite 363.
247 W. Gottstein: *Metabolische Oszillationen in Hefe – Optimalität und Koordination*, Dissertation, Humboldt-Universität, Berlin 2014.
248 A. Zarrinpar et al.: »Diet and Feeding Pattern Affect the Diurnal Dynamics of the Gut Microbiome«, *Cell Metabolism* 20 (6), 2. Dezember 2014, Seite 1006–1017. doi: 10.1016/j.cmet.2014.11.008.
249 R. M. Voigt et al.: »Circadian disorganization alters intestinal microbiota«, *PLoS One* 9 (5), 21. Mai 2014, Seite e97500. doi: 10.1371/journal.pone.0097500. eCollection 2014.
250 H. Nittby et al.: »Increased blood-brain barrier permeability in mammalian brain 7 days after exposure to the radiation from a GSM-900 mobile phone«, *Pathophysiology* 16 (2–3), 05, 2009, Seite 103–112.
251 Ebenda.

252 Gui-Rong Ding et al.: »EMP-induced alterations of tight junction protein expression and disruption of the blood-brain barrier«, *Toxicology Letters* 196 (3), 15. Juli 2010, Seite 154–160.
253 L. Harrell: »Standard colonic lavage alters the natural state of mucosal-associated microbiota in the human colon«, *PLoS One* 7(2), 2012, Seite e32545. doi: 10.1371/journal.pone.0032545.
254 J. Jalanka et al.: »Effects of bowel cleansing on the intestinal microbiota«, *Gut* 64 (10), Oktober 2015, Seite 1562–1568. doi: 10.1136/gutjnl-2014-307240.
255 Persönliche Auskunft von Frank Riedinger, 8. Februar.2015, www.frank-riedinger.de.
256 Adelheid Schalinski: *Krankheitsempfinden und Arzneimittelgebrauch in Griechenland*, Harrassowitz, Wiesbaden 2002, Seite 61.
257 Elmar Lorey: *Die Weinapotheke. Amüsantes, Kurioses und Wissenswertes aus alten Arzneibüchern und Chroniken*, Hallwag, Berlin und Stuttgart 1997, Seite 15.
258 Plutarch: *Moralia*, Kapitel 11 Gesundheitsvorschriften, 132, 19, http://www.loebclassics.com/view/plutarch, abgerufen am 21. April 2016. Fälschlicherweise häufig mit »Bier« zitiert.
259 Elmar M. Lorey: »Als der Wein noch vom Arzt verschrieben wurde. Von den Freuden einer Wiederentdeckung«, *RheingauForum (Zeitschrift für Wein, Geschichte, Kultur)*, 9. Jahrgang, Heft 1, 2000, H.1, Seite 30–36, www.elmar-lorey.de.
260 Ebenda.
261 Nicolai Worm: *Täglich Wein. Gesünder leben mit Wein und mediterraner Ernährung*, Hallwag, Bern und Stuttgart 2000.
262 M. Platen: *Die Neue Heilmethode. Lehrbuch der naturgemäßen Lebensweise, der Gesundheitspflege und der naturgemäßen Heilweise (diätetisch-physikalische Therapie)*, 1. Bd., Deutsches Verlagshaus Bong, Berlin 1905, Seite 310.
263 Ebenda, Seite 312; und J. König: *Die menschlichen Nahrungs- und Genußmittel, ihre Herstellung, Zusammensetzung und Beschaffenheit, nebst einem Abriß über die Ernährungslehre*, Verlag von Julius Springer, Berlin 1904, Seite 747.
264 *Handwörterbücher zur deutschen Volkskunde*, hg. vom Verband deutscher Vereine für Volkskunde, Walter de Gruyter, Berlin/Leipzig 1934/35, Abt. I, Bd VI, Seite 460–462.
265 Thomas Ettle et al.: »Nährstoff fürs Blut und mehr«, *Pharmazeutische Zeitung online* 49, 2004, http://www.pharmazeutische-zeitung.de/index.php?id=27318, abgerufen am 21. April 2016.
266 *Handwörterbücher zur deutschen Volkskunde*, a. a. O., Seite 461.
267 Annette Lehmeier: »Von Molkekuren und der Kraft der Kreuther Kräuter«, *Tegernseer Tal, Zeitschrift für Kultur, Landschaft, Geschichte, Volkstum* 151, 2010/I, Seite 21ff.
268 Siehe www.medizinische-papyri.de.
269 Roland Zingerle: *Eine kleine Biergeschichte*, Eigenverlag 2004, Seite 24.
270 William Darby: *Food. The Gift of Osiris*, zitiert nach George J. Armelagos, http://the-medical-dictionary.com/ tetracycline_article_4.htm, abgerufen am 15.April 2016.
271 Zingerle, a. a. O., Seite 25.
272 M. Civil: *A hymn to the beer goddess and a drinking song*, Oriental Institute, University of Chicago, Studies presented to A. Leo Oppenheim 1964.
273 Thomae Fulleri: *Pharmacopoeia extemporanea oder die sichere, vollständige und auserlesene Apotheke: worinnen mehr als tausend Hülfsmittel zu finden, die bey allen dem Menschen zustossenden Krankheiten, sicher und mit Nutzen gebraucht werden können; zum allgemeinen Besten derer, so auf dem Land und entfernten Orten wohnen*, aus dem Lateinischen übersetzt von Ph. E. Mahler, verlegt von Johann Rudolf, Basel 1750, Seite 28–48.
274 »… quorum omnium spuma cutem feminarum in facie nutrit …«, *C. Plinii secundi Naturalis Historiae*, Libri XXXVIII, Libri XXII, LXXXII.
275 W. Gerlach: *Das neue Lexikon des Aberglaubens*, Piper, München 2000, Seite 55.
276 F. Stähler: »Ueber Protargol- und Hefebehandlung der weiblichen Gonorrhoe«, *Monatsschrift für Geburtshilfe und Gynäkologie* 18, 1903, Seite 91–94. doi: 10.1159/000284105.
277 »Die Bayern sind besonders streng«, *Kölner Stadt-Anzeiger* vom 15. Februar 2016, Seite 9.

278 Seine Biografie oder Lebensdaten waren auch bei internationaler Recherche nicht zu ermitteln, für Hinweise wäre ich dankbar.
279 Siehe http://www.sboulardii.com/fr/histoire, abgerufen am 15. April 2016.
280 Gabriele Eder: *Über den therapeutischen Nutzen von Hefezellen – ein historischer Überblick*, Dissertation, München 2010.
281 Faith Rohlke: »Fecal microbiota transplantation in relapsing Clostridium difficile infection«, *Therapeutic Advances in Gastroenterology* 5 (6), November 2012, Seite 403–420. doi: 10.1177/1756283X12453637.
282 »Panis hic ipse, quo vivitur, innumeras paene continet medicinas …«, *C. Plinii secundi Naturalis historiae*, Libri XXXVIII, Libri XXII, LXVIII.
283 O. v. Hovorka und U. Kronfeld: *Vergleichende Volksmedizin. Eine Darstellung volksmedizinischer Sitten und Gebräuche, Anschauungen und Heilfaktoren des Aberglaubens und der Zaubermedizin*, Bd. 2, Verlag von Strecker und Schröder, Stuttgart 1909, Seite 137, 142.
284 »Geopolitik auf dem Getränkemarkt – Kwas und die russische Identität«, *NZZ* vom 20. Dezember 2014.
285 Ulrich Stoll: »Das Lorscher Arzneibuch. Ein medizinisches Kompendium des 8. Jahrhunderts«, Text, Übersetzung und Fachglossar, *Sudhoffs Archiv – Beiheft 28*, Franz Steiner, Stuttgart 1992.
286 Jürgen Reiss: »Schimmelpilze in der Heilkunde«, *Zeitschrift für Mykologie* Bd. 60, (2) 1994, Seite 349–357.
287 Adam Wrede: *Eifeler Volkskunde*, Weidlich, 1924, Seite 193.
288 Gerhard Madaus: *Lehrbuch der biologischen Heilmittel*, Bd. 3, Olms Verlag, Leipzig 1938, Seite 2272.
289 Stoll, a. a. O.
290 M. G. Dominguez-Bello et al.: »Partial restoration of the microbiota of cesarean-born infants via vaginal microbial transfer«, *Nature Medicine* 22, 2016, Seite 250–253. doi: 10.1038/nm.4039.
291 Gerlach, a. a. O., Seite 247.
292 Reinhold Scholl: *Der Papyrus Ebers. Die größte Buchrolle zur Heilkunde Altägyptens*, Universitäts-Bibliothek, Leipzig 2002, Seite 21.
293 Anton Curic: *Die Medizin der Pharaonen. Heilkunst im alten Ägypten*, H+L-Verlagsgesellschaft. Köln 1999.
294 Marcellus: *Über Heilmittel*, Kap. 25,21, in *Antike Heilkunst. Ausgewählte Texte*, hg. von Jutta Kollesch und Diethard Nickel, Reclam, Stuttgart 1994, Seite 204.
295 *C. Plinii secundi: Naturalis historiae*, Libri XXX, Libri XIX, LVIII.
296 Stoll, a. a. O.
297 Reprint der Auflage von 1714, Govi-Verlag Frankfurt/Main 1986.
298 Hovorka/Kronfeld, Bd. 1, a. a. O., Seite 204.
299 Ebenda, Seite 4.
300 Faming Zhang et al.: »Should We Standardize the 1,700-Year-Old Fecal Microbiota Transplantation?«, *The American Journal of Gastroenterology* 107, November 2012, Seite 1755. doi: 10.1038/ajg.2012.251.
301 Hovorka/Kronfeld, Bd. 2, a. a. O., Seite 302ff.
302 Ebenda, Bd 1, Seite 221.
303 Gerlach, a. a. O., Seite 246.
304 Hovorka/Kronfeld, Bd 1, a. a. O., Seite 59.
305 Ebenda, Seite 152.
306 H. Ritter: *Wörterbuch zur Sprache und Kultur der Twareg*, Harrassowitz, Wiesbaden 2009.
307 Helmut Altrichter: *Die Bauern von Tver. Vom Leben auf dem russischen Dorfe zwischen Revolution und Kollektivierung*, R. Oldenbourg-Verlag, München 1984, Seite 120.

308 Heisler, August: Dennoch Landarzt! Erfahrungen und Betrachtungen aus der Praxis, Max Heitner-Verlag, München 1950, Seite 195, 197.
309 Ebenda, Seite 195.
310 Siehe Louis Pasteur: *Die Hühnercholera, ihr Erreger, ihr Schutzimpfstoff* (1880), Nachdruck der deutschen Übersetzung von Georg Sticker (1923) im Zentralantiquariat der DDR, Leipzig 1968, Seite 38.
311 A. E. Wright und D. Bruce: »On Haffkine's Method of Vaccination against Asiatic Cholera«, *British Medical* Journal 1 (1675), 4. Februar 1893, Seite 227–231.
312 A. E. Wright: *A Short Treatise on Anti-Typhoid Inoculation, Containing an Exposition of the Principles of the Method, and a Summary of the Results Achieved By Its Application*, Forgotten Books, London (Original veröffentlicht 1904).
313 Literatur siehe unter M. A. Rose et al.: »Safety, tolerability, and impact on allergic inflammation of autologous E. coli autovaccine in the treatment of house dust mite asthma – a prospective open clinical trial«, *BMC Complementary and Alternative Medicine* 11, 2011, Seite 45. doi: 10.1186/1472-6882-11-45.
314 Hans Kolb: »Kokken als Symbionten und ihre Bedeutung für Diagnose und Therapie«, *Physikalisch-diätische Therapie in Klinik und Praxis*, 4. Jahrgang, Heft 8, August 1963, Seite 146ff.
315 Auskunft von Firma Symbio, Herborn, 31. März 2016.
316 H. Kolb: »Die Entwicklung der Mikrobiologischen Therapie von Pasteur bis zur Gegenwart«, *Ärztezeitschrift für Naturheilverfahren* 36 (7), 1995.
317 Hans Peter Rusch: »Die Dysbakterie des Rachens und ihre Bedeutung für die ärztliche Praxis«, in *Über die Behandlung mit physiologischen Bakterien*, hg. vom Arbeitskreis für mikrobiologische Therapie, Frankfurt/Main, 2. Folge, März 1956, Seite 21.
318 Hans Peter Rusch: *Naturwissenschaft von morgen. Vorlesungen über Erhaltung und Kreislauf lebendiger Substanz*, Hans Georg Müller Verlag, Krailling bei München 1955, Seite 48–49.
319 Martin Kludas: »Bakteriologische und klinische Beobachtungen bei der Dysbakterie«, Vortrag, gehalten am 24. September 1955 in Freudenstadt, in *Über die Behandlung mit physiologischen Bakterien*, a. a. O.
320 August Heisler: *Dennoch Landarzt! Erfahrungen und Betrachtungen aus der Praxis*, Max Heitner, München 1950, Seite 193.
321 Helmut Mommsen: »Bakterielle Symbiose-Lenkung im Kindsalter«, *Physikalisch-diätische Therapie in Klinik und Praxis*, 4. Jahrgang, Heft 8, August 1963, Seite 140.
322 Traugott Baumgärtel: »Neue Forschungsergebnisse über die Darmbakterienflora und ihre biologischen Funktionen«, *Physikalisch-diätische Therapie in Klinik und Praxis* 8, 4. Jahrgang, August 1963, Seite 141ff.
323 I. O. Auer et al.: »Behandlung des Morbus Crohn mit Colibiogen«, *Fortschritte in der Medizin* 1985, 1986, Seite 1076–1080.
324 »Die Wirkung der E. coli-Stoffwechselprodukte«, *Ärztliche Forschung – Zeitschrift über die Forschungsergebnisse der gesamten Medizin* 5, 10. Mai 1954, S. 226–228.
325 Hanspeter Mochmann et al.: *Meilensteine der Bakteriologie*, Edition Wötzel, Frankfurt/Main 1997, Seite 117.
326 Christoph Gradmann: *Krankheit im Labor. Robert Koch und die medizinische Bakteriologie*, Wallstein Verlag, Göttingen 2005, Seite 139.
327 Robert Koch: »Über bakteriologische Forschung«, Vortrag am 4. August 1890 in Berlin, in Paul Steinbrück et al.: *Robert Koch (1843–1910). Bakteriologe, Tuberkuloseforscher, Hygieniker*, Johann Ambrosius Barth Verlag, Leipzig 1982.
328 Robert Koch: »Fortsetzung der Mitteilungen über ein Heilmittel gegen Tuberkulose«, *Deutsche Medizinische Wochenschrift* 3, 15. Januar 1891, in Steinbrück, a. a. O., Seite 121.

329 Details zu dortigen Kontakten, Zeiten und Tätigkeiten werden vielfach behauptet, aber nirgends belegt. Es gibt im Robert-Koch-Institut bloß einen Hinweis auf seinen Aufenthalt dort aus einem Fotoalbum von Eduard Pfuhl vom Juli 1884 mit Carl Spengler im Kollegium (Auskunft des RKI vom 29. Februar 2016).
330 Carl Spengler: *Die Spanische Grippe und ihre Bekämpfung. Bakteriologie, Epidemiologie, Spezifische und allgemeine Seuchenabwehr*, Ernst Bircher Verlag, Bern 1919, Seite 74.
331 Ulrike Keim: »Am Anfang war der Zauberberg. Das Leben und Wirken des Arztes Dr. Carl Spengler«, *Erfahrungsheilkunde* 60. Jahrgang, Heft 5, 2011, Seite 276–279.
332 Carl Spengler: »Ein neues Heilverfahren der Lungenschwindsucht mit Perlsuchttuberkulin«, *Deutsche Medizinische Wochenschrift*, 30. Jahrgang, Nr. 31, 28. Juli 1904, Seite 1129–1132.
333 Siegfried Rilling: »Vom Tuberkulin zum Immunotherapeutikum. Die Spenglersan-Therapie«, Karl F. Haug-Verlag, Heidelberg 1991, Seite 89.
334 G. Bundschutz: »Somatische Effekte nach Applikation geringster Wirkstoffdosen (Non-Dosis/Wirkungsbeziehung)«, *Ärztezeitschrift für Naturheilverfahren* 46 (5), 2006.
335 Edward Bach: »Das Problem der chronischen Krankheit«, Vortrag auf dem Internationalen Homöopathischen Kongress1927, in Judy Howard et al.: *Edward Bach. Die nachgelassenen Originalschriften*, Hugendubel, München 1991, Seite 19–33.
336 Ebenda, Seite 28.
337 Edward Bach: »Ihr leidet an euch selbst«, Ansprache in Southport, Februar 1931, in: *Dr. Edward Bach. Gesammelte Werke. Von der Homöopathie zur Bachblütentherapie*, Aquamarin-Verlag, Grafing 1992, Seite 149–162.
338 Ausführlich siehe bei Axel C. Hüntelmann: »Das Friedrich Franz Friedmannsche Tuberkulosemittel Schildkröten, Tuberkelbazillen, Heil- und Schutzstoffe und andere prekäre Stoffe«, in V. Balz et al. (Hg.): *Precarious Matters/Prekäre Stoffe »The History of Dangerous and Endangered Substances in the 19th and 20th Centuries«*, Max Planck Institute for the History of Science, 2008, Seite 153–167.
339 Siehe http://flexikon.doccheck.com/de/Bacillus_Calmette-Guerin, abgerufen am 13. April 2016.
340 August Rippel-Baldes: *Grundriß der Mikrobiologie* Springer, Berlin, Göttingen, Heidelberg 1955, Seite 388.
341 Den Satz findet man weder im Werk des Parmenides, den *Fragmenten*, noch in den »Parmenides« des Platon.
342 Otfried K. Linde: *Pharmakopsychiatrie im Wandel der Zeit*, Tilia, Klingenmünster 1988, Seite 80.
343 Ebenda, Seite 81.
344 Berthold Kihn: *Die Behandlung der Quartären Syphilis mit Akuten Infektionen*, Verlag von J. F. Bergmann, München 1927, Seite 8.
345 W. Busch: »Aus der Sitzung der medizinischen Sektion vom 13. November 1867«, *Berliner Klinische Wochenschrift* 5 (137), 1868.
346 Friedrich Fehleisen: »Die Aetiologie des Erysipels«, Verlag von Theodor Fischer, Berlin 1883.
347 W. A. Maier: »Das Verschwinden des Sumpffiebers in Europa: Zufall oder Notwendigkeit?«, *Denisia* 13, 17. September 2004, Seite 515–527.
348 Peter Riederer et al.: *Grundlagen der Neuro-Psychopharmakologie. Ein Therapiehandbuch*, Springer, Wien/New York 2009, Seite 16.
349 Stephen Hall: *A Commotion in the Blood Life, Death, and the Immune System*, Henry Holt and Company, Inc., New York 1997.
350 Edward McCarthy: »The Toxins of William B. Coley and the Treatment of Bone and Soft-Tissue Sarcomas«, *Iowa Orthopaedic Journal* 26, 2006, Seite 154–158.
351 Julia Karbach et al.: »Phase I clinical trial of Mixed Bacterial Vaccine (Coley's Toxins) in patients with NY-ESO-1 expressing cancers: Immunological effects and clinical activity«,

Clinical Cancer Research 18 (19), 1. Oktober 2012, Seite 5449–5459. doi: 10.1158/1078-0432. CCR-12-1116.

352 U. Hobohm: »Fever therapy revisited«, *British Journal of Cancer* 92 (3), 14. Februar 2005, Seite 421–425.

353 Elke Krämer: *Leben und Werk von Prof. Dr. phil. Günther Enderlein (1872–1968)*, Dissertation, Frankfurt/Main 2006, Seite 147.

354 K. Windstosser: »Die elektronische Blutmessung«, Vortrag im 34. Colloquium in München, Sonderdruck aus der *Zeitschrift der Internationalen Medizinischen Gesellschaft für Blut- u. Geschwulstkrankheiten e. V.*, o. O., o. J.

355 W. von Brehmer: »Krebs – eine Erregerkrankheit«, *Fortschritte der Medizin* 17, 1932, Seite 50; W. von Brehmer: *Siphonospora polymorpha v. Br. In ihrer Bedeutung für Blut-und Geschwulstkrankheiten unter besonderer Berücksichtigung des Krebs*, Linck-Verlag, Haag/Amper 1947, Seite 83.

356 Ebenda, Seite 92.

357 Karl Windstosser: »Wilhelm von Brehmer und die von ihm beschriebenen Blutmikroben. Eine kritische Würdigung und Standortbestimmung«, *Sanum-Post* 19, 1992, Seite 24–27.

358 Brehmer 1947, a. a. O., Seite 27.

359 Heisler: *Dennoch Landarzt!*, a. a. O., Seite 194–197.

360 Traugott Baumgärtel: *Klinische Darmbakteriologie für die ärztliche Praxis*, Thieme, Stuttgart 1954, Seite 119.

361 B. Eisemann et al.: »Fecal enema as an adjunct in the treatment of pseudomembranous enterocolitis«, *Surgery* 44 (5), November 1958, Seite 854–859.

362 A. Kleger et al.: »Stuhltransplantation bei therapierefraktärer *Clostridium-difficile*-assoziierter Kolitis«, *Deutsches Ärzteblatt International* 110 (7), 2013, Seite 108–115.

363 Daryl D. DePestel: »Epidemiology of *Clostridium difficile* Infection«, *Journal of Pharmacy Practice* 26 (5), Oktober 2013, Seite 464–475.

364 Els van Nood et al.: »Duodenal Infusion of Donor Feces for Recurrent *Clostridium difficile*«, *New England Journal of Medicine* 368, 2013, Seite 407–415.

365 Kathryn A. Bowman: »Fecal microbiota transplantation: current clinical efficacy and future prospects«, *Clinical and Experimental Gastroenterology* 8, 2015, Seite 285–291.

366 Ilan Youngster et al.: »Oral, Capsulized, Frozen Fecal Microbiota Transplantation for Relapsing *Clostridium difficile* Infection«, *JAMA* 312 (17), 2014, Seite 1772–1778.

367 Peer Bork: »Das humane Mikrobiom«, Vortrag am Kongress »Der Mensch und sein individuelles Mikrobiom«, Heidelberg, 26. September 2015; J. C. Gathe et al.: »Fecal Transplantation for *Clostridium Difficile* – All Stool May Not Be Created Equal«, *Journal of the International Association of Providers of AIDS Care*, 28. Januar 2016. pii: 2325957415627695.

368 Paola R. Solari et al.: »Tempered Enthusiasm for Fecal Transplant«, *Clinical Infectious Diseases* 59 (2), 2014, Seite 319; M. M. Didesch: »Peripheral Neuropathy After Fecal Microbiota Transplantation for *Clostridium difficile* Infection: A Case Report«, *PubMed Result*, 27. Januar 2016. pii: S1934-1482(16)00042-3.

369 Y. Urita et al.: »Continuous consumption of fermented milk containing Bifidobacterium bifidum YIT 10347 improves gastrointestinal and psychological symptoms in patients with functional gastrointestinal disorders«, *Bioscience of Microbiota, Food and Health* 34 (2), 2015, Seite 37–44. doi: 10.12938/bmfh.2014-017.

370 Nermina Vejzagić et al.: »Bacteria-induced egg hatching differs for Trichuris muris and Trichuris suis«, *Parasits & Vectors* 8, 2015, Seite 371. doi: 10.1186/s13071-015-0986-z.

371 E. R. Davenport: »Seasonal variation in human gut microbiome composition«, *PLoS One* 9 (3), 11. März 2014, Seite e90731. doi: 10.1371/journal.pone.0090731.

372 Jotham Suez et al.: »Artificial sweeteners induce glucose intolerance by altering the gut microbiota«, *Nature* 514, 9. Oktober 2014, Seite 181–186. doi: 10.1038/nature13793.

373 Siehe http://www.bmel.de/DE/Ernaehrung/GesundeErnaehrung/_Texte/NationaleVerzehrsstudie_Zusammenfassung.htm, abgerufen am 23. März 2016.
374 Ternes: *Naturwissenschaftliche Grundlagen der Lebensmittelzubereitung*, a. a. O., Seite 205–219.
375 Vgl. Marco Bischof: *Biophotonen. Das Licht in unseren Zellen*, Zweitausendeins, Frankfurt/Main 1995.
376 G. Hagelüken et al.: »The crystal structure of SdsA1, an alkylsulfatase from Pseudomonas aeruginosa, defines a third class of sulfatases«, *Proceedings of the National Academy of Sciences* 103 (20), 2006, Seite 7631–7636. doi: 10.1073/pnas.0510501103.
377 Zu finden zum Beispiel in Maren Schneider: *Stressfrei durch Meditation: Das MBSR-Kursbuch nach der Methode von Jon Kabat-Zinn*, O. W. Barth, München 2012.
378 Christa Broholm et al.: »LIF is a contraction-induced myokine stimulating human myocyte proliferation«, *Journal of Applied Physiology* 111 (1), 1. Juli 2011, Seite 251–259. doi: 10.1152/japplphysiol.01399.2010.
379 Näheres siehe Zschocke: *EM. Die Effektiven Mikroorganismen*, a. a. O., Seite 168–180.
380 IMS Health, Marktbericht, Juli 2015, www.imshealth.com, abgerufen am 20. März 2016.
381 Buchtipp zum Loslassen: René Egli: *Das LOL^2A-Prinzip: Die Vollkommenheit der Welt*, Editions d'Olt, Oetwil 1994.
382 Siehe dazu Zschocke: *EM. Die Effektiven Mikroorganismen*, a. a. O.; dieselbe: *Die erstaunlichen Kräfte der Effektiven Mikroorganismen*, a. a. O.; dieselbe: *EM kompakt*, Knaur, München 2014.
383 E. F. Konoplya et al.: »EM-X Application in Case of Exposure as a Result of Radiation Accident«, in Bin Ke: *Clinical and Basic Medical Research on EM-X. A Collection of Research Papers (Vol. 1)*, International EM Medical Conference Executive Committee Secretariat, Okinawa, November 2001, Seite 44.
384 Bin Ke: *Clinical and Basic Medical Research on EM-X (Vol. 1 + 2)*, a. a. O.
385 Rusch: »Lebende Bakterien heilen Kranke«, a. a. O., Seite 44.

Register

Indikationen für die praktische Bakterienanwendung finden sich auf Seite 8 bis 10.